Das Stück Brot ist wieder ein Stück Brot

Das Stück Brot ist wieder ein Stück Brot

Sandra Steiner Roth

Sandra Steiner Roth

Das Stück Brot ist wieder ein Stück Brot

Wege aus der Essstörung

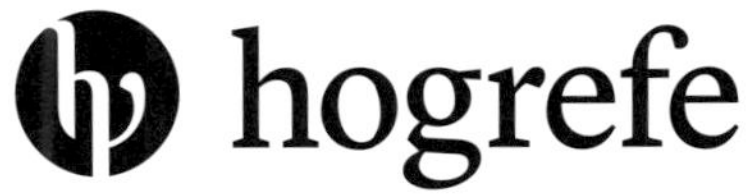

Sandra Steiner Roth
sandra.steiner.liebefeld@bluewin.ch

Bibliografische Information der Deutschen Nationalbibliothek
Die Deutsche Nationalbibliothek verzeichnet diese Publikation in der Deutschen Nationalbibliografie; detaillierte bibliografische Daten sind im Internet über http://www.dnb.de abrufbar.

Anregungen und Zuschriften bitte an:
Hogrefe AG
Lektorat Psychologie
Länggass-Strasse 76
3012 Bern
Schweiz
Tel. +41 31 300 45 00
info@hogrefe.ch
www.hogrefe.ch

Lektorat: Dr. Susanne Lauri
Bearbeitung: Mihrican Özdem, Landau
Herstellung: René Tschirren
Umschlagabbildung: GettyImages/Majolac
Umschlaggestaltung: Claude Borer, Riehen
Satz: punktgenau GmbH, Bühl
Druck und buchbinderische Verarbeitung: Finidr s.r.o., Český Těšín
Printed in Czech Republic

1. Auflage 2024

(E-Book-ISBN_PDF 978-3-456-96310-5)
(E-Book-ISBN_EPUB 978-3-456-76310-1)
ISBN 978-3-456-86310-8
https://doi.org/10.1024/86310-000

Danksagung

Der Anlass, dieses Buch zu schreiben, war der Respekt meinen Klient:innen gegenüber und die Hochachtung vor ihrem Umgang mit der Essstörung und ihrer persönlichen Entwicklung. Von ihnen habe ich einen tiefen Einblick in die Dynamik von Essstörungen erhalten. Vor allem in den Gruppengesprächen bin ich immer wieder berührt, wie differenziert sich die Teilnehmenden mit sich und ihren Themen auseinandersetzen und sich gegenseitig auf eine bewundernswert hilfreiche Art unterstützen. Dieses Wissen und diese Erfahrung will ich mit den Lesenden teilen. Als Erstes und ganz besonders danke ich meinen Klient:innen, die mit ihren Erfahrungsberichten einen unermesslich wertvollen Beitrag zum Buch geliefert haben. Mein herzlicher Dank geht auch an die Angehörigen, die sich bereit erklärt haben, mit ihren Texten einen intimen Einblick in den Umgang mit den Betroffenen zu gewähren, und damit aufzeigen, dass es keine allgemein gültigen Regeln und Wahrheiten im Umgang mit der Krankheit gibt. Ich danke Dr. Susanne Lauri, Programmleiterin Psychologie beim Hogrefe Verlag, und der Lektorin Mihrican Özdem für die wertvolle Zusammenarbeit. Ebenfalls danke ich Agathe Schudel, die mich als Freundin und Lektorin von Anfang an unterstützt und begleitet und das Manuskript erstmalig lektoriert hat. Mein Dank geht an Leena Hässig, Katrin Madarasz, Marie-Tony Walpen und Erik von Elm, die meine Texte gegengelesen und mit ihren Kommentaren viel zum Gelingen des Buches beigetragen haben.

Einen großen Teil des Buches habe ich in Samedan geschrieben. Käthi Chiogna danke ich für ihre ruhige, unterstützende Präsenz.

Ein lieber Dank gilt auch meinem Mann Ueli für die tatkräftige emotionale Unterstützung und die Hilfe bei computertechnischen Anliegen – sowie meinen erwachsenen Kindern Nina, Marc und Luc, die viele hilfreiche und kritische Hinweise zum Manuskript gegeben und mir die eine oder andere Fleißarbeit abgenommen haben.

Bern, im Juli 2023

Inhaltsverzeichnis

Geleitwort

Schon der Titel des Buches „Das Stück Brot ist wieder ein Stück Brot" begeistert mich, denn er zeigt die Haltung, mit der die Autorin das Thema Essstörungen behandelt, nämlich vom positiven Ende her: Es kann gelingen, diese Krankheit zu überwinden, und das Buch weist den Weg dorthin.

Die Autorin beleuchtet von vielen Seiten die Begriffe Magersucht, Bulimie und Binge Eating Disorder, und zwar aus Sicht der Therapeutin, der Betroffenen und der Angehörigen.

Dabei gibt sie nicht einfach nur Tipps, wie das Essverhalten und das Gewicht normalisiert werden können und auch keine Patentrezepte für die Probleme seelischer und körperlicher Art, die mit Essstörungen zusammenhängen. Stattdessen beruhen ihre Aussagen auf ihrer Erfahrung als Therapeutin und den vielen Berichten der Betroffenen.

Wir hören, wie groß der Kampf für ein normales Essverhalten ist. Wie viel Frustration es bedeutet, wenn es heute wieder nicht geklappt hat, und wie die Betroffenen sich an die Hoffnung klammern, dass es morgen besser wird. Doch Veränderung passiert nicht im Morgen, sondern im Heute und heute ist alles da, was sie brauchen, um ein symptomfreies Leben zu leben.

Wenn es doch nur so einfach wäre!
Aber das Essen/das Hungern und der Körper sind die Kriegsschauplätze, auf denen die seelischen Probleme ausgetragen werden, die Unsicherheiten, Ängste, Selbstentwertungen, aber auch Beziehungsschwierigkeiten. In den Erfahrungsberichten wird deutlich, wie schwer es ist, sich dem anderen anzuvertrauen, seelische und körperliche Nähe zuzulassen, ohne auf das alte Muster zurückzugreifen und sich „wegzumachen". Entweder durch Hungern und Essanfälle oder durch chamäleonartige Anpassung an die Erwartungen der anderen.

Diese Taktik beherrschen Essgestörte perfekt. Sie fahren ihre Antennen aus, scannen die Umgebung und schon wissen sie, wie sie sich verhalten müssen. Der Preis ist allerdings hoch, denn er bedeutet Selbstverleugnung und damit den Einstieg in den nächsten Rückfall.

Und dennoch finden die tiefgreifendsten Veränderungen in Beziehungen statt, weshalb auch die Angehörigen und Bezugspersonen in diesem Buch zu Wort kommen. Sie können eine entscheidende Rolle sowohl bei der Entwicklung von Essstörungen als auch bei deren Überwindung spielen.

Ein wunderbares Buch, das Mut macht, „den Klippensprung zu wagen“, wie eine Betroffene es nennt. Und es macht Hoffnung und zeigt Wege auf, diese Hoffnung in Leben umzusetzen.

Dezember 2023
Dr. Bärbel Wardetzki
Praxis für Psychotherapie, Supervision und Coaching, München

Einleitung

Vielleicht hältst du dieses Buch in den Händen, weil das Essen für dich zu einem gewichtigen Thema, vielleicht sogar zu einem Problem geworden ist, das einen Großteil deiner Energie, deiner Gedanken und Gefühle beansprucht. Ein Stück Brot ist nicht mehr einfach ein Stück Brot. Vielleicht ist dir bewusst, dass du an einer Essstörung leidest. Vielleicht kannst du dich damit nicht identifizieren, weil es dir unmöglich erscheint, dass dem so ist. Du doch nicht!

Unabhängig davon, wo du gerade stehst mit deiner Essthematik: Das Ziel dieses Buches ist es, dir Wege aufzuzeigen, wie du einen neuen Umgang mit dem Essen finden kannst und Stück für Stück zu einem gesunden Essverhalten zurückfindest. Meist ist dies ein langer Weg, den du vielleicht mit der Hilfe einer Fachperson gehst. Eine Essstörung ist eine ernste psychosomatische Erkrankung und kein Schnupfen, der von selbst wieder verschwindet. Du wirst dich auf eine innere Reise begeben, um herauszufinden, was das Symptom für eine Bedeutung hat und was du damit ausdrücken möchtest. In dem Sinne ist die Essstörung wie ein Fähnlein, das du in die Luft hebst, um darauf aufmerksam zu machen, dass du vielleicht in gewissen Lebensbereichen überfordert bist, dass du Hilfe benötigst, dass es dir nicht gut geht.

Essstörungen haben immer vielfältige Ursachen, und es geht darum, dysfunktionalen Gedanken, Glaubenssätzen und inneren Haltungen auf die Spur zu kommen. Das Buch ist keine wissenschaftliche Abhandlung, sondern eine Hilfestellung für Betroffene und Angehörige, die aus meiner langjährigen therapeutischen Arbeit mit Frauen und Männern mit Essproblemen entstanden ist. Du findest die diagnostischen Kriterien für Magersucht, Bulimie und Binge Eating (Essanfälle ohne kompensatorisches Verhalten) im Anhang. Vielleicht erkennst du dich darin nicht wieder. Es gibt Vorstufen sowie Mischformen von Essstörungen. Eine anfängliche Magersucht kann beispielsweise in eine Bulimie übergehen, eine Bulimie in Binge Eating, Adipositas in Untergewicht oder umgekehrt. Allen Formen gemeinsam ist die übermäßige Beschäftigung mit Essen und Gewicht und daraus resultierend ein großer Leidensdruck. Krankhaftes Übergewicht (Adipositas) wird nur am Rande behandelt, weil dies den Rahmen dieses Buches sprengen würde. Zu diesem Thema gibt es viele gute Fachliteratur.

Je früher eine Essstörung erkannt und behandelt werden kann, desto größer sind die Heilungschancen. Je mehr die Sucht alle Alltagsbereiche erfasst und zum Ausweg für alle schwierig erlebten Lebensbereiche wird, desto mehr verselbstständigt sich das Suchtverhalten, und die Sucht bleibt bestehen, auch wenn unter Umständen die auslösenden Faktoren nicht mehr lebensbestimmend sind.

Jede Essstörung entsteht aus einem bestimmten Kontext heraus und hat verschiedene Ursachen. Es wäre zu einfach, anzunehmen, Essstörungen seien in erster Linie dem Wunsch nach Schlanksein – und damit verbunden dem Wunsch nach sozialem und gesellschaftlichem Erfolg – zuzuschreiben. Das gängige Schönheitsideal, dem wir Menschen ausgesetzt sind, führt längst nicht bei allen zu einer Essstörung, auch wenn dieser Faktor bei der Entstehung der Krankheit nicht zu unterschätzen ist (Pauli, 2018). Individuelle Faktoren spielen bei der Entstehung ebenfalls eine Rolle, z. B. eine hohe Leistungsbereitschaft, übersteigerte Anforderungen an sich selbst, ein geringes Selbstwertgefühl, Perfektionismus, hohe Sensibilität sowie ein ausgeprägtes Bedürfnis nach Kontrolle. Auch Umweltfaktoren (Familie, soziales Umfeld, Rollenbilder) können dazu beitragen. Manchmal gibt es auslösende Faktoren, z. B. einschneidende Lebensereignisse wie Krankheit, Trennung, Scheidung oder Umzug. Dies ist jedoch nicht immer der Fall. Die Essstörung ist eine Bewältigungsstrategie, um mit überfordernden Lebenssituationen, inneren Gedanken- und Verhaltensmustern sowie schwierigen Emotionen klarzukommen. In der Therapie geht es darum, mit den Betroffenen herauszufinden, wie sie den Ohnmachtsgefühlen entgegentreten und zu mehr innerer Stärke und Selbstbestimmtheit im eigenen Leben gelangen können.

Voraussetzung für eine erfolgreiche Behandlung ist eine Krankheitseinsicht der Betroffenen. Diese fehlt vor allem bei Magersucht häufig dann, wenn der Leidensdruck entweder nicht groß genug ist oder verleugnet wird. Obwohl die Betroffenen leiden, können sie sich ein Leben ohne Essstörung nicht vorstellen. In der Regel stellt sich eine Krankheitseinsicht nach gewisser Zeit ein, manchmal schon sehr früh. Ist dem nicht so, müssen die Angehörigen oftmals die quälende Ohnmacht aushalten. Es kann helfen, immer wieder das ehrliche Gespräch zu suchen und den Betroffenen die eigenen Sorgen mitzuteilen.

Die Therapie einer Essstörung beinhaltet meines Erachtens drei Hauptbereiche, die ineinanderfließen und nicht voneinander abgetrennt werden können:

- Essverhalten normalisieren,
- Ursachen der Essstörung ergründen,
- Art der Beziehung zum eigenen Körper erkennen, Akzeptanz und Selbstliebe üben.

Diese werde ich im Folgenden erörtern und dir Tipps geben für den Umgang mit deinem Essverhalten. Die Textteile, in denen ich dich direkt anspreche, sind in einer anderen Schrift dargestellt.

1 Essverhalten normalisieren

1.1 Magersucht

Bei der Magersucht steht das Erreichen eines gesunden Gewichts an allererster Stelle. Magersüchtige Menschen drücken durch ihr Untergewicht aus, dass sie gesehen und ernst genommen werden möchten und ein großes Bedürfnis nach Sicherheit haben. Deshalb ist es sinnlos, von ihnen zu verlangen, sie sollten doch einfach essen, da dies die normalste Sache der Welt sei. Die Angst vor dem Kontrollverlust, die wahnhaften Gedanken rund ums Essen und die panische Angst vor einer Gewichtszunahme sowie die verzerrte visuelle Wahrnehmung des eigenen Körpers haben einen inneren Kampf mit sich selbst zur Folge, die Nichtbetroffene nur schwer nachvollziehen können, aber unbedingt ernst nehmen sollten. Was Betroffene brauchen, ist Unterstützung, Wertschätzung sowie Anerkennung des immensen Leidensdrucks und der inneren Zerrissenheit. Magersucht ist eine ernste psychosomatische Erkrankung, und es braucht sehr viel Zeit und Geduld für eine Heilung, sie erfolgt in kleinen Schritten – nach dem Motto: zwei Schritte vorwärts und einer zurück.

Du bist dabei, die wohl schwierigste Herausforderung in deinem bisherigen Leben zu meistern. Das verdient allerhöchsten Respekt. Du darfst dafür alle nur erdenkliche Hilfe sowohl von therapeutischer Seite als auch von deinem sozialen Umfeld in Anspruch nehmen. Du wirst dich deinen Ängsten stellen müssen. Aus Erfahrung kann ich dir sagen, dass mit zunehmendem Gewicht die Ängste kleiner werden, es ist also umgekehrt proportional. Es wird eine Zeit kommen, in der du dir nicht mehr vorstellen kannst, wie du mit so wenig Essen und Energie deinen Alltag bewältigen konntest. Nie wieder willst du dich so fühlen! Ich erlebe es häufig, dass Menschen, die ihr Normalgewicht erreicht haben, bei jeder ungewollten Gewichtsabnahme, beispielsweise infolge einer Darmgrippe, sofort in Panik geraten und sich Hilfe holen, weil sie nicht wieder in den Suchtstrudel geraten wollen. Ein normales Gewicht, nicht an der Grenze zum Untergewicht, ist für magersüchtige Menschen eine Grundvoraussetzung für Gesundheit und Stabilität, so wie es bei substanzabhängigen Suchtformen wie Drogen oder Alkohol die Abstinenz ist. Je tiefer das Gewicht sinkt, desto größer werden die Ängste, die körperliche Schwäche und die depressiven Verstimmungen. Dies ist bei allen Menschen so, die auf Diät gesetzt werden. Der Mangel an Kohlenhydraten bewirkt einen Serotoninmangel im Gehirn, und dies führt zu einer Disposition für Depressionen. Die Zwangsgedanken rund ums Essen nehmen proportional zur Gewichtsabnahme zu. Deshalb bewirkt eine Steigerung der Essensmenge, insbesondere der Kohlenhydrate, eine Verbesserung der depressiven Zustände.

Hungern hat Suchtcharakter. Je länger du hungerst, desto tiefer verstrickst du dich in der Sucht. Wie der Name schon sagt, ist Magersucht „die Sucht, zu hungern“, mit allen Erscheinungsformen der Sucht. Bist du bereit, dich der Sucht zu stellen, im Wissen darum, dass du kämpfen und aushalten musst? Was ist die Alternative? Willst du leben? Es ist deine Entscheidung, niemand kann dich langfristig zum Essen zwingen. Natürlich ist es schwierig, die Sucht aufzugeben. Sie gibt dir Lebensinhalt und eine Form von Identität. Sie vermittelt dir das trügerische Gefühl, alles unter Kontrolle zu haben und autonom zu sein. Vielleicht hilft sie dir, dich beinahe unsichtbar zu machen, zu verschwinden und damit allen Anforderungen des Lebens und den Entwicklungsaufgaben auszuweichen. Hungern gibt den Kick, worauf du nicht verzichten möchtest. Und du hast Erfolg: Du schaffst es, Gewicht abzunehmen. In dem Bereich bist du erfolgreich und selbstbestimmt. Zu Beginn magst du dich stärker, schöner, erfolgreicher fühlen. Etwas in dir spürt aber vielleicht bald, dass dies alles nur vermeintlich ist und du dich auf einem sehr gefährlichen Weg befindest. Der nicht zum erhofften Ziel von mehr Selbstliebe, mehr Selbstakzeptanz und sozialer Beliebtheit führt, sondern deine momentanen Unsicherheiten noch verstärkt.

Ziel ist es, wieder regelmäßig und von allem essen zu können. Dies geschieht in kleinen Schritten, wie die Gewichtszunahme auch. Gemeinsam mit der betroffenen Person und allenfalls deren Angehörigen erstellt die Therapeutin oder der Therapeut einen individuellen Essplan, ausgehend vom aktuellen Essverhalten und Gewicht. Die Essensmenge und die Auswahl an Nahrungsmitteln werden schrittweise in gemeinsamer Absprache erhöht. Es gibt drei Hauptmahlzeiten, zwei Zwischenmahlzeiten und einen Spätimbiss. Wichtig ist es, die betroffenen

Personen unbedingt ernst zu nehmen und miteinzubeziehen. Sie sind die Expert:innen ihrer Situation (De Jong & Berg, 2023). Therapeutische Unterstützung ist beim Prozess des Zunehmens aus meiner Sicht notwendig, damit den damit verbundenen Ängsten in einem geschützten Rahmen Raum gegeben werden kann.

Was kannst du dir im Moment vorstellen, zum Frühstück zu essen? Was könntest du noch zusätzlich essen? Es soll schwierig, aber gerade noch machbar sein. Stell dir vor, das Essen ist deine Tablette, die dir deine Ärztin oder dein Arzt verschrieben hat. Die du ohne Wenn und Aber und ohne zu überlegen zu bestimmten Zeiten am Tag einnimmst. Weil es ohne die Tabletten keine Heilung gibt. Essen musst du, daran gibt es nichts zu rütteln. Aber gesteh dir zu, alle Hilfe in Anspruch zu nehmen um die damit verbundenen Ängste auszuhalten! Du bist die/der Expert:in deiner Essstörung, und es gilt herauszufinden, welche Hilfe du brauchst. Hilft es dir, die quälenden Gedanken auszusprechen? Dass dich eine dir nahestehende Person beruhigt, dich zum Essen ermutigt, ohne zu dramatisieren? Dich in den Arm nimmt?

Es gibt in deinem Kopf widerstreitende Stimmen: die Stimme der Gesunden in dir, der bewusst ist, dass du essen solltest, die um die essgestörten Gedanken weiß. Gleichzeitig die Stimme der Magersucht, die um jeden Preis die Kontrolle behalten möchte. Die dir schmeichelt und dich manipuliert. Vielleicht hilft es dir, den Stimmen in deinem Kopf einen Namen, eine Farbe oder eine Gestalt zu geben, damit sie besser identifizierbar werden, z.B. „Engelchen und Teufelchen". Hast du schon einmal versucht, die essgestörten Gedanken aus einer inneren Distanz heraus zu beobachten? Wenn du sie als Suchtgedanken entlarven kannst, ist schon ein wichtiger Schritt getan. Dies ist bisweilen gar nicht so einfach, weil das Teufelchen sich tarnt und dich einlullt: „Ich esse dann morgen mehr", „Ich habe ungemein Lust auf Joggen", „Ich liebe Hüttenkäse". Sei schonungslos ehrlich mit dir. Vielleicht gelingt es dir mit etwas Übung, die Lautstärke der Stimme in deinem Kopf etwas leiser zu stellen und den gedanklichen Fokus woandershin zu lenken. Schenke der Stimme möglichst wenig Beachtung, lenke dich ab. Verbiete deinem Hirn, diese Gedanken zu Ende zu denken. Versuche, das Gegenteil von dem zu machen, was das Teufelchen dir vorschlägt, auch wenn es im ersten Moment schwierig ist. Wenn z.B. das Teufelchen sagt „Iss nur eine kleine Handvoll Nüsse", dann nimm zwei Handvoll davon. So kannst du ihm ein Schnippchen schlagen. Wenn die Stimme dich zu sehr vereinnahmt, kann es helfen, die Gedanken laut auszusprechen und dir selbst dabei zuzuhören. Kannst du wahrnehmen, wie absurd das klingt in deinen Ohren?

Wenn sich dein Essverhalten und dein Gewicht normalisiert haben, werden die Magersuchtgedanken dennoch immer mal wiederkehren. Lass dich davon nicht beunruhigen. Wichtig ist lediglich, dass du die Gedanken nicht in die Tat umsetzt. Du darfst bisweilen ein schlechtes Gewissen haben und den Drang verspüren, wenig zu essen oder eine Mahlzeit auszulassen. Solange diese Gedanken nur in deinem Kopf sind und du trotzdem normal weiteressen kannst, gehört dies zum Prozess der Genesung dazu.

Bei den Mahlzeiten darfst du gut auf dich achten: Was hilft? Wer hilft? Es soll jetzt um dich gehen, es gibt keine wichtigere Aufgabe, als zu essen. Am Anfang kann es sinnvoll sein, mit der Therapeutin oder dem Therapeuten und deinem Umfeld genau festzulegen, was dein Essplan beinhaltet. Du entscheidest, welche Nahrungsmenge du allerhöchstens zu dir nehmen kannst, und dein Umfeld hilft dir bei der Umsetzung, wenn nötig mit liebevoller Strenge. Das bedeutet nicht, dass du gegen deinen Willen zum Essen gezwungen wirst. Zu deinem Schutz hast du vorher mit deinen Bezugspersonen abgemacht, wie sie sich verhalten sollen, wenn du dich nicht an den vereinbarten Essplan hältst. Du konntest formulieren, was dir in den schwierigen Momenten helfen könnte. Das nennt man „affektive Verpflichtung“ und sie ist nicht zu verwechseln mit Zwang (Liechti & Liechti-Darbellay, 2020). Wisse, dass es Krisen gibt, dass es dich hin- und herschlenkert und du bessere und schlechtere Tage hast. Kommuniziere dies offen.

Es kann sein, dass du am Anfang nicht wie gewünscht zunimmst, auch wenn du das Gefühl hast, viel mehr zu essen als vorher. Der Körper ist noch im Hungermodus, und vielleicht hat dein Gehirn deinem Körper noch nicht die Erlaubnis erteilt, die Führung zu übernehmen. Wahrscheinlich spürst du beim Zunehmen weder Hunger noch Sättigung zuverlässig. Sei dir bewusst, dass der quälende Hunger, der dich begleitet, wie der ist, den Menschen in Hungergebieten haben. Sättigung bedeutet nicht, gerade keinen Hunger mehr zu haben, so, wie du es wahrscheinlich gewöhnt bist. Satt sein heißt, den Bauch zu spüren! Vermeide es, Mahlzeiten hinauszuschieben und trotz Hunger nichts zu essen. Du wirst dich wundern, wie viel du essen darfst und musst, um an Gewicht zuzulegen! Vergleiche dich nicht mit normalgewichtigen Menschen und deren Essensmengen. Du musst zunehmen, dein Körper ist ausgehungert, also brauchst du mehr als die anderen.

Wenn du die Essensmenge steigerst, frage dich, was du früher gerne gegessen hast. Worauf hast du schon so lange verzichtet? Wenn du es dir erlauben würdest, was würdest du am liebsten essen? Du darfst dir zugestehen, dass du Hunger hast, dass dein Körper nach Nahrung verlangt, dass du ausgehungert bist. Es kann sein, dass, wenn du die innere Handbremse löst, dein Körper mit aller Vehemenz nach Nahrung verlangt und du fast nicht mehr satt wirst. Gesteh es deinem Körper zu! Er braucht es, hat es verdient, und du darfst alles, aber auch wirklich alles essen, was dich gelüstet. Wenn du deinem Körper das Essen in dieser Phase jetzt nicht erlaubst, läufst du Gefahr, dass er es sich eigenmächtig in Form von Essanfällen holt, und das möchtest du sicher nicht. Getraue dich, die innere Bremse zu lösen, es gibt keinen anderen Weg, um gesund zu werden. Es kann hilfreich sein, mit deiner Therapeutin, deinem Therapeuten oder jemandem aus deinem Umfeld ein Endgewichtsziel festzulegen, das im normalen Bereich liegen sollte.

Ich empfehle als Endgewicht ein Wohlfühlgewicht in einem gesunden Bereich mit etwas Spielraum nach unten. Was meine ich damit?

Es gibt viele Menschen, die an einer versteckten Essstörung leiden, ohne sich dessen wirklich bewusst zu sein. Das Gewicht liegt in diesem Fall meist im unteren Bereich des Normalgewichts, kann aber auch schwanken. Nimmt die betroffene Person unabsichtlich ab, z.B. infolge einer Magenverstimmung, kommt sie rasch in einen gefährlichen Bereich: Das Abnehmen triggert für (vormals) essgestörte Menschen die Sucht, ähnlich wie es bei (trockenen) Alkoholsüchtigen bei einem Glas Wein der Fall ist. Die Betroffenen haben es zwar geschafft, die Menge und die Auswahl der Lebensmittel zu steigern und nehmen ihr Essverhalten als „normal" wahr. Bei näherer Betrachtung ist es jedoch nach wie vor sehr kontrolliert und erlaubt wenig Spielraum. Der Rahmen des Erlaubten ist lediglich etwas weiter gesteckt worden, in seinen Begrenzungen jedoch weiterhin starr und zu eng. Beim Sport verhält es sich ähnlich. Der Leidensdruck bleibt bestehen, auch wenn die Betroffenen dies oft nicht so wahrnehmen. Die Sucht bestimmt ihr Leben nach wie vor. Deshalb ist es wichtig, dieser Chronifizierung vorzubeugen.

Jede Woche kannst du dir kleine Gewichtsziele setzen, 300 bis 500 Gramm Gewichtszunahme. Da der Körper keine Maschine ist, kann das Gewicht bei gleicher Essensmenge eine Woche lang stagnieren und dann sprunghaft ansteigen. Das ist völlig normal und kein Grund zur Sorge. Wichtig ist lediglich, dass du nicht weiter abnimmst, sondern stetig mehr Gewicht auf die Waage bringst. Stelle dich ein- bis zweimal pro Woche auf die Waage. Es kann sinnvoll sein, wenn jemand aus deinem Umfeld beim Wiegen dabei ist. Du bist dann nicht allein mit dem Resultat, das mit großer Wahrscheinlichkeit, insbesondere am Anfang, schwierig auszuhalten ist: Ist das Gewicht höher, löst das neben der Erleichterung auch Panik aus. Ist es gleich oder tiefer, löst dies ebenfalls Erleichterung, aber auch Angst aus, je nachdem, wie es dir gerade geht.

Zudem kann das gemeinsame Wiegen dir helfen, weder dich selbst noch andere zu belügen. Wenn du, was das Gewicht oder die Essensmenge angeht, lügst, ist das immer die Krankheit, die lügt. Du bist deswegen keine notorische Lügnerin. Du hast die Sucht, aber du *bist* sie nicht. Es ist wichtig, dass dein Umfeld dies versteht. Du brauchst dich deswegen nicht zu schämen oder dich schuldig zu fühlen. Du darfst dich aber absichern, indem du dir Hilfe beim Wiegen und bei den Mahlzeiten holst – weil du darum weißt, wie schnell die Sucht eine Eigendynamik entwickeln kann, wenn sich die kranken Gedanken einzig und allein in deinem Kopf abspielen. Versuche, herauszufinden, wer oder was dir Sicherheit vermittelt! Du darfst einfordern und fordern, auch wenn es dir schwerfällt. Du musst und darfst anderen „zur Last fallen“. Wenn Personen aus deinem Umfeld dich nicht verstehen, dein Problem herunterspielen und verharmlosen, stehe mit aller Vehemenz für dich und für die Hilfe ein, die du von ihnen zum Gesundwerden brauchst, und erkläre dies mit aller Deutlichkeit. Lass dich nicht verunsichern, denn du bist die Expertin für deine Situation. Auf jeden Fall besteht das erste Ziel darin, die Gewichtsabnahme zu stoppen, weil du sonst immer tiefer in den Suchtstrudel gerätst.

Die Phase des Zunehmens ist wohl die schwierigste: Immer wieder höre ich von Klient:innen, dass sie alles dafür geben würden, eines Morgens mit dem Zielgewicht aufzuwachen. Der Weg ist das Ziel, und der Prozess des Zunehmens ist auch ein Prozess des inneren Wachstums.

Vergegenwärtige dir immer wieder, was du schon geschafft hast, und nimm wahr, was sich positiv verändert hat: Frierst du weniger? Hast du wieder mehr Energie? Hellt sich deine Stimmung auf? Haben in deinem Kopf auch wieder andere Gedanken Platz?

Magersucht geht immer mit einer Entwicklungsverzögerung im emotionalen, sozialen und körperlichen Bereich einher. Indem du zunimmst und die damit verbundenen Ängste auszuhalten lernst, rüstest du dich für die Lebensbereiche, die dir zuvor unkontrollierbar und überfordernd erschienen. Magersucht ist ein Rückzug auf ein kleines überschaubares und kontrollierbares Territorium. Das Leben mit seinen Anforderungen und Entwicklungsaufgaben bleibt außen vor. Wenn du dich sozial isolierst und alle Anlässe, die mit Essen zu tun haben, meidest, musst du auch auf vieles verzichten, was dir eventuell helfen würde. Getraue dich, deine Freund:innen einzubeziehen.

Je ehrlicher du über deine Schwierigkeiten reden kannst, desto mehr durchbrichst du ein Tabu, und deine Kolleg:innen werden froh darum sein. Erfahrungsgemäß sind sie gerne bereit, dir zu helfen, wenn du sagen kannst, wie.

Dein Untergewicht sieht man dir wahrscheinlich an. Wie fühlst du dich mit dieser Tatsache, dass alle sehen können, dass du ein Problem hast? Dass mit dem Offensichtlichen deine Privatsphäre nicht gewährleistet ist? Wenn du normalgewichtig bist, kannst du selbst entscheiden, wer was von dir wissen darf. Könnte dies allenfalls eine weitere Motivation sein, zuzunehmen? Ich möchte dich ermutigen, soziale Kontakte wieder aufzunehmen und klar zu kommunizieren, was für dich momentan möglich ist, auch in Bezug auf Esssituationen. Wenn du ehrlich und offen bist, gibt es auch weniger Gerede hinter deinem Rücken. Vielleicht kannst du eine Person aus deinem Freundeskreis auswählen, die dich beim Grillen am See unterstützt und dir ein offenes Ohr bietet, wenn du die quälenden Gedanken aussprechen möchtest. Du musst nicht warten, bis du geheilt bist, um wieder am Leben teilzunehmen. Es ist sogar andersherum: Am Leben teilzunehmen und dabei zu dir und deinen Schwierigkeiten zu stehen, heilt dich!

Mit mehr Gewicht nimmst du auf allen Ebenen zunehmend mehr Raum ein. Gönn dir zusätzlich zu deinem Essplan jeden Tag ein „Ich darf", etwas, das du irgendwann am Tag zu dir nimmst, etwas, das du sehr gerne magst und auf das du Lust hast. Getraue dich, dem Hunger und der Lust nachzugeben, auch wenn es spät am Abend ist. Es gibt keine Zeit, in der Essen verboten ist. Sport ist nur erlaubt, wenn er nicht dem Ziel dient, abzunehmen. Damit du nicht abnimmst, nimm vor dem Sport zusätzlich die Menge an Kalorien zu dir, z.B. in Form von Riegeln, Bananen oder Nüssen, die du danach verbrennst, damit eine Nullbilanz entsteht. Falls dies zu schwierig ist, ist es wohl sinnvoller, vorerst auf Sport zu verzichten.

Sport kann ebenfalls Suchtcharakter annehmen. Zur Heilung gehört dazu, auch das Thema Sport schonungslos ehrlich anzuschauen und die Motive zu hinterfragen, die dich dazu treiben, dich vielleicht zwanghaft zu bewegen, selbst wenn du eigentlich keine Lust verspürst, müde und ausgelaugt bist. Gestehe dir zu, dich stattdessen auszuruhen, deinem Körper Erholung zu gönnen!

Falls deine Menstruation ausbleibt, ist dies ein sicheres Zeichen dafür, dass dein Körper auf Sparflamme läuft. Nur wenn du über einen längeren Zeitraum genügend isst, kann sich dein Körper erlauben, Energie in nicht lebensnotwendige Funktionen wie die Fortpflanzung zu investieren. Falls die Menstruation länger als 6 Monate ausbleibt, ist dringend eine Konsultation bei einer Gynäkologin oder einem Gynäkologen erforderlich.

Sie oder er wird eine Therapie vorschlagen, damit es nicht zu einem Knochenabbau kommt.

Übe dich darin, zu bemerken, wenn die kranken Gedanken deinen Kopf bevölkern. Indem du sie beobachtest, gewinnst du innerlich Distanz zu ihnen, auch wenn du sie vielleicht nicht wegschieben kannst. Du erkennst, was du gerade denkst. Versuche, dieses Gedankenkarussell nicht allzu ernst zu nehmen. Vielleicht gelingt es dir bisweilen, fast liebevoll darüber zu schmunzeln und ihnen nicht zu viel Beachtung zu schenken. Werden die Gedanken zu quälend, oder gibt es eine schwierige Esssituation zu meistern, geht es darum, die Gefühle auszuhalten und dich abzulenken mit Dingen, die dir guttun. Erstelle eine Liste: Was hilft mir? Welche Menschen tun mir gut? Was sind meine Bedürfnisse? Versuche, dich bedingungslos ernst zu nehmen. Es gibt nichts Wichtigeres, als gesund zu werden, indem du isst, und das erfordert deine ganze Energie. *Du* kommst jetzt zuerst! Kümmere dich in erster Linie um dich selbst statt um die Menschen in deinem Umfeld. Du brauchst auch keine Schuldgefühle zu haben, wenn du den anderen Kummer und Sorgen bereitest, du hast dir diese Krankheit nicht ausgewählt. Und sie geht alle in deinem Umfeld etwas an.

1.2 Essanfälle

Essanfälle können körperlich, aber auch emotional bedingt sein, was sich oft nur schwer voneinander abgrenzen lässt. Sie zeichnen sich nicht primär durch die Menge und die Auswahl der Nahrungsmittel aus, sondern durch das Gefühl des Kontrollverlustes, das mit dem Essen einhergeht. Die Betroffenen essen, ohne es zu wollen, und können nicht willentlich damit aufhören. Sie essen wie ferngesteuert, häufig heimlich und im Stehen. Danach fühlen sie sich schlecht und schuldig. Von Bulimie Betroffene setzen drastische Maßnahmen wie Erbrechen, exzessiven Sport oder rigorose Diäten ein, um die Essanfälle zu „kompensieren“ und somit einer möglichen Gewichtszunahme entgegenzuwirken. Von Binge Eating Betroffene sehen in der Regel von kompensatorischen Maßnahmen ab.

Essanfälle sind mit einem enormen Leidensdruck verbunden. Die Betroffenen schaffen es häufig nicht, ohne therapeutische Hilfe den Teufelskreis zu durchbrechen. Sich dies einzugestehen und eine Therapie zu beginnen, ist oft der erste Schritt im Genesungsprozess. Sehr häufig sind die Essanfälle mit großer Scham verbunden. Scham vor anderen, Scham vor allem vor sich selbst. Viele Betroffene erzählen niemandem davon, aus Angst, verurteilt und abgelehnt zu werden. Sie befürchten, dass die Menschen sich ekeln würden, wenn sie von den Essanfällen wüssten, die sich hinter der oft erfolgreichen Fassade abspielen. Dies führt dazu, dass die Betroffenen ein regelrechtes Doppelleben führen, nicht zuletzt vor sich selbst. Sie verdrängen die Essanfälle. Sie sprechen nicht darüber, weil das Unaussprechliche sonst zu einer Realität wird, die sie nicht länger verleugnen können. Die Betroffenen hoffen insgeheim, dass die Essanfälle von selbst verschwinden oder dass sie es ohne Hilfe von außen schaffen, diese mit Disziplin in den Griff zu kriegen. Sie halten die Illusion aufrecht, baldmöglichst zu einem restriktiven Essverhalten zurückkehren zu können, um endlich (wieder) an Gewicht abzunehmen. Dass es nicht klappt, ist mit starken Versagensgefühlen verbunden. Nicht selten wird abends der Vorsatz gefasst, am nächsten Tag keine Essanfälle zu haben und möglichst wenig zu essen, was nicht umsetzbar ist und zu Frust, erneuten Essanfällen, selbstabwertenden Gedanken und Hoffnungslosigkeit führt: ein Teufelskreis von Hungern, Überessen und Kompensieren.

Lerne, zu akzeptieren, dass du an Essanfällen leidest. Dies kann mit großer Wut und Trauer verbunden sein. Es bedeutet, die Illusion aufzugeben, dass sich alles von selbst einrenkt und du gesund und glücklich abnehmen kannst. Dir steht ein langer Weg bevor. Es geht darum, zu regelmäßigen Mahlzeiten zurückzufinden, normale Portionen zu essen und „verbotene“ Lebensmittel im Speiseplan zu integrieren. Du darfst dir Hilfe holen. Auch wenn es dir zunächst unmöglich erscheint, setze dich mit dem Gedanken auseinander, dir vertrauten Menschen von deinen Problemen zu erzählen. Du wirst mit großer Wahrscheinlichkeit auf Verständnis stoßen, und deine Befürchtungen werden sich nicht bewahrheiten. Indem du diesen Teil von dir zeigst, wirst du nah- und fassbarer für andere. Du zeigst dich selbst, was vielleicht eine sehr ungewohnte Erfahrung ist.

Wenn du darüber sprichst, wird es zur Realität, dass du an Essanfällen leidest, du kannst es nicht mehr verleugnen. Vielleicht realisierst du, wie viel Zeit und Energie du in die Essstörung investierst und was du dadurch alles verpasst und schon verpasst hast. Diese Erkenntnis kann sehr schmerzhaft, aber gleichzeitig heilsam sein, sie ist wie ein Erwachen aus einem Nebel. Vielleicht spürst du plötzlich eine große innere Motivation, gesund zu werden, auch wenn dies mit Ängsten verbunden ist. Gestehe dir zu, Hilfe anzunehmen.

Körperlich bedingte Essanfälle

Körperlich bedingte Essanfälle entstehen, wenn die Betroffenen sich Nahrung verbieten und damit die Bedürfnisse des Körpers missachten. Dies geschieht häufig, aber nicht nur bei einer Magersucht, wenn dem gesunden Hunger nicht genügend nachgegeben wird. Der Körper macht sich bemerkbar, rebelliert, fordert zu Recht genügend Essen. Die Einteilung in erlaubte und verbotene Lebensmittel hält den Teufelskreis aufrecht. Restriktives Essen führt daher oft zwangsläufig zu Essanfällen.

Es darf in dieser Phase nicht das Ziel sein, willentlich abzunehmen. Auch wenn es schwierig ist, zu akzeptieren: Um gesund zu werden, gibt es keinen anderen Weg, als das Essverhalten zu normalisieren und die Einteilung in erlaubte und verbotene Nahrungsmittel nach und nach aufzuheben. Die verbotenen Lebensmittel müssen wieder in den Speiseplan integriert werden. Es kann sein, dass du mit einem regelmäßigen und ausgewogenen Essverhalten von selbst abnimmst. Ist dir bewusst, wie viel du genussvoll essen darfst, um auf die gleiche Kalorienmenge zu kommen wie bei einem Essanfall?

Falls die Betroffenen normalgewichtig sind, arbeite ich häufig mit Gewichtsgrenzen. Ich vereinbare mit ihnen eine obere und eine untere Grenze in der Bandbreite von ungefähr 4 Kilo, ausgehend vom aktuellen Gewicht. Die Betroffenen müssen damit einverstanden sein. Solange sich das Gewicht in diesem Rahmen bewegt, darf in Bezug auf das Essverhalten und die Nahrungsmittelauswahl ausprobiert und experimentiert werden.

In kleinen Schritten lernst du, den Signalen des Körpers immer mehr zu vertrauen, achtsam hinzuhören, und das zu essen, was der Körper verlangt. Das ist wahrscheinlich eine Herausforderung und mit großen Ängsten verbunden, vergleichbar mit einem Sprung ins kalte Wasser. Sprich darüber, hole dir Unterstützung, wo immer du kannst. Möglicherweise kannst du die Körpersignale von Hunger und Sättigung nicht mehr spüren. Das braucht Zeit. Vertraue darauf, dass du wahrscheinlich zuerst Hunger, später auch Sättigung wieder wahrzunehmen lernst, wenn du jetzt dranbleibst. Getrau dich, dann zu essen, wenn du Hunger hast, und schiebe das Essen nicht hinaus. Kein Kind überlegt sich bei einer Mahlzeit, was und wie viel es essen darf, damit es bei der nächsten Mahlzeit wieder Hunger hat, oder wie viele Kalorien ihm noch zustehen. Lass deinen Körper das Zepter über deinen Verstand und deine Vorstellungen übernehmen! Achte darauf, was dein Körper an Nahrung verlangt. Versuche, lediglich darauf zu achten, dass dein Teller in der Regel zu ungefähr der Hälfte mit Gemüse und Salat, die andere Hälfte mit Kohlenhydraten und Eiweiß gefüllt ist. Diese einfache Formel kann dir Orientierung bieten, wenn du das brauchst. Versuche, langsam und bewusst zu essen. Vielleicht hilft dir der Gabeltrick: Lade deine Gabel erst wieder voll, wenn du den vorherigen Bissen langsam gekaut, hinuntergeschluckt und eine kleine Pause gemacht hast. Nach dem Essen darf sich dein Bauch voll anfühlen und natürlich auch etwas herausstehen. Wie sonst sollte das anatomisch funktionieren? Verwechsle „gerade nicht mehr Hunger haben“ nicht mit einem Gefühl echter Sättigung. Wenn du richtig satt bist, vergehen in der Regel ungefähr 4 bis 5 Stunden, bis du wieder Hunger verspürst. Bis es so weit ist, darfst du alle Gedanken ans Essen liebevoll beiseiteschieben und vorbeiziehen lassen. Es gibt nichts zu denken! Falls du zwischen den drei Hauptmahlzeiten Hunger verspürst, nimm eine Kleinigkeit zur Überbrückung zu dir, das muss auch nichts besonders Attraktives sein.

Wenn du hungerst, bewirkst du längerfristig nur, dass dein Körper auf Sparflamme und Hungerzustand umschaltet und weniger Energie verbraucht. Das führt zu erheblichen Gewichtsschwankungen. Getraue dich, der Weisheit deines Körpers zu vertrauen. Es gibt keine verbotenen Lebensmittel. Wenn du dir etwas verbietest, was dein Körper haben möchte, kommt es zu Essanfällen, und du schlingst herunter, was du eigentlich bewusst essen und vor allem genießen dürftest. Wenn Süßes Suchtcharakter hat, kann es sinnvoll sein, diese zu Beginn nur in Gesellschaft zu konsumieren oder eine Weile ganz wegzulassen, im Sinne eines „kalten Entzuges“. Welche für dich eine sinnvolle Strategie ist, könntest du in einer Therapie besprechen. Viele der körperlich bedingten Essanfälle nehmen deutlich ab, wenn du regelmäßig und ausgewogen und vor allem genug und ohne Verbote mit Genuss zu essen lernst! Wenn du die verbotenen Nahrungsmittel immer und immer wieder genießen darfst, verlieren sie mit der Zeit ihren Reiz.

Gib deinem Körper für die Umstellung Zeit. Geduld ist jetzt gefragt. Es kann sein, dass das Gewicht zu Beginn schwankt, aber es ist „für einen guten Zweck“ und längerfristig die wohl einzige Möglichkeit, ein gesundes Gewicht und ein entspanntes Essverhalten zu erlangen.

Es ist verständlich, dass du immer wieder haderst. Die Suchtstimme flüstert dir zu, von deinem Weg abzukommen, restriktiv zu essen und abzunehmen. Die Essanfälle blendet die Suchtstimme möglicherweise aus. Du musst dir doch beweisen, dass du das noch kannst, hungern und abnehmen. Du darfst traurig sein darüber, dass dieser Weg versperrt ist, weil du dich entschieden hast, diesen ungesunden Pfad nicht mehr zu gehen, den Verlockungen zu widerstehen. Vielleicht hilft dir der Gedanke, dass du restriktiv essen und abnehmen *könntest,* wenn du nur *wolltest*, du dich aber dagegen entschieden hast. Dann ist es kein Versagen vor dir selbst, sondern ein bewusster Verzicht. Dir zuliebe.

Hilfreiche Essgewohnheiten

Gewöhne dir an, dein Essen am Tisch zu dir zu nehmen und nebenbei nichts anderes zu tun. Konzentriere dich auf die Mahlzeit, auch wenn es zu Beginn schwerfällt. Iss weder vor dem Computer noch vor dem Fernseher. Dies ist oft ein Trigger für einen Essanfall. Viele Betroffene berichten, dass Essanfälle fast ausschließlich zusammen mit Medienkonsum vorkommen, ein sehr effizientes Vorgehen, um sich wie in einem Rausch zu betäuben. Versuche, diesen Teufelskreis zu durchbrechen. Es lohnt sich, in diesem Punkt liebevoll streng mit dir zu sein und diese Gewohnheit zu durchbrechen. Dies ist schwierig und erfordert viel Energie.

Versuche, achtsam zu essen. Wenn du während des Essens vor dem Fernseher sitzt, liest oder am Handy bist, merkst du unter Umständen gar nicht so genau, was und wie viel du isst. Versuche, präsent zu sein, die Nahrung anzusehen, zu riechen, zu schmecken, die Konsistenz wahrzunehmen.

Iss immer im Sitzen und richte dein Essen auf dem Teller ansprechend an. Wenn der Teller leer ist, frage deinen Bauch, ob er noch Hunger hat. Es hilft, eine Pause einzulegen, da sich das Sättigungsgefühl erst nach zirka 10 bis 20 Minuten einstellt. Achte darauf, ob du dich selbst verlierst, wenn du dich während der Mahlzeiten mit anderen Menschen unterhältst: Der Teller ist leer, und du hast es gar nicht gemerkt? Übe es, den Fokus immer wieder zu dir selbst zurückzubringen, und frage dich, wie es dir geht, was du gerade isst und ob du dich bewusst dafür entschieden hast.

Niemand kann dich zwingen, etwas zu essen, was du nicht willst. Wenn dir jemand ungefragt Essen auf den Teller legt oder dir nachschöpft, getraue dich, das Essen stehen zu lassen. Das ist nicht unhöflich, sondern ehrlich. Anderen Essen aufzuzwingen, ist eine Form von Grenzüberschreitung, und das musst du nicht akzeptieren. Vielleicht hilft dir folgender Gedanke: „Ich esse nur, wofür ich mich bewusst entschieden habe."

Emotional bedingte Essanfälle

Vielleicht ist für dich Essen seit der frühesten Kindheit mit Emotionen verbunden. Essen tröstet, dient als Belohnung, nimmt Ängste und betäubt negative Gefühle, die weder wahrgenommen noch benannt werden dürfen. Die Gefühle werden im wahrsten Sinne heruntergeschluckt. Essen ist immer verfügbar, ein treuer Freund, eine treue Freundin, ein wahres Wundermittel gegen Langeweile und innere Leere. Ein Essanfall ermöglicht es, in einem rauschhaften Zustand für eine kurze Weile allem zu entkommen. Was folgt, ist Ernüchterung, ein schlechtes Gewissen und Selbsthass. Wie einfach ist es doch, übermäßig zu essen und anschließend für alles die Schuld bei sich selbst zu suchen! Dann bleibt alles beim Alten, nicht gut, aber vertraut.

Das Essen hat dir früher mit großer Wahrscheinlichkeit geholfen, emotional zu überleben, war also eine wichtige und unentbehrliche Bewältigungsstrategie. Du bezahlst heute einen hohen Preis dafür, vor allem, was deine Selbstachtung und Selbstliebe angehen. Bist du bereit, die Sprache des Symptoms verstehen zu lernen?

Ich lade dich ein, dich in Achtsamkeit zu üben. Fange an, dich wie von außen zu beobachten, ohne zu werten. Mache innerlich einen Schritt zurück. Wann kommt es zu Essanfällen? Kündigen sie sich an oder überfallen sie dich aus heiterem Himmel? Kannst du Auslöser identifizieren? Vielleicht kaufst du dir ein Büchlein, in das du deine Beobachtungen notierst. Du bist die Detektivin oder der Detektiv auf Spurensuche. Wenn du das Gefühl hast, die Essanfälle überfallen dich ohne Ankündigung, schau und spüre ganz genau hin, und achte auf die leisen Stimmen und Impulse, die einen Essanfall ankünden. Finde Worte dafür. Nimm unbedingt ernst, was du herausfindest. Es kann sein, dass du isst, weil du dich überfordert fühlst, weil du lustlos bist, dir langweilig ist oder weil du mit unangenehmen Gefühlen nicht klarkommst. Vielleicht packst du zu viel in deinen Tag, gönnst dir keine Pausen, sagst selten nein. Der Essanfall legitimiert in dem Fall den Notstopp, die Pause. Schau genau hin, ohne zu werten. Du musst auch nicht sofort etwas unternehmen, lass dir Zeit. Vielleicht findest du, am besten mit professioneller Hilfe, mit der Zeit neue Wege, um mit schwierigen Gefühlen und Überforderung umzugehen. Falls du es gewohnt bist, alle Schwierigkeiten selbst zu lösen, kann dies eine wertvolle, neue Erfahrung sein. Um Unterstützung zu bitten, ist ein Zeichen von Stärke.

Manchmal reicht es bereits, sich die Beweggründe, die normalerweise zu einem Essanfall führen, einzugestehen und danach nach anderen Strategien zu suchen. Erstelle eine Liste mit Dingen, die du stattdessen tun könntest: einen Spaziergang machen, jemanden anrufen, duschen, Musik hören usw. Verlasse auf jeden Fall die Küche und warte eine halbe Stunde. Vergegenwärtige dir, wie es dir jeweils nach einem Essanfall geht und ob du diese Konsequenzen jetzt gerade in Kauf nehmen willst. Somit übernimmst du die Verantwortung für dein Handeln, was dir ein Gefühl von Kontrolle und Selbstwirksamkeit zurückgibt. Lass dich nicht entmutigen, wenn du vorerst das Gefühl hast, den Essanfällen ausgeliefert zu sein. Durch genaues Beobachten wirst du nach und nach herausfinden, woran du merkst, dass sich eine Essattacke ankündigt. Oft geschieht dies auf körperlicher Ebene. Du verspürst eine innere Unruhe, ein sogenanntes „Craving". Das sind Entzugserscheinungen. Das Essen hat Suchtcharakter, vergleichbar mit anderen Suchtmitteln wie Alkohol, Drogen oder Zigaretten. Die Schwierigkeit ist, dass du nicht abstinent vom Essen leben kannst. Du musst einen Umgang mit deinem Suchtmittel finden. Egal, welche Art von Essstörung du hast, führ dir diese Tatsache immer wieder vor Augen.

Du bist dabei, den wohl schwierigsten Weg in deinem bisherigen Leben zu gehen. Das verdient höchste Anerkennung, von dir selbst und deinem Umfeld. Lass dir helfen. Nimm schwierige Esssituationen gedanklich vorweg, lege dir einen Plan zurecht und denke die Konsequenzen davon zu Ende. Sei dir bewusst, dass du ein Suchtproblem hast. Es ist, wie es ist. Es nützt dir nicht, so zu tun, als hättest du kein Essproblem. Zu denken „Ich sollte das doch können, alle anderen können das auch", hilft dir nicht weiter. Es braucht keinen Vergleich mit Menschen, die damit kein Problem haben. Das ist müßig. Du bist du. Du vergleichst auch nicht Äpfel mit Birnen. Du gestattest dem Apfel, Apfel zu sein, und erwartest nicht, dass er eine Birne wird.

Plane im Voraus, wie du das Abendessen bei deiner Großmutter gestalten willst und welche Hilfe du allenfalls benötigst. Bitte deine Familie oder deine Wohnpartner:innen, die für dich „gefährlichen" Nahrungsmittel wegzuschließen, und achte darauf, dass du nur kleine Packungen davon daheim hast, gerade so viel, wie du maximal essen möchtest. Scheue dich nicht, für dich „gefährliche" Reste wegzuwerfen oder andere darum zu bitten. In solchen Fällen ist es besser, das Essen landet im Abfall als in deinem Magen. Jetzt ist nicht der Moment, wegen Foodwaste ein schlechtes Gewissen zu haben. Es bedeutet lediglich, dass du gut zu dir schaust und die Tatsache, dass du eine Essstörung hast, nicht ausblendest und schwierige Situationen entschärfst. Verurteile dich nicht dafür, sondern sei stolz auf dich! Achte auf deine Gefühle und Bedürfnisse.

Manchmal hilft es, die Suchtgedanken bei jemandem auszusprechen. Dann werden sie für dich real. Das heißt aber nicht, dass du dich dann stundenlang erklären sollst und die andere Person ganz genau verstehen muss, was bei dir gerade innerlich abläuft. Oft hilft es, dass die Person deines Vertrauens dir zuhört und dich ernst nimmt, ohne selbst in Panik zu geraten. Bitte sie, dich von deinen Gedanken abzulenken. Warum nicht zusammen ein Spiel spielen oder kurz rausgehen?

Lass dich von Rückfällen nicht entmutigen, die sind normal. In den allermeisten Fällen gibt es Rückfälle. Du machst zwei Schritte vorwärts und einen rückwärts. Vielleicht ist Geduld nicht gerade deine Stärke, aber die ist jetzt gefragt. Das Gras wächst nicht schneller, wenn du daran ziehst. Entwicklungsprozesse brauchen Zeit, man kann sie nicht willentlich beschleunigen. Spüre nach einem Rückfall genau in dich hinein, statt dich zu verurteilen. Wie geht es mir jetzt? Hat mir das übermäßige Essen geholfen? Beantworte diese Fragen ehrlich. Mit zunehmender Selbstliebe wirst du vielleicht tief in dir die Gewissheit spüren, dass du dir weder Essanfälle noch Hunger antun willst, weil du möchtest, dass es dir gut geht und du es nicht verdienst, so mit dir umzugehen. Dies ist eine starke innere Motivation, die dich kämpfen und den inneren Konflikt aushalten lässt, wenn die Sucht sich meldet. Wenn du achtsam und liebevoll bist, lernst du immer besser, die Trigger, die zu Essanfällen führen, zu identifizieren und anders als mit Essen darauf zu reagieren.

Versuche, die Essanfälle nicht mehr mit Sport, Diät oder Erbrechen zu kompensieren. So übernimmst du die Verantwortung für dein Handeln und schließt eine Hintertüre in deinem Kopf: den Ausweg Kompensation, der dich weitermachen lässt wie bisher und den Teufelskreis aufrechterhält. Versuche, im bildlichen Sinne gesprochen, mit den Zutaten zu kochen, die du hast, also aktuell ein Leben mit einer Essstörung. Das bedeutet, dich nicht zu vergleichen mit Menschen, die jederzeit irgendetwas essen können, ohne einen Gedanken daran zu verschwenden. Für dich ist es notwendig, die Esssituationen (drei Mahlzeiten pro Tag) zu planen und vorauszudenken, auch wenn es manchmal mühsam ist. Dies gibt Struktur und Halt und zeigt, dass du achtsam bist und gut auf dich schaust, damit du stabil bleiben kannst. Auch genügend Schlaf ist wichtig, da Müdigkeit oft als Auslöser für Essanfälle genannt wird.

Jeder Tag ist ein neuer Tag. Auch wenn der vorangehende Tag schwierig war, hast du jetzt die Möglichkeit, neu anzufangen – zu entscheiden, dass du heute gut auf dich achten möchtest. Es kann helfen, dir jeden Morgen und/oder am Vorabend bewusst einen Moment Zeit für dich zu nehmen und dir folgende Fragen zu stellen: Wie geht es mir? Wie fühlt sich mein Körper an? Wie möchte ich meinen Tag gestalten? Plane auch Pausen und Freiräume ein, Zeit nur für dich. Wenn du mit positiven Gedanken in den Tag startest, steigt die Wahrscheinlichkeit, dass es ein guter Tag wird.

Umgang mit der Waage

Viele Menschen mit einer Essstörung haben ein schwieriges Verhältnis zur Waage. Entweder wird das Gewicht ständig kontrolliert, oder die Waage wird gemieden aus Angst vor der Zahl. Beides sind wenig sinnvolle Strategien. Wenn Menschen mit einem gesunden Essverhalten und Gewicht sich nicht auf die Waage stellen, weil es sie schlicht nicht interessiert, ist dagegen natürlich nichts einzuwenden.

Wenn die Panik dich davon abhält, dich zu wiegen, kann es hilfreich sein, dich der Realität zu stellen. Die Waage lügt nicht und ist ein objektives Messinstrument. Vielleicht hilft dir folgender Gedanke: Du bist genauso schwer, wie es die Waage zeigt. Ob du das Gewicht nun kennst oder nicht: Die Realität bleibt die gleiche. Also kannst du genauso gut hinschauen, es verändert nichts an der Tatsache. Es hilft kein magisches Denken, wie es kleine Kinder bisweilen haben. Sie verschließen die Augen und glauben, die Gefahr sei damit gebannt. Das Ausblenden der Realität hilft aber in der Regel nicht, sondern vergrößert das Gefühl von Angst und Ohnmacht zusätzlich. Auf der Waage zu sehen, was passiert, wenn du dabei bist, die Essstörung zu überwinden, kann also hilfreich sein.

2
Ursachen der Essstörung ergründen

2.1 Die Essstörung – ein Ausdruck für Konflikte

Eine Essstörung ist ein Symptom, das in einem bestimmten sozialen Kontext entstanden ist und nicht losgelöst von diesem betrachtet werden kann. Alle Menschen des Systems (z.B. Familie, ethnische Gemeinschaft) sind daran beteiligt. Der Fokus liegt bei dieser Betrachtungsweise nicht auf den Menschen als Individuen, sondern auf der Art und Weise, wie sie miteinander umgehen und kommunizieren. Die von der Essstörung betroffene Person wird zur Symptomträgerin, die auf Missstände im System und ihr damit verbundenes Leiden aufmerksam macht. So betrachtet macht ihr Verhalten Sinn, auch wenn dies für die anderen im System nicht ersichtlich ist. Die Ordnung im System wird durcheinandergebracht, ähnlich wie wenn ein Dominostein angestoßen wird und dieser alle anderen Steine im System erfasst.

Es ist daher fatal, allein die Betroffenen als krank und anstrengend abzustempeln oder das Symptom isoliert vom Lebenskontext bekämpfen zu wollen. Es geht darum, das, was anders nicht ausgedrückt werden kann, zu entschlüsseln und Worte dafür zu finden (Schmidt, 2008). In dem Sinn ist ein Symptom immer eine Chance, eingespielte Verhaltens- und Denkweisen im System zu hinterfragen. Um eine dauerhafte Verbesserung der Essstörung zu erreichen, reicht es oft nicht aus, einzig am Essverhalten zu arbeiten, auch wenn dies selbstverständlich von großer Bedeutung für den Heilungsprozess ist. Es geht auch darum, die Sprache des Symptoms mit psychologischer Unterstützung entschlüsseln und verstehen zu lernen. Nur wenn die dahinterliegende Problematik, zu deren Bewältigung das Symptom Essstörung dient, bewusst wird, können in kleinen Schritten Veränderungen erzielt werden, die zu mehr Selbstwirksamkeit und dem Gefühl, den Anforderungen des Lebens besser gewachsen zu sein, führen. Die Symptomatik, einst nützliche und hilfreiche Bewältigungsstrategie, kann zunehmend ihre Funktion verlieren und in den Hintergrund treten.

Interessierst du dich dafür, warum die Essstörung entstanden ist, welchen Sinn sie hat und welches Entwicklungspotenzial darin steckt? Ich ermutige dich zu dieser Reise. Es ist, wie wenn du anfängst, einen Korb mit Wollknäueln zu entwirren, die einzelnen Fäden zu erkennen und die Knäuel aufzurollen. Die Beschäftigung mit Essen schützt dich vor den Anforderungen des Lebens, verhindert aber auch, dass du wichtige Erfahrungen machen und dich emotional weiterentwickeln kannst. Was macht dir Angst? Sind es beispielsweise die schulischen Anforderungen, soziale Ängste, das Gefühl, wertlos zu sein und nicht zu genügen?

Fühlst du dich für die Familienmitglieder verantwortlich? Plagt dich oft ein schlechtes Gewissen? Getraust du dich, deine Bedürfnisse zu spüren und dafür einzustehen? Kannst du nein sagen? Hast du Erfahrung darin, Konflikte auszutragen, zu streiten und zu merken, dass die sozialen Beziehungen dies aushalten? Bist du in der Lage, Zeit mit dir selbst zu verbringen und dies genießen zu können?

Indem du anfängst, dich und die Esssymptomatik zu beobachten und ernst zu nehmen, wirst du auf die Themen stoßen, die die Essstörung verursachen und aufrechterhalten. Lerne, das Symptom zu verstehen, betrachte es weniger als Feind:in denn als Freund:in, der dir Wichtiges mitteilen möchte, wenn du hinhören willst und kannst. Dieser Paradigmenwechsel rückt einiges in ein neues Licht. Stell dir dein Leben und deine sozialen Beziehungen wie ein Theaterstück vor, das du dir auf der Tribüne als Zuschauer:in anguckst. Was siehst du aus der Distanz? Wie findest du das, was sich dir da zeigt? Nun geh auf die andere Seite der Tribüne und beobachte das Theaterstück aus einer neuen, ganz anderen Perspektive. Wenn du genau hinschaust, merkst du vielleicht, dass viele Dinge anders sind, als du lange geglaubt hast, und wie es dir z. B. von deinen Eltern vermittelt wurde. Getraue dich, ehrlich zu dir zu sein, auch wenn es schmerzt, und mit einer Therapeutin oder einem Therapeuten oder einer Person außerhalb des Systems darüber zu sprechen. Dann nehmen deine Gedanken Gestalt an. Du wirst dadurch in keiner Weise zu einer oder einem Verräter:in, die/den Mitmenschen gegenüber nicht loyal ist. Etwas zu erkennen, bedeutet auch nicht, dass du sofort etwas verändern oder ansprechen musst. Es ist vorerst ausreichend, dass du darum weißt und es nicht mehr verdrängst, ausblendest oder schönredest.

Prägende Verhaltensweisen, Glaubenssätze und Denkmuster werden oft unhinterfragt von Generation zu Generation weitergegeben. Vielleicht ist es deine Aufgabe, die Arbeit zu leisten, die es braucht, um diese zu erkennen und zu verändern, sodass sie nicht mehr oder nur in abgeschwächter Form an die nächste Generation weitergegeben werden. Das Symptom fordert dich dazu auf, zu hinterfragen und neu zu ordnen. Du darfst dich damit auseinandersetzen, wie beispielsweise die Beziehungsmuster in deiner Familie funktionieren und was dich wie geprägt hat. Einige Beispiele: Möglicherweise hast du Traumatisches erlebt, was im Körpergedächtnis gespeichert ist (Levine, 2011). Nicht als die Person, die du bist, gesehen, gehört und ernst genommen zu werden, führt zu tiefen seelischen Verletzungen. Vielleicht wurdest du im Stich gelassen und nicht beschützt, als du Unterstützung gebraucht hättest. Oder du wurdest überbehütet oder musstest sehr früh Verantwortung und Rollen übernehmen, die dich überforderten und nicht angemessen waren. Vielleicht wurden gute Leistung, perfektes Funktionieren in allen Lebensbereichen sowie körperliche Attraktivität als höchst erstrebenswert angesehen, immer im Vergleich mit anderen Menschen. Es kann sein, dass deine Bezugspersonen dies weder mit Absicht noch böswillig getan haben. Sie konnten nicht anders. Das ist keine Entschuldigung, sondern eine Erklärung.

Wenn jemand deine Lieblingstasse auf den Boden fallen lässt, spielt es keine Rolle, ob dies mit oder ohne Absicht geschehen ist, die Tasse ist zerbrochen. Du darfst darüber traurig und wütend sein, auch wenn es keine Schuldigen gibt und keine böse Absicht dahintersteckt. In dem Moment würdest du dir wohl einfach wünschen, dass die Person, die die Tasse zerschlagen hat, sich aufrichtig bei dir entschuldigt und Verantwortung dafür übernimmt, ohne sich selbst in Schuldgefühle zu verstricken. Dass sie dir zugesteht, dass du dich fühlen darfst, wie du dich fühlst. Dies ernst nimmt, ohne zu werten oder zu kommentieren. Vielleicht würde es dir helfen, in den Arm genommen zu werden, über die Tasse weinen zu können und getröstet zu werden. Zu erleben, dass jemand deine Gefühle aushält, ohne in Panik zu geraten. Lass nicht zu, dass sich plötzlich alles nur darum dreht, wie sich die andere Person wegen der von ihr zerbrochenen Tasse fühlt. Und du sogar ein schlechtes Gewissen bekommst, weil du „anstrengend" bist und sie jetzt „deinetwegen leidet" und dich dies unter Umständen sogar spüren lässt. Siehst du, wie verdreht das ist? Es geht jetzt um dich. Der Spieß soll nicht umgedreht werden. Es geht um deine Gefühle von Wut und Trauer über die zerbrochene Tasse. Vielleicht spricht diese Geschichte mit der Tasse etwas in dir an.

Es kann sein, dass du mit der Zeit viele Muster erkennen kannst und dass dies zu Veränderungen in deinen Beziehungen führt. Plötzlich fängst du an, dich zu wehren, für dich einzustehen, bei deiner Wahrheit zu bleiben, auch wenn dein Umfeld dies anders sieht. Das ist nicht immer angenehm und kann große Ängste auslösen. Deshalb kann es helfen, psychologische Hilfe in Anspruch zu nehmen, was dir einen sicheren Rahmen für dich, für deine Gefühle bietet. Du lernst, bildlich gesprochen, eine fremde Sprache, indem du neue Erkenntnisse gewinnst über dein Leben. Wenn du Glück hast, sind die Menschen um dich bereit, diese Sprache ebenfalls zu lernen, damit sie dich verstehen. Dann ist die Möglichkeit gegeben, dass alle einen inneren Prozess durchlaufen und dass neue Beziehungsmuster etabliert werden können. Dies kostet Arbeit, erfordert Energie und ist mit Hinschauen und Schmerz verbunden. Manche Menschen können und wollen das nicht. Sie verfügen nicht über die Ressourcen, die es braucht, um sich der Realität zu stellen und das Schwierige auszuhalten. Selbst wenn dies dir nahestehende Personen wie deine Eltern oder dein:e Partner:in sind, lass dich nicht von deinem Weg abbringen. Es folgt ein schmerzhafter Prozess von Loslassen, Begraben von Hoffnungen und Wünschen, die du an diese Menschen hast. Vielleicht entsteht eine neue Beziehungsebene, wo alle Beteiligten akzeptieren, dass es keine gemeinsame Wahrheit gibt. Es gibt für dich kein Zurück mehr, der Prozess ist unumkehrbar. Du bist dabei, zu dir und zu deiner Wahrheit zu finden, und das ist wichtiger und kostbarer als alles andere. Vertraue darauf, dass du Menschen finden wirst, die dich verstehen, die auf der gleichen Wellenlänge sind wie du und die dir neue Beziehungserfahrungen ermöglichen.

Wann immer du als kranke Person, die eben gerade eine (kleine) Krise durchmacht, abgestempelt und nicht ernst genommen wirst, wehre dich! Zu Beginn wird etwas in dir den anderen immer wieder Recht geben, da dies das alte Programm ist und du so geprägt bist. Mit der Zeit wirst du stabiler, und es wirft dich weniger hin und her zwischen den alten und den neuen Sichtweisen.

Vertraue auf dich und deinen inneren Weg. Wenn du dich selbst ernst nimmst, wirst du auch von deinem Umfeld ernst genommen. Vielleicht ist es das erste Mal in deinem Leben, dass du etwas nicht allein und auf Anhieb schaffst. Zur Bewältigung der Essstörung brauchst du Hilfe, und das ist gut und richtig so. Hilfe einfordern und annehmen ist ein Zeichen von Selbstfürsorge und Stärke. Wir Menschen sind keine abgetrennten Wesen, sondern mit anderen verbunden und angewiesen auf echte und ehrliche zwischenmenschliche Nähe (Schmidt, 2019). Vielleicht gibst du dich in deinen Beziehungen nicht mit den Brosamen zufrieden, bist es dir wert, für deine Bedürfnisse einzustehen. Dies erfordert ein Umdenken und einen langen Veränderungsprozess, was dich innerlich immer stärker werden lässt. Ohne den Leidensdruck der Essstörung hättest du dich womöglich nie auf diese Art und Weise mit dir auseinandergesetzt.

Im Folgenden möchte ich auf einige Themenbereiche eingehen, denen ich in meiner Arbeit mit den Klient:innen häufig begegne und die für die Betroffenen oft mit großem Leidensdruck verbunden sind.

2.2 Vergleichen und Verglichenwerden

Kennst du das negative und bodenlos schlechte Gefühl, das entsteht, wenn du dich ständig mit anderen Menschen vergleichst oder verglichen wirst? Wurde in deiner Familie oft über andere Menschen gesprochen, gewertet und geurteilt? Misst du dich unbewusst oder bewusst ständig mit anderen? Was beispielsweise das Aussehen, den Freundeskreis, die Leistung betrifft? Kennst du das toxische Gefühl, das sich einstellt, wenn du glaubst, schlechter und weniger wert zu sein als andere? Ständiges Vergleichen und Verglichenwerden schlägt tiefe seelische Wunden. Versuche, deine wertenden Gedanken zu erkennen und zu hinterfragen: „Was denke ich da eigentlich über mich und die anderen? Will ich das, und wie geht es mir dabei"?

Vergleichen ist unnötig und sinnlos. Jeder Mensch ist anders, und es ist, als ob du ständig Äpfel mit Birnen vergleichen würdest. Da die beiden Früchte vom Wesen her anders sind, macht es keinen Sinn, sie miteinander zu vergleichen. Genauso verhält es sich mit den Menschen. Versuche, herauszufinden, was für dich stimmt, und das muss nicht das Gleiche sein wie für andere. Du hast einen individuellen, einzigartigen Körper, einen einzigartigen Charakter, einzigartige Talente und einzigartige Gene. Wenn du dir dessen bewusst wirst, wirst du aufhören, dich an anderen zu messen.

Wenn du dich mit anderen vergleichst und Neid dabei empfindest, frage dich, ob du mit der anderen Person tauschen möchtest, sein möchtest wie sie, das Leben führen möchtest, das sie führt. Falls du die Frage bejahst, frage dich, was genau du von dieser Person lernen könntest, und lasse dich von ihr auf eine gute Weise inspirieren, ohne sie zu kopieren. Falls nein, kannst du die vergleichenden Gedanken einfach loslassen. Versuche, dich innerlich von ihnen zu distanzieren. Manchmal kann es helfen, die Gedanken laut auszusprechen und dir dabei zuzuhören. Dann merkst du vielleicht, wie destruktiv sie sind und wie negativ sie sich auf dein Wohlbefinden und deine Beziehungen auswirken. Unter Umständen bist du im Kontakt mit anderen Menschen die ganze Zeit mit der Frage beschäftigt, wie du gerade wirkst auf andere und wie du im Vergleich mit ihnen abschneidest. Dies verhindert, dass du du selbst sein darfst und dich auf andere und deren Individualität einlassen kannst. Das ist doch schade und verhindert echte Nähe.

Vermeide es, dich mit Models und Stars zu vergleichen. Du weißt nichts Privates über sie. In den sozialen Medien mag deren Leben großartig, abwechslungsreich und gesellig erscheinen. Das, was du dir vielleicht für dich auch wünschst. Bedenke, dass Fotos von Models mit dem Computer bearbeitet werden, sodass ein Körperbild entsteht, das nicht der Realität entspricht. Kein lebendiger, warmer Körper kann so aussehen, das ist gegen die Natur. Willst du dich an einer virtuellen Realität orientieren, die es nicht gibt und daher unerreichbar ist? Versuche, einen bewussten Umgang mit den sozialen Medien zu finden. Willst du fast zwanghaft anderen Menschen auf Instagram folgen und dich im Vergleich zu deren „tollen" Leben schlecht fühlen? Willst du dir das antun? Frage dich, welchen Sinn es für dich macht. Ich schlage dir vor, Instagram zu löschen.

2.3 Selbstabwertende Gedanken und hindernde Glaubenssätze

Hast du schon einmal bewusst darauf geachtet, was du die ganze Zeit über dich selbst denkst? Gibt es da eine kleine fiese Stimme, die alles kommentiert, was du tust, und meistens zu deinen Ungunsten? Hast du Erfolg, wertet die Stimme dies ab. „Das ist ja nichts Besonderes, andere können das auch." Begehst du jedoch einen Fehler, gelingt dir etwas nicht perfekt, oder kannst du deinen Ansprüchen nicht genügen, macht diese Stimme dich regelrecht zur Schnecke. Du kannst dir nichts verzeihen, und deine selbstkritischen Gedanken drehen sich im Kreis. Hast du es verdient, dass du so mit dir umgehst? Würdest du deine Mitmenschen auch so behandeln?

Versuche als Erstes, die negativen Gedanken zu identifizieren, und mache dann den Realitätscheck. Ist es wahr, was ich da denke? Sind dies unter Umständen alte Glaubenssätze, die im Hier und Jetzt gar keine Gültigkeit mehr haben? Bist du vielleicht in deiner Entwicklung und deiner Selbstliebe längst an einem anderen Ort, und etwas in dir hat das noch nicht realisiert? Womöglich gibst du dieser selbstabwertenden Stimme einen Namen oder eine Gestalt, z. B. könnte es ein kleiner Giftzwerg sein. Wenn er sich meldet, schicke ihn in eine Ecke. Lass ihn dort weiterreden und zetern, dreh einfach die Lautstärke etwas leiser und ziehe den Fokus davon ab. Die Stimme ist dann zwar noch da, aber leiser, und du schenkst ihr wenig Beachtung.

Manchmal kann es der einfachere Weg sein, sich selbst für alles die Schuld zu geben und sich in selbstabwertende Gedanken zu verstricken. Dies ist eine vermeintlich hilfreiche Bewältigungsstrategie. Wenn du dich jedoch getraust, der Realität ins Auge zu sehen, wird es komplex. Dann merkst du unter Umständen, dass andere Personen dich respektlos behandeln. Dir dies einzugestehen, schwierige Gefühle wie Wut auszuhalten und dich zu wehren, kann so bedrohlich sein, dass du lieber die Strategie „Schuld bei dir selbst suchen" wählst. Diese ist vertraut und vermittelt Sicherheit.

Ähnlich verhält es sich mit Glaubenssätzen, die unter Umständen von Generation zu Generation unhinterfragt weitergegeben werden. „Ich muss immer das Beste geben", „Ich muss immer etwas Produktives erledigen, sonst bin ich faul", „Ich muss mich anstrengen, um Anerkennung und Liebe zu verdienen", „Ich muss stark sein", nur um einige Beispiele zu nennen.

Versuche, die dich prägenden Glaubenssätze zunehmend etwas bewusster zu machen. Dies erfordert viel Übung, Geduld und Achtsamkeit. Prüfe, ob diese Glaubenssätze für dich noch Gültigkeit haben. Falls nicht, ersetze sie durch neue, positiv formulierte und für dich wahre. Wenn du magst, kannst du sie auf ein Blatt Papier schreiben und das Blatt am Ort deiner Wahl aufhängen.

Kauf dir ein schönes Büchlein, und schreibe jeden Abend drei Dinge auf, die du gut gemacht hast und auf die du stolz bist. Wenn du das regelmäßig machst, wirst du sehen, dass sich allmählich etwas in dir verändert.

2.4 Entscheidungen treffen

Kennst du das: Mühe haben, eine Entscheidung zu treffen? Eine einmal getroffene Entscheidung immer wieder zu hinterfragen? Die Angst, dass du falsch entschieden hast? Dich ewig mit einer Entscheidung zu quälen, ohne sie fällen zu können? Wie kräfteraubend diese Gedanken zuweilen sein können!

Es gibt keine falschen Entscheidungen. Wenn du auf dein Bauchgefühl hörst und den Verstand miteinbeziehst, entscheidest du mit großer Wahrscheinlichkeit so, wie du es in dem Moment für richtig hältst. Deshalb ist es müßig, mit vergangenen Entscheidungen zu hadern. Hätte ich doch, wäre ich doch ... Du hast dich damals so verhalten und diejenige Entscheidung getroffen, die zu dem Zeitpunkt und deinem damaligen Entwicklungsstand angemessen war. Es kann sein, dass du einiges heute anders machen würdest, aber das verändert die Vergangenheit nicht. Du wirst auch nie wissen, wie es gewesen wäre, hättest du damals einen anderen Weg eingeschlagen.

Jeden Tag triffst du unzählige Entscheidungen. Prüfe jeweils die Motive dafür im Voraus genau. Hörst du auf dich, oder lässt du dich von anderen beeinflussen und handelst entgegen deinem besseren Wissen? Versuche, einmal getroffene Entscheidungen nicht immer wieder zu hinterfragen. Dies kostet unnötige Energie, blockiert dich in deinen Handlungen und verhindert die Genussfähigkeit. Wenn du es gerne anderen überlässt, auch dich betreffende Entscheidungen zu fällen, nimm dir Zeit, deine Motive zu prüfen, weshalb du dich anpasst: Sind für dich alle zur Entscheidung stehenden Optionen stimmig und beziehst du deshalb nicht Stellung? Nimmst du Rücksicht auf andere Menschen und stellst deine Bedürfnisse hinten an? Spürst du nicht, was du eigentlich möchtest, und hast daher keine Meinung dazu? Versuche, dir Zeit zu nehmen, diese Fragen zu beantworten, sei geduldig mit dir. Setze dich mit Entscheidungen auseinander, erstelle Pro- und Kontralisten, nutze deinen Verstand. Oft ist es schließlich das Bauchgefühl, das den Ausschlag gibt. Das ist gut so.

Oft müssen Entscheide nicht sofort gefällt werden, weil der Anlass dafür in der Zukunft liegt. Vielleicht hast du noch nicht alle nötigen Informationen, noch nicht alle Erfahrungen gemacht, die es für eine gute Entscheidungsfindung braucht. Dann gilt der Satz: Es gibt aktuell nichts zu entscheiden, weil du es noch gar nicht wissen kannst. Wenn du die nächsten Schritte machst, wird es klarer. Also müssen deine Gedanken nicht mehr darum kreisen. Dies können Alltagsentscheidungen sein, beispielsweise beim Bestellen eines Gerichts im Restaurant, ob die Party in einer Woche nicht zu viel wird, ob Sport morgen nach der Arbeit noch drin ist, oder auch weitreichendere Entscheidungen wie z.B. die Wahl deines Studiums oder deiner Lehrstelle. Tausche dich mit anderen aus. Es geht oft nicht darum, dich beraten zu lassen, sondern dir selbst zuzuhören, wenn du darüber sprichst. Dann lasse die Entscheidung ruhen, schlaf darüber. Oft wird es klar, wenn die Zeit dafür reif ist.

Versuche, im Alltag flexibel zu bleiben. Vielleicht hast du dir vorgenommen, heute einiges zu erledigen und danach einen Film zu schauen. Da ruft eine Freundin an und fragt dich, ob du sie auf einen Spaziergang treffen möchtest. Was nun? Dein Plan geht nicht auf, das Leben ist oft nicht planbar. Nimm dir Zeit mit der Entscheidung, und frage dich ehrlich, ob du nun an Plan A festhalten oder lieber zu Plan B wechseln möchtest. Entscheide, nachdem du die Konsequenzen der beiden Optionen gegeneinander abgewogen hast. Wähle das, was dir im Moment richtig erscheint und dir besser tut.

Vielleicht kannst du mit folgender Geschichte etwas anfangen: Stell dir vor, du stehst vor einem leckeren Dessertbuffet. Nun musst du entscheiden, was davon du auswählst. Es gibt verschiedene Möglichkeiten: Du kannst dich einfach nicht entscheiden, überlegst hin und her, und schließlich nimmst du vor lauter Überforderung gar nichts, gehst also leer aus. Oder du willst von allem haben, probierst jede Süßigkeit, willst auf nichts verzichten und überisst dich so sehr, dass es dir schlecht wird und du dich sogar übergeben musst. Wieder hast du nichts davon. Oder du wählst nach langem Zögern einige Desserts aus, und während du sie isst, denkst du dauernd daran, ob die andere Torte wohl leckerer gewesen wäre. Du merkst vor lauter Zweifeln gar nicht, wie dein Dessert schmeckt, und kannst es nicht genießen. Du hast nichts davon. Oder du stehst vor dem Buffet, nimmst dir einen Moment Zeit, um zu spüren, was dich jetzt, in dem Moment, am meisten anspricht, und nimmst dies auf den Teller. Dann genießt du, was du hast, und es ist irrelevant, wie wohl das andere Dessert geschmeckt hätte, denn du wirst es nie wissen. Du bist satt und zufrieden.

2.5 Umgang mit Gefühlen

Eigene Gefühle sind immer wertneutral. Es gibt keine richtigen und falschen Gefühle, was Aussagen wie „Das bildest du dir nur ein“, „Das kann doch nicht so schlimm sein“, „Mach nicht so ein Theater“, „Das spürst du falsch“ fatal macht. Wenn einem Kind die zum Teil heftigen Gefühle von seinen Bezugspersonen abgesprochen, nicht ernst genommen oder sogar belächelt werden, kann das Kind seiner eigenen Wahrnehmung nicht trauen, was zu einer tiefen inneren Verunsicherung und der Abspaltung der als negativ erlebten Gefühle führen kann. Um einen guten Umgang mit Emotionen zu erlernen, ist das Kind auf Bezugspersonen angewiesen, die es in seinem Empfinden ernst nehmen. Ihm helfen, seine Gefühle zu verstehen, zu benennen und zu regulieren, indem sie diese aushalten und das Kind trösten und beruhigen. Dies ist von größter Wichtigkeit für seine emotionale Entwicklung.

Versuche in einem ersten Schritt, genau wahrzunehmen, welches Gefühl sich bei dir gerade meldet. Nimm einfach wahr, ohne zu werten. Vielleich hilft es dir, bewusst und tief zu atmen. Wie fühlt sich das Gefühl in deinem Körper an? Lege die Hand auf diese Stelle, beispielsweise auf die Kehle oder den Bauch, und lenke den Atem dorthin. Vielleicht kommen Tränen oder andere körperliche Reaktionen wie z. B. Zittern, die eine Entladung des vegetativen Nervensystems bewirken. Lass diese Reaktionen einfach zu und bleibe präsent. Versuche, das Gefühl zu beobachten, ohne dich da hineinzusteigern und dich davon wegschwemmen zu lassen.

In einem zweiten Schritt geht es darum, herauszufinden, wozu das Gefühl dich auffordert. Braucht es allenfalls ein klärendes Gespräch mit jemandem? Willst du dich mit einer Tasse Tee und einer Decke aufs Sofa kuscheln und einfach traurig sein? Trauer ist ein heilsames Gefühl. Trauer zu verdrängen, kann unter Umständen zu innerer Leere führen. Wenn es dir zu viel wird, lenk dich bewusst und liebevoll ab. Du weißt, dass du dich ablenkst. Somit verdrängst du nicht, da Verdrängen in der Regel unbewusst abläuft. Die menschliche Psyche ist mit einem guten Schutzmechanismus ausgestattet. Wenn du dich nicht überforderst, kommen nur diejenigen Gefühle an die Oberfläche, die du in diesem Moment aushalten kannst. Vertraue darauf, dass du unangenehme Gefühle immer besser aushalten kannst und dass sie auch wieder vorbeigehen.

Erst in einem dritten Schritt gehe zur Handlung über. Manchmal hilft es, etwas Zeit verstreichen zu lassen, darüber zu schlafen, bevor du auf die Handlungsebene kommst. Auf diese Weise vermeidest du zu impulsive und rein emotionale Reaktionen.

Gefühle können auch nebeneinander Platz haben, du kannst dich also für deine Freundin freuen, weil sie glücklich verliebt ist, und gleichzeitig Trauer und Neid verspüren, weil du dir auch eine Beziehung wünschst. Das darf nebeneinander stehen bleiben. Oder du hast Verständnis dafür, dass jemand aus deinem Freundeskreis die Verabredung absagt, weil er oder sie gute Gründe dafür hat, und gleichzeitig bist du wütend und enttäuscht, weil du dich auf das Treffen gefreut hast.

Pendelst du manchmal hin und her zwischen innerer Unruhe und großer Emsigkeit einerseits und dem Gefühl von Antriebslosigkeit und depressiver Verstimmung andererseits? Tut sich bisweilen ein emotionaler Abgrund auf, und du siehst in dem Moment das Licht am Horizont nicht? Schwierige Gefühle gehören zum Leben, und manchmal geht es darum, diese einfach auszuhalten und darauf zu vertrauen, dass sie wieder vorbeiziehen.

Versuche, alle Gefühle als dir zugehörig zu akzeptieren. Wenn es dir gut geht, blende nicht aus, dass du auch dunkle Momente kennst, darum weißt, dass es gefühlsmäßig kippen kann. Dies bedeutet nicht, dass du gute Zeiten nicht genießen darfst, im Gegenteil! Du fällst lediglich nicht aus allen Wolken, wenn es dir schlechter geht. Wenn du eine Verbindung, einen Faden zwischen diesen Anteilen von dir herstellen kannst, kann es dazu führen, dass du weniger tief in ein emotionales Loch fällst. Es fühlt sich in dem Moment zwar schlimm an, aber etwas in dir weiß aus Erfahrung und vertraut darauf, dass es vorbeigeht, was dich gelassener macht. Du bist den Stimmungsschwankungen weniger hilflos und ohnmächtig ausgeliefert, wenn es dir gelingt, dich an die jeweils andere Stimmung zu erinnern. Vielleicht schaffst du es mit der Zeit, in den schwierigen Momenten auf Essanfälle oder Hungern zu verzichten, weil diese Bewältigungsstrategie nicht mehr notwendig ist.

Eine hilfreiche Möglichkeit ist, dir selbst einen Brief zu schreiben, einen sogenannten „Regentagebrief“ (Isebaert, 2009). Verfass ihn, wenn es dir gut geht. Ermutige dich in dem Brief, die schwierigen Gefühle auszuhalten, und erinnere dich daran, dass sie erfahrungsgemäß auch wieder vorbeigehen. Nenne einige Dinge, die dir helfen könnten. Rede dir gut zu, wenn möglich mit etwas Humor, damit alles ein bisschen leichter wird. Ermutige dich, liebevoll mit dir zu sein und dir, wenn nötig, Hilfe zu holen. Erinnere dich an alle Strategien, die du kennst und die sich als für dich nützlich erwiesen haben. Und vor allem erinnere dich daran, dass du unbedingt die Erwartungen an dich selber herunterschrauben darfst. Du musst jetzt gerade nichts Großes leisten. Kopiere den Brief mehrere Male, und sorge dafür, dass du in deinen Taschen, zuhause und bei der Arbeit ein Exemplar davon hast. Du wirst dir selbst beim Lesen glauben und vertrauen. Du hast das geschrieben, und wer wüsste besser als du, was jetzt zu tun ist?

Verurteile dich nicht, wenn es dir schlecht geht, das macht alles noch schlimmer. Manchmal weißt du vielleicht nicht, weshalb du dich gerade so mies fühlst, das ist in Ordnung. Versuche, liebevoll zu dir zu sein und das zu tun, was dir hilft. Und ganz wichtig: Erwarte jetzt nicht zu viel von dir, schraube alle Erwartungen herunter. Du *musst* jetzt einfach gerade gar nichts!

Vielleicht gibt es Gefühle, die dir Angst machen, z. B. Wut. Dies ist aber ein völlig normales Gefühl, das beispielsweise entstehen kann, wenn etwas oder jemand deine persönlichen Grenzen verletzt hat oder etwas anders läuft, als du dir erhofft hast. Nimm das Gefühl unbedingt ernst. Das heißt nicht, dass du impulsiv handeln musst und mit der Pistole losziehst. Versuche, herauszufinden, was dich wütend macht. Du darfst über andere Menschen wütend sein, auch wenn sie dich nicht mit Absicht verletzt haben. Ihr Verhalten ist vielleicht erklärbar, aber du musst es deswegen nicht hinnehmen. Wehre dich, du darfst zur Last fallen, auch einmal unbequem sein. Wenn du die Wut in dich reinfrisst oder sie mit destruktivem Verhalten gegen dich selbst richtest, schadest du dir selbst und schwächst dich. Dann kannst du dich beschuldigen, und der wahre Grund, weshalb du berechtigt wütend bist, bleibt im Verborgenen. So verhält es sich auch mit anderen Gefühlen wie Ohnmacht, Enttäuschung, Sorge, Trauer und Angst.

2.6 Perfektionismus und Schwarz-Weiß-Denken

Hast du einen Hang zum Perfektionismus? Erkennst du dich in den folgenden Ausführungen? Mit anderen magst du nachsichtig sein, nicht aber mit dir selbst. Du erwartest von dir, dass du in jeglicher Hinsicht Höchstleistungen erbringst. Gut ist nicht genug. Du bist sehr streng mit dir selbst und kannst deinen hohen Erwartungen kaum genügen. Aussehen, Leistung in der Schule oder im Beruf, in deinen Hobbys oder zwischenmenschlichen Beziehungen, überall verlangst du dir sehr viel ab. Gute Leistungen nimmst du zur Kenntnis, wenn aber mal etwas nicht nach deinen Vorstellungen läuft, verfällst du schnell in abwertende Gedanken, Grübeln und destruktives Verhalten dir selbst gegenüber. Du wertest dich auf der Identitätsebene als Mensch ab. Aber du *bist* nicht die Leistung, sondern du erbringst sie, dies ist ein großer Unterschied!

Hast du dich schon einmal gefragt, warum du so perfekt sein musst? Dass bei dir häufig nur schwarz oder weiß existiert und Grautöne keinen Platz haben? Beziehst du deinen Selbstwert hauptsächlich über Leistung, in welchem Bereich auch immer? Ist dies ein Ausdruck mangelnder Selbstliebe? Welcher Stress dies bedeutet! Das heißt auch, dass du dich selbst vielleicht nicht so realistisch einschätzen und schlecht spüren kannst, wenn du eine Pause brauchst, erschöpft oder überfordert bist. Und schon ist das Essen zur Stelle. Die Essstörung hilft dir, genauso weiterzumachen wie bisher und deine natürlichen Grenzen zu verschieben. Du schaffst es, deinen Tag vollzupacken mit Aktivitäten. Du bist immer auf Trab. Wenn dich jemand für eine Verabredung fragt, schaust du kurz in deinen Kalender. Wenn da ein Zeitfenster ist, sagst du sofort zu, ohne dich zu fragen, wie die übrige Woche aussieht, ob das Treffen zeitlich drin ist und ob du Lust darauf hast. Deinen Fokus legst du vor allem darauf, es allen recht zu machen und niemanden zu enttäuschen. Manchmal bist du wie ein Hamster im Hamsterrad, ein Duracell-Häslein. Groß ist auch die Angst, etwas zu verpassen, wenn du nicht auf allen Partys gleichzeitig tanzt. Kommt dir dies alles bekannt vor? Vielleicht kennst du das Gefühl, nicht genug zu leisten im Vergleich zu anderen. Kann es sein, dass du da eine ähnlich verzerrte Wahrnehmung hast wie in Bezug auf deinen Körper? Versuche wiederum, den Realitätscheck zu machen. Du leistest sehr viel und hast dazu noch eine Essstörung, was ungemein kräftezehrend sein kann. Du hast also gewissermaßen neben deinem Job eine weitere „Vollzeitstelle", vergiss das bitte nicht.

Fange an, auf dich und deinen Körper zu hören und deine jeweiligen Handlungsmotive zu hinterfragen: Weshalb muss ich in einem Fach, das mich nicht interessiert, beste Noten schreiben? Warum muss ich auf der Party mit allen Leuten reden und mich verantwortlich fühlen, dass es allen gut geht, selbst wenn es mich nicht interessiert? Warum will ich, dass mich alle mögen?

Vielleicht hilft es, dir anzugewöhnen, nicht mehr sofort zuzusagen, wenn dich jemand für ein Treffen fragt. Sage der Person, dass du die Agenda nicht dabeihast, zuerst daheim schauen musst und dich danach meldest. Nimm dir Zeit, gut zu überlegen und genau zu spüren, ob du diese Verabredung willst und ob es zeitlich und von deinen Ressourcen her drin ist. Dann erst gib Bescheid. Lerne, zu verzichten, wenn es in dem Moment für dich richtig ist. Du wirst die Erfahrung machen, dass deine sozialen Beziehungen dies aushalten. Auch wenn du jemanden enttäuschen musst, ist dies kein Weltuntergang.

Wenn du die Essstörung aufgibst, merkst du vielleicht, dass du nicht mehr zaubern und Unmögliches möglich machen kannst. Du beginnst, dich zu fragen, wie du es, dank dem Ventil Essstörung, geschafft hast, die übervollen Tage durchzustehen – und zu welchem Preis! Fange an, deine Muster bewusst zu unterbrechen, auch wenn dies vorerst mit Ängsten verbunden ist. Probiere aus, sei neugierig. Getraue dich, eine Fünf gerade sein zu lassen. Niemand stört sich beispielsweise daran, wenn deine Wohnung nicht perfekt aufgeräumt ist oder du dir Zeit nur für dich nimmst. Du fängst an, dich selbst kennenzulernen statt einem Idealbild von dir selbst hinterherzurennen. Das bedeutet auch loslassen und realistischer werden, was sicherlich nicht einfach ist. Wenn du deine Erwartungen an dich selbst nach und nach herunterschraubst und lernst, Prioritäten zu setzen, bist du wahrscheinlich viel zufriedener im Leben und mit dir selbst. Es braucht Zeit und Geduld, aber es lohnt sich!

2.7 Beziehungsmuster

Oft neigen Menschen mit einer Essstörung dazu, sich in Beziehungen zu verlieren, es anderen Menschen recht zu machen in dem Wunsch, allen zu gefallen und von allen geliebt zu werden. Dies geht auf Kosten der eigenen Bedürfnisse und der Selbstwahrnehmung. Betroffene sind häufig damit beschäftigt, zu interpretieren, was die andere Person gerade denkt oder fühlt, und dies meistens in Bezug auf sich selbst. Aus diesem Grund können sie andere Menschen in deren Individualität schlecht wahrnehmen und neigen dazu, sie zu kontrollieren. Konflikte werden vermieden aus Angst, die Beziehung könnte daran zerbrechen. „Ein Fehltritt, und die andere Person verlässt mich“, dies ist die oft irrationale Angst. Aus diesem Grund müssen die Betroffenen auch in sozialen Beziehungen stets perfekt sein und geben sich große Mühe, was zu Druck und seelischem Stress führt. Nicht selten haben sie das Gefühl, die andere Person wäre enttäuscht, wenn sie ihr „wahres Gesicht“ sehen könnte, wozu auch die Essstörung gehört.

Menschliche Beziehungen werden deshalb oft als anstrengend erlebt. Wenn der Druck zu groß wird, kann es schon mal passieren, dass Verabredungen kurzfristig abgesagt werden, was wiederum Schuldgefühle auslöst. Betroffenen fällt es oft schwer, nein zu sagen und zu spüren, welche Menschen ihnen guttun.

Lerne, neue Beziehungserfahrungen zu machen, und habe Vertrauen, dass eine gesunde Beziehung einiges aushalten kann, ja sogar inniger wird, wenn sie auf Ehrlichkeit und Offenheit basiert.

Vielleicht spürst du ein großes Bedürfnis nach Gesehen- und Ernstgenommenwerden. Weil du dich oft nicht zeigst und selten zu deinen Bedürfnissen und Ängsten stehst, entsteht ein Gefühl von Mangel, von seelischem Hunger. Als würdest du dir selbst zusehen, wie du interagierst und dich dabei einsam fühlst. Das Essen spendet Trost. Wie sollen die Menschen dich sehen, wenn du dich nicht zeigst? Gibst du ihnen denn eine Chance? Getraue dich, genau hinzuschauen, wie die Dynamik in deinen Beziehungen ist und wie du dich dabei fühlst. Ist das Verhältnis von Nehmen und Geben ausgeglichen? Gibt dir die Beziehung Energie oder raubt sie Energie? Wirst du respektvoll behandelt? Welche Wünsche und Bedürfnisse verspürst du? Getraue dich, wahrzunehmen, ohne zu werten. Etwas erkennen heißt nicht, dass du sofort handeln musst. Beobachte. Vielleicht merkst du, dass du öfters höhere Erwartungen an deine Mitmenschen haben dürftest. Fürchtest du dich vor der Enttäuschung, wenn die andere Person deine Erwartungen nicht erfüllt? Gehst du Konflikten gerne aus dem Weg und ziehst es vor, stattdessen den Fehler bei dir zu suchen? Wenn du anfängst, deine Beziehungen so zu sehen, wie sie sind, wirst du vielleicht enttäuscht sein. Mit der Zeit entwickelst du ein immer feineres Gespür dafür, welche Menschen dir guttun. Du musst nicht allen gefallen.

Wenn du es gewohnt bist, in Freundschaften eine eher passive Rolle einzunehmen, selten die Initiative zu ergreifen und eher von anderen ausgewählt zu werden als selbst auszuwählen, wage eine Musterunterbrechung. Wenn du das nächste Mal in einer Gruppe von Menschen bist, frage dich, zu welchen Leuten es dich zieht, statt dir Gedanken darüber zu machen, wer wohl was von dir denkt. Die Menschen denken viel weniger über dich nach, werten und verurteilen dich viel weniger, als du dir vorstellst. Sie haben nämlich andere Dinge im Kopf. Sie denken oft gar nichts, weil es ihnen nicht wichtig ist, wie du gerade aussiehst, was du tust und sagst. Du bist nicht der Mittelpunkt ihrer Welt. Ergreife die Initiative, und gehe auf die Menschen zu, die dich interessieren. Und spüre, ob die Chemie stimmt. Welche Menschen findest du interessant und ansprechend? Die, die es allen recht machen wollen, nie anecken und keine eigene Meinung haben, oder solche, die sich nicht groß darum scheren, was andere von ihnen denken, und authentisch sind? Du bist es dir wert, und es ist nicht egal, mit welchen Menschen du dich umgibst.

Wenn du dagegen immer die Initiative ergreifst, allen zuvorkommst mit Vorschlägen und Ideen und jedes Gespräch beginnst, prüfe auch hier deine Motive: Hast du Angst vor dem Alleinsein und leerer Zeit? Angst, enttäuscht zu werden, wenn du dich zurücklehnst und den anderen die Initiative überlässt, weil es vermeintlich niemand so gut kann wie du? Vielleicht merkst du, wie sehr du dich damit unter Druck setzt, immer auf Draht zu sein. Weil du anderen Menschen wenig vertraust und zutraust, behältst du die Fäden lieber in der Hand und kümmerst dich um alle Angelegenheiten. Der Preis dafür ist hoch. Du gibst deinen Mitmenschen kaum die Möglichkeit, dich zu überraschen. Versuche, dir dies bewusst zu machen und dich immer mal wieder zurückzunehmen, um den anderen die Möglichkeit zu geben, Dinge auf ihre Art und Weise zu tun. Wer sagt denn, dass die eine Art die einzig richtige ist? Es führen viele Wege nach Rom. Wenn du toleranter wirst gegenüber anderen Menschen und deren Eigenarten, kannst du dir auch erlauben, etwas Last von deinen Schultern abzugeben.

Wage den Sprung ins kalte Wasser und erzähle dir vertrauten und wichtigen Menschen von der Essstörung. Es ist ein Teil, der zu dir gehört, und wenn du das verschweigst, kann die andere Person dich nicht wirklich verstehen.

Wähle gut aus, wem du was sagst. Vielleicht hilft es dir, im Voraus anzukünden, dass du etwas besprechen möchtest. Einerseits schließt du damit die Hintertüre, das Gespräch aufzuschieben, und andererseits ist die andere Person darauf vorbereitet. Du entscheidest, was du erzählen willst. Achte auf deine Grenzen. Es besteht keine Erzählpflicht. Achte darauf, wie das Gegenüber reagiert. Falls du dich sicher fühlst, kannst du dich mehr öffnen, aber tue dies nie aus einem Pflichtgefühl heraus. Du schuldest niemandem, dass du wie ein offenes Buch lesbar bist und allen alles erzählen musst. Du schaffst damit nur vermeintliche Nähe und fühlst dich womöglich danach leer und erschöpft, insbesondere wenn du über das, was dich am meisten beschäftigt, eben nicht gesprochen hast. Wenn du dich im Gespräch verstanden und ernst genommen gefühlt hast, verspürst du wahrscheinlich nicht den Drang, genau das Gleiche mit anderen Menschen auch noch zu besprechen, weil es dir zu viel wäre. Du nimmst dich ernst. Dann werden zunehmend dich nährende Begegnungen möglich, die auch nonverbal sein können – ein liebevoller Blick, eine Berührung, ein gemeinsames, einträchtiges Schweigen. Lass zu, dass solche Momente entstehen können, ohne sie im Keim zu ersticken. Momente echter Nähe kann man nicht machen oder planen, sie entstehen von selbst, wenn du ganz präsent bist und dich auf das Gegenüber einlassen kannst.

Fange an, zu deinen Bedürfnissen zu stehen und dich nicht mit Beziehungsbrosamen zu begnügen. Dafür bist du zu schade. Getraue dich, öfter nein zu sagen, ohne dich zu rechtfertigen. „Nein“ ist ein vollständiger Satz! Du brauchst deswegen kein schlechtes Gewissen zu haben. Manchmal kommst du nicht umhin, jemanden zu enttäuschen, wenn du nein sagst und eine Erwartung nicht erfüllen willst. Schiebe es nicht hinaus, das Nein deutlich zu kommunizieren; der Stress wird umso größer, je länger du damit wartest. Vielleicht bist du das nicht gewohnt, und du bist überwältigt, wenn jemand nett zu dir ist, dir einen Gefallen tut, dir zuhört und auf dich eingeht. Eigentlich sollte dies eine Grundvoraussetzung dafür sein, dich überhaupt mit dieser Person einzulassen. Getraue dich, mehr zu wollen und zu fordern! Es kann sein, dass es zu Konflikten kommt und du den Sprung ins kalte Wasser wagen musst. Bleib dabei, lasse dich nicht umstimmen, und knicke innerlich nicht ein. Du wirst feststellen, dass du ernst genommen wirst von den Menschen, die dir guttun. Von den anderen musst du dich vielleicht distanzieren. Verharre nicht in destruktiven Beziehungen.

Je mehr positive Erfahrungen du machst, desto mehr Sicherheit gewinnst du, dass gute Beziehungen Konflikte aushalten. Gute Erfahrungen zahlen auf dein Positiv-Konto im Leben ein. Je mehr Guthaben du auf diesem Konto hast, desto einfacher wird es, zu lernen, auch mit negativen Erfahrungen umzugehen. Gesteh dir zu, von den Menschen etwas zu bekommen, ohne sofort das Gefühl zu haben, in deren Schuld zu stehen. Nur wer bekommen hat, seelisch genährt wurde, kann aus vollem Herzen und ohne etwas zurückzuerwarten geben. Vielleicht gestehst du dir zu, dich nähren zu lassen, ohne dich schlecht zu fühlen und für einmal nur zu empfangen. In guten Beziehungen wird nicht aufgerechnet. Einmal geht es mehr um die eine, dann um die andere Person, es muss nicht immer ausgeglichen sein, solange die Bilanz stimmt.

2.8 Zeit mit sich selbst verbringen

Betroffene berichten häufig, dass sie Mühe haben, allein Zeit zu verbringen. Sie fühlen sich unwohl mit sich selbst, spüren eine innere Leere, nervöse Unruhe oder Einsamkeit. Oft wissen sie schlichtweg nichts mit sich selbst anzufangen. Deshalb müssen sie immer etwas „machen“. Nichts tun ist schwierig. Sobald die Ablenkung von außen wegfällt, wird das Gedankenkarussell stärker, die Gedanken lauter. Zukunftsängste melden sich, negative und destruktive Gedanken über sich selbst sowie das schlechte Gewissen, weil To-do-Listen abgearbeitet werden müssten. Die Gedanken kreisen zwanghaft ums Essen oder andere Themen. Der Stress ist groß, weshalb sofort Ablenkung hermuss.

Es ist ein Teufelskreis: Die Betroffenen bräuchten dringend eine Pause, Zeit zum Regenerieren, Ruhe, Alleinsein. Gerade was sie am meisten brauchen, können sie sich kaum geben. Aus Angst vor Essanfällen oder Hungern vermeiden sie Ruhezeiten, was ein ständiges Gehetztsein zur Folge hat, was wiederum zu Essanfällen oder Hungern führt. Mit den Essanfällen wird ein Notstopp herbeigeführt, eine erzwungene Pause von allen Anforderungen und Zwangsgedanken, die zumindest im Moment sehr wirksam ist. Diese Pausen sind jedoch vor allem im Nachhinein alles andere als erholsam und führen wiederum zu Stress und selbstabwertenden Gedanken. Die innere Anspannung bleibt, und wieder sind es die Essanfälle, die kurzfristig Erleichterung verschaffen.

Oft berichten Betroffene von einem Parallelfilm, der ständig im Hirn läuft. Egal, was sie tun oder mit wem sie reden, immer „denkt“ es im Hintergrund, vergleicht und wertet, mit dem Ergebnis, dass die Betroffenen selten wirklich im Moment anwesend sein können, was die Gefühle von Isolation und Einsamkeit verstärkt. Die Voraussetzung, um sich zu spüren und eigene Wünsche und Befindlichkeiten wahrzunehmen, ist Stille und Achtsamkeit.

Interessierst du dich für dich selbst? Möchtest du dich besser kennenlernen, deine Interessen, Wünsche, Vorstellungen und Träume? Dann lasse dich in kleinen Schritten auf dich ein. Versuche, dir jeden Tag einen Moment Zeit zu nehmen, um dich zu fragen, wie es dir gerade geht und was du im Körper spürst. Versuche, in diesem Moment wach und präsent zu sein. Konzentriere dich auf den Atem. Nimm wahr, was sich meldet, ohne zu werten. Vielleicht spürst du Anspannung, Wut, Müdigkeit, Überforderung, Leichtigkeit, Zufriedenheit, Einsamkeit ... Beobachte nur, und gib dem Drang nicht nach, etwas tun oder verändern zu müssen. Bleib einen Moment mit deinen Gefühlen, halte sie aus. Dein innerer Kompass im Leben hängt davon ab, ob du dich spüren kannst und das ernst nimmst, was du spürst. Du möchtest kein Fähnlein sein, das sich ständig im Wind dreht, je nachdem, was die anderen sagen oder tun.

Vielleicht gelingt es dir, zwischendurch dein Handy beiseitezulegen und wahrzunehmen, was in dem Moment gerade passiert: Was hörst und siehst du? Was riechst und schmeckst du? Ist es kalt oder warm? Bist du müde oder energiegeladen? Versuche, achtsam zu sein, und bringe den Fokus tagsüber immer mal wieder zu deinem Atem, in den gegenwärtigen Moment. Wir Menschen sind in Gedanken oft in der Vergangenheit oder der Zukunft. Das Leben spielt sich aber immer im Hier und Jetzt ab. Beobachte: Atme ich oberflächlich oder tief? Kann ich in den Bauch atmen? Gibt es Blockaden? Versuche, deinen Atem wieder in Fluss zu bringen. Auf diese Weise schaffst du dir kleine Pausen. Am Anfang kannst du dir einen Wecker stellen, damit du deine achtsamen Pausen nicht vergisst. Mit der Zeit wird es für dich selbstverständlich, immer mal wieder tief durchzuatmen und dich in den gegenwärtigen Moment zu bringen. In der Stille findest du die Antworten auf viele deiner Fragen. Höre auf dein Bauchgefühl, und lass den Verstand auch mal eine untergeordnete Rolle spielen. Traue deiner Wahrnehmung!

Fange an, deine Gedanken zu beobachten und zu hinterfragen. Ist es wahr, was ich da denke? Sind es alte Gedankenmuster, die gar keine Gültigkeit mehr haben? Lasse die Gedanken vorbeiziehen. Indem du dir bewusst wirst, was du die ganze Zeit denkst, unterbrichst du die Macht der Gedanken. Nimm die unaufhörlichen Gedanken rund ums Essen, Aussehen und Gewicht wahr, und distanziere dich mit einem Lächeln davon. Sprich sie laut aus und höre dir selbst zu. Klingt absurd, nicht? Du darfst diesbezüglich auch liebevoll streng sein mit dir. Gestehe den Suchtgedanken in deinem Kopf nicht zu, sich auszubreiten. Erlaube es dir, sie nicht zu Ende zu denken.

Plane immer wieder Zeit ein, um mit dir selbst zu sein. Das sollte mindestens so wichtig sein, wie Leute zu treffen. Gestalte diese Zeit mit dir bewusst, indem du einfach nichts tust oder etwas machst, was dir Freude bereitet und dich entspannt. Zeichnen, Musik machen, basteln, spazieren gehen, nähen ... Auf diese Weise kannst du Energie tanken und dich erholen. Lerne, zu spüren, wann du Zeit brauchst für dich! Allein Zeit zu verbringen, hat nichts mit Einsamkeit oder sozialer Isolation zu tun. Sich andauernd mit Menschen zu umgeben, bedeutet nicht, erfolgreich und beliebt zu sein. Wer auf der Flucht vor sich selbst ständig Gesellschaft sucht, dem geht es nicht primär um die Freude am Kontakt mit den betreffenden Menschen, sondern darum, das Alleinsein zu vermeiden. Dies ist in den sozialen Beziehungen oftmals spürbar. Lerne, unabhängiger von anderen Menschen zu werden! Je mehr du zu dir findest und dich akzeptieren und lieben lernst, desto weniger bist du auf dauernde Bestätigung von außen angewiesen. Nur wenn du dich selbst magst und dir nahe bist, kannst du auch andere Menschen lieben und ihnen nahe sein. Lerne, die Stille zu genießen und achtsam zu sein.

2.9 Umgang mit Ängsten

Plagen dich oft Ängste und machst du dir um alles Mögliche Sorgen? Dass du selbst oder jemand aus deinem Umfeld erkranken oder sterben könnte, dass du dich vor anderen blamierst, dass du jemanden verärgert hast und derjenige nichts mehr mit dir zu tun haben will, dass du im Job oder in der Ausbildung versagst, dass das Geld nicht ausreicht, du an Gewicht zu- oder abnimmst, dass du nicht gesund genug isst, du dich zu wenig bewegst, dein:e Partner:in dich verlässt, du nicht liebenswert und gut genug bist? Kennst du es, wenn das Gedankenkarussell in deinem Kopf nicht zur Ruhe kommen will, und gar nichts gegen die kreisenden Gedanken hilft? Dass die innere Unruhe und die Spannung immer unerträglicher werden?

Vielleicht hilft dir Folgendes: Kennst du die Geschichte von Dumbledore aus Harry Potter, wie er in seinem Denkarium die Gedankenfäden aus seinem Gehirn rauszieht? Versuche, es wie er zu machen. Ziehe die Gedanken bildlich gesprochen aus deinem Kopf und lege sie vor dich auf den Boden. Mache einen Schritt zurück und betrachte deine Gedanken aus sicherer Distanz. Beobachte, ohne zu werten. Dann mache den Realitätscheck:

Erstens: Droht unmittelbare Gefahr und ist diese konkret greifbar und real? Wenn ein Mammut vorbeikommt, ist es hilfreich und gut, dass dein

Körper Adrenalin ausschüttet, du in den Kampf- oder Fluchtmodus kommst. Rasches Handeln ist dann angesagt. Wenn die Gefahr vorüber ist, kann sich dein Nervensystem entspannen und entladen, und der Stress ist vorbei. Falls also deine Sorgen ihren Ursprung im Hier und Jetzt haben, überlege ruhig, was zu tun ist. Müsstest du das Gespräch mit jemandem suchen, deine Lernstrategie ändern, deinen Kontostand überprüfen, eine Verabredung absagen? Komm in die Handlung, und versuche auf diese Weise, aus der Ohnmachtsspirale herauszufinden. Hole dir Hilfe, wenn du dich damit überfordert fühlst, sprich darüber.

Zweitens: Beim Beobachten deiner Gedanken merkst du vielleicht, dass deine Ängste in die Zukunft gerichtet sind. Du fürchtest dich also vor etwas, das noch gar nicht stattgefunden hat und somit nur in deinem Kopf existiert. Frage dich: Gibt es im Hier und Jetzt konkrete Anzeichen dafür, dass deine Ängste berechtigt sind und das Gefürchtete eintreten könnte? Falls du diese Frage mit ja beantworten kannst, versuche, ebenfalls in die Handlung zu kommen. Vielleicht merkst du jedoch, dass viele Angstgedanken lediglich in deinem Kopf existieren und bei näherer Betrachtung keinen Bezug zur Realität aufweisen, insbesondere wenn es Zwangsgedanken sind, die sich rund ums Essen, Gewicht, Sport oder deine Unzulänglichkeit drehen. Versuche das Folgende: Stell dir vor, in deinem Kopf ist ein Zwerg, der dir destruktive Gedanken einredet. Stell ihn in die Zimmerecke und dreh die Lautstärke leiser. Er soll dort weiterzetern, du ziehst einfach den Fokus von ihm ab. Bedenke, dass die Energie immer dem Fokus folgt, den du gerade hast. Willst du deine Energie in unnütze Gedankengänge verschwenden und den Körper dadurch permanent im Stressmodus halten? Für den Körper macht es nämlich keinen Unterschied, ob das Mammut tatsächlich vorbeiläuft oder es lediglich in deinem Kopf existiert. Die Erregung ist dieselbe. Nur dass sich bei realer Gefahr der Körper entspannt, sobald die Gefahr vorbei ist. Dies ist nicht der Fall, wenn das Gehirn permanent Angstgedanken produziert. Die ständige Anspannung kann zu körperlichen und seelischen Beeinträchtigungen führen.

Versuche, die Angststimme nicht aktiv wegzudrücken, denn sie drängt sich dann umso mehr auf. Versuche vielmehr, sie möglichst wenig zu beachten und mit dem weiterzumachen, was du gerade tust. Falls dir die Stimme z.B. einflüstert, dass du nicht essen solltest, da du dich nicht genügend bewegt hast, dreh einfach leiser, zieh den Fokus ab, und iss wie gewohnt. Wenn du Herzrasen verspürst, die Gedanken im Kopf unerträglich werden, ist der Notstopp angesagt: Lenke dein Hirn ab. Zähle z.B. von 1000 rückwärts in Siebener-Schritten, mache ein schwieriges Sudoku oder sonst etwas, das dein Gehirn maximal beansprucht. Danach versuche, mit jemandem über deine Angstgedanken zu sprechen. Oft hilft es bereits, dir selbst zuzuhören, und schon erkennst du die Absurdität, und es wird leichter. Auch Aufschreiben hilft.

Das Wichtigste: Setze dich diesen Gedanken nicht aus, sondern komme in die Handlung. Gib den destruktiven Gedanken keine Zeit, dich zu lähmen. Bring dich in das Hier und Jetzt zurück, wenn du merkst, dass du dich wieder in Angstgedanken verfangen hast. Achtsamkeitsübungen und Yoga können dabei helfen. Der Atem ist die einzige Körperfunktion, die wir bewusst steuern können und die unbewusst abläuft, wenn wir das nicht tun. Angst bewirkt, dass das Herz schneller schlägt und die Atmung oberflächlich wird. Den Herzschlag kannst du nicht willentlich steuern. Konzentriere dich in dem Angstmoment auf deine Atmung, atme tief, atme am besten länger aus als ein, so kannst du die Angst reduzieren. Versuche dies immer wieder, der Atem bringt dich immer ins Hier und Jetzt.

2.10 Der Körper erinnert sich – Umgang mit Traumata

Der Körper erinnert sich. Jede Erfahrung ist im Körper gespeichert, für den Verstand oft nicht zugänglich. Besonders in den ersten Lebensjahren wird das menschliche Gehirn von Erfahrungen geprägt, auch wenn wir uns an diese nicht erinnern und somit keinen bewussten Zugang zu ihnen haben.

Vielleicht kommt es vor, dass du in bestimmten Situationen, z.B. in einem Streit mit einer dir nahestehenden Person, unangemessen oder überreagierst. Dies kann bei dir selbst und deinem Umfeld Irritation und Unverständnis auslösen. Du kannst es dir nicht erklären und auch nicht willentlich steuern, dass du genauso reagierst, wie du das tust. Manchmal realisierst du, dass du alles wie durch einen Nebel wahrnimmst, eine große Leere verspürst und gar nicht richtig anwesend bist. Vielleicht hast du das Gefühl, dich wie von außen zu betrachten. Du hast Mühe, dich zu konzentrieren, und kannst dich oft nicht mehr erinnern, was du beispielsweise am Vortag getan hast.

Beides kann ein Hinweis auf Dissoziation sein, ein veränderter Bewusstseinszustand, ausgelöst durch einen Trigger (Sack & Gromes, 2023). Wenn Menschen schlimme Erfahrungen machen, die sie emotional überfordern, und niemand da ist, der hilft, die daraus resultierenden Gefühle zu benennen, einzuordnen, zu regulieren und auszuhalten, kann es passieren, dass diese abgespalten werden. Es ist wie ein Puzzle, das in seine Teile zerbricht, da die innere Spannung unerträglich wird. Zurück bleiben Betäubung, Leere und eine innere Anspannung, da im Körper keine Entladung der Spannung durch beispielsweise Weinen oder Zittern erfolgte. Fehlte ein liebevolles und verständnisvolles Umfeld, bleiben die Gefühle in der damaligen Situation wie eingefroren. Dieser abgespaltene Teil ist dann z. B. 5 Jahre alt, während man selbst unterdessen 26 Jahre alt ist. Diese Teile sind oft unbewusst. Trigger sind beispielsweise ein Geruch, ein bestimmtes Verhalten eines Mitmenschen, eine Berührung oder ein Geräusch. Alles kann ein Trigger sein, der die alten Gefühle auf den Plan bringt. Menschen reagieren dann nicht auf die jetzige, sondern auf die unverarbeitete, längst vergangene Situation. Insofern macht das Verhalten Sinn, auch wenn dies in der aktuellen Situation nicht so erscheint. Dass Trigger die traumatischen Erfahrungen immer wieder auf den Plan rufen, belastet die Betroffenen, sie haben das Gefühl, dass mit ihnen etwas nicht stimmt. Dem ist jedoch nicht so. Das Abspalten der Gefühle war damals die einzig mögliche Bewältigungsstrategie, also ungemein hilfreich.

Möchtest du aus diesem Teufelskreis aussteigen? Als Erstes ist es wichtig, dass du damit aufhörst, dich ständig für dein unerklärliches Verhalten abzuwerten. Werde zur Detektivin, die sich für dich interessiert, ohne zu werten und zu verurteilen. Geh davon aus, dass du gute Gründe hast, so zu reagieren, wie du es tust.

Fange an, genau zu beobachten: Was löst die irrationalen Gefühle und Verhaltensweisen aus, kannst du die Trigger identifizieren? Wenn du wahrnimmst, dass etwas oder jemand dich triggert, mache eine Pause und beobachte. Was passiert gerade in deinem Körper? Spürst du Verspannungen? Wo genau? Gibt es ein Druckgefühl? Hast du einen Kloß im Hals? Vielleicht ist es wichtig, dass eine dir vertraute Person oder ein:e Therapeut:in dich begleitet. Die Person kann dir helfen, dein vegetatives Nervensystem zu regulieren, indem sie präsent und ruhig an deiner Seite bleibt. Du brauchst keine Angst zu haben. Die Psyche ist intelligent. Es kommt nur so viel an Emotionen und vielleicht auch an Erinnerungen hoch, wie du zum jetzigen Zeitpunkt aushalten kannst. Deshalb sei liebevoll und geduldig.

Du hast beispielsweise eine Auseinandersetzung mit deinem Freund oder deiner Freundin und spürst, wie etwas dich triggert. Du realisierst, dass deine Gefühle, Gedanken und Handlungen der Situation nicht angemessen sind. Halte inne. Nimm wahr, was im Körper passiert. Lasse Tränen unbedingt fließen, das trägt zur Entladung der alten Spannung bei. Versuche, tief und regelmäßig zu atmen. Und vor allem: Bleibe präsent. Orientiere dich im Raum, fixiere einen Punkt mit deinen Augen. Vermeide, dass du in den Traumasog gerätst und die Gefühle von damals in ungebremster Wucht erlebst, ohne sie einordnen zu können. Vielleicht hilft es, wenn dich jemand festhält, ohne etwas von dir zu wollen – der einfach nur anwesend ist und Ruhe und Sicherheit bietet. Dann kannst du eine neue, nährende Erfahrung machen und dich entspannen.

Vielleicht weißt du, was dir in der Vergangenheit zugestoßen ist, und du kennst die Trigger. Vielleicht auch nicht, und das ist auch in Ordnung. Wichtig ist, diese im Alltag immer besser und schneller zu erkennen und sehr liebevoll mit dir zu sein. Sei dir bewusst, dass diese Gefühle zu längst vergangenen Ereignissen gehören, und desensibilisiere den Trigger, indem du die Gefühle wahrnimmst, beobachtest und präsent bleibst. So kann sich dein Körper und dein Nervensystem reorganisieren. Das ist Traumaarbeit: die Trigger erkennen, sie im Körper wahrnehmen, präsent bleiben und Entladungen des Nervensystems wie Weinen, Zittern oder unwillkürliche tiefe Atemzüge zulassen. Dies ist eine anstrengende, aber äußerst spannende und lohnende Arbeit. Unser Körper ist der Schlüssel dazu. Lerne, seine Signale und Bedürfnisse immer feiner wahrzunehmen.

Sei liebevoll mit dir, wenn Erinnerungen an die schwierigen Zeiten und Gefühle von damals hochkommen. Rede mit dem getriggerten Teil in dir, gib ihm das, was er zu dieser Zeit gebraucht hätte. Du als erwachsene Person kannst dich ihm nähern, ihm Verständnis und Liebe entgegenbringen. Ein:e Therapeut:in kann dir dabei helfen.

Mit der Zeit bekommst du Übung darin, zu erkennen, ob dein jeweiliges Verhalten der aktuellen Situation angemessen ist oder ob der abgespaltene Teil agiert. Sei verständnisvoll, wenn du „unangemessen" reagierst und erkennst, warum. Kümmere dich um den abgespaltenen Teil in dir, tröste ihn. Danach schaue mithilfe deiner Therapeutin oder deinem Therapeuten die aktuelle Situation genau an, mit deinem erwachsenen Ich. Was genau ist passiert? Was ist eine angemessene Reaktion? Es kann gut sein, dass dich eine Situation triggert, an früher erinnert, du aber in dieser Situation im Hier und Jetzt ebenfalls allen Grund hast, wütend, traurig, verletzt, enttäuscht zu sein und dich zu wehren. Mit der Zeit lernst du immer besser, die beiden Realitäten voneinander zu unterscheiden.

Die schlimmen Ereignisse von damals verlieren zunehmend an emotionaler Bedeutung. Sie gehören zu deiner Vergangenheit, du hast sie in deine Lebensgeschichte integriert.

3
Art der Beziehung zum eigenen Körper erkennen, Akzeptanz und Selbstliebe üben

Das Set-Point-Gewicht ist das genetisch festgelegte Gewicht, das der Körper gerne erreichen und halten möchte. Bei einem normalen Essverhalten, bei dem auf Hunger und Sättigung geachtet wird, pendelt sich das Gewicht meistens ein und bleibt relativ konstant. Wenn das Gewicht ständig künstlich manipuliert wird, kommt es zu einem fortwährenden Kampf gegen den eigenen Körper. Jeder Mensch hat eine individuelle Konstitution, einen individuellen Stoffwechsel und einen unverwechselbaren Körperbau. Dies ist zum großen Teil genetisch festgelegt und macht uns Menschen einmalig. Welchen Sinn macht es, sich dagegen aufzulehnen und einen sinnlosen Kampf auszufechten? Die Beine werden nicht länger, die Hüfte nicht schmaler, die Brüste nicht größer.

Lerne, diesen dir eigenen, großartigen und funktionstüchtigen Körper zu akzeptieren, dieses Wunder der Natur, das dich durchs Leben trägt. Wie viel Dankbarkeit verspürst du für das Geschenk, einen gesunden Körper zu haben? Wie gut und liebevoll umsorgst du ihn? Achtest du auf die Signale, die er sendet? Dein Körper ist unverwechselbar und nicht vergleichbar mit irgendeinem anderen. Nur du bist einzigartig du.

Ich schlage dir folgende Übung vor, die du allenfalls mit deiner Therapeutin oder deinem Therapeuten oder einer dir nahestehenden Person durchführst: Stell dich vor einen großen Spiegel und betrachte dich so, wie du andere Menschen betrachtest. Vermeide es, mit der Lupe irgendwelche Körperpartien zu „scannen". Schau hin, ohne zu werten, neugierig. Was siehst du? Nimm dir Zeit, zu staunen und wahrzunehmen, dass dies dein Körper ist, ein Ganzes, nicht bestehend aus einzelnen sogenannten Problemzonen. Was gefällt dir an dir, wenn du dich unvoreingenommen betrachtest? Deine Augen? Deine Hände? Wenn du dich von der Seite anschaust, wirst du höchstwahrscheinlich sehen, dass dein Bauch nach außen gewölbt ist. Aus diesem Blickwinkel betrachtet sieht fast jeder Bauch rund aus, das ist anatomisch so vorgesehen. Falls du dich daran störst, schlage ich dir vor, deinen Bauch nicht mehr auf diese Art zu betrachten.

Vielleicht beobachtest du, dass es Tage gibt, wo du ganz gut in deinem Körper sein kannst, und Zeiten, wo du es kaum aushältst in und mit dir und du deinen Körper eklig und abstoßend findest. Kannst du erkennen, dass sich nicht dein Körper, sondern deine Körperwahrnehmung verändert? Dass es die wiederkehrenden störenden Gedanken sind, die das unerträgliche Körpergefühl auslösen und begleiten? Dass dies eine weitere Facette der Krankheit ist? Auch wenn es sich unerträglich anfühlt in diesen Momenten: Lass nicht zu, dass die Suchtgedanken dich dazu verleiten, drastische Maßnahmen zur Gewichtsreduktion zu ergreifen. Vertraue darauf, dass sich deine Körperwahrnehmung bald wieder verändert, und lenke dich ganz bewusst ab. Kämpfe gegen die Sucht! Vielleicht magst du dich stattdessen fragen, was der wirkliche Grund ist, warum du dich so schlecht fühlst. Hat dich jemand verletzt? Hast du dich zu deinen Ungunsten mit anderen Menschen verglichen? Hast du dich selbst und deine Bedürfnisse nicht genügend ernst genommen? Bist du kurz vor deiner Menstruation? Vielleicht merkst du, wie sich deine Körperwahrnehmung normalisiert, wenn du die wahren Gründe für dein Unwohlsein erkennst und für dich einstehst, statt dich selbst fertigzumachen.

Du entscheidest, ob du deinen Körper akzeptieren oder einen immerwährenden, kräftezehrenden Kampf gegen ihn führen willst, den du nur verlieren kannst. Dein Körperbau ist genetisch festgelegt, da gibt es nichts zu rütteln. Fang an, deinen Kleiderschrank auszumisten. Alle Kleider, die zu eng sind, kommen weg, unwiederbringlich, denn du willst nicht mehr so dünn sein, wie du es warst. Das ist Geschichte. Damit befreist du dich. Du lässt die Illusion los, dass dein Leben erst richtig anfängt, wenn du dünn und somit selbstbewusst bist und dir endlich selbst gefällst. Du hörst auf, dein Leben auf später zu verschieben, denn das Leben ist jetzt. Gestalte ein Ritual mit Symbolcharakter: Bitte vielleicht eine Freundin oder einen Freund darum, dich zu begleiten, wenn du die Kleider in die Altkleidersammlung bringst. Danach geht ihr zusammen etwas essen, was dir früher, vor der Krankheit, geschmeckt hat: ein Lieblingsdessert aus deiner Kindheit beispielsweise. Und du darfst das Gefühl von Befreiung genießen und stolz auf dich sein! Wieviel Mühe gibst du dir, damit du dich wohl und schön fühlen darfst? Gehe *jetzt* zum Frisör und nicht irgendwann in der Zukunft, wenn alles anders, besser sein wird. Kaufe dir einige Kleidungsstücke, die *jetzt* passen und dir gefallen. Wenn du unsicher bist, was dir stehen könnte, nimm eine:n Freund:in mit zum Einkauf oder frage die Verkäuferin oder den Verkäufer nach ihrer oder seiner Meinung. Pflege deinen Körper bewusst.

Vielleicht fängst du an, dich regelmäßig nach dem Duschen einzucremen. Nimm wahr, wie sich das anfühlt. Versuche es immer wieder, berühre dich selbst. Da ist nichts Ekliges, sondern warme Haut und pulsierendes Leben. Du bewohnst diesen Körper, also achte gut auf ihn. Du wirst sehen – es lohnt sich!

4
Visionen entwickeln und Träume verwirklichen

Je besser du dich kennst, je ehrlicher du mit dir selbst und anderen bist, je sicherer du im Umgang mit deinen Gefühlen wirst und dir immer mehr vertraust, desto mehr spürst du, was du möchtest und wo deine Fähigkeiten liegen. Fange an, dir deine Zukunft zu erträumen. Welchen Weg willst du gehen? Versuche, wahrzunehmen, ob dieser Wunsch wirklich dein Herzenswunsch ist oder eher eine Erwartung, die du oder andere an dich stellen. Herzenswünsche kommen aus deinem Inneren, nicht von außen. Forsche. Gibt es Träume, die du irgendwann begraben hast? Was hast du als Kind gerne gemacht, welchen Beruf wolltest du lernen? Getraue dich, dies alles aus der Tiefe zu holen. Was wolltest du eigentlich schon immer, hast dich aber nicht getraut, oder es hat sich nicht ergeben? Nimm diese Impulse ernst. Vielleicht bleibt deine Vision vorerst ein Traum, aber behalte sie im Auge. Wenn du etwas gerne machst und gut kannst, fällt es dir in der Regel leicht; du bist ganz bei der Sache, du bist im Flow. Das heißt nicht, dass es keine Arbeit und Selbstdisziplin erfordert, deine Ziele zu verfolgen. Bleibe dran, lass dich nicht von Hindernissen und eventuell auftretenden Schwierigkeiten entmutigen. Wenn du das tust, „wozu du gedacht bist", arbeitest du für dich und nicht gegen dich. Das hilft dir, die nötige Selbstdisziplin aufzubringen. Was du an Energie investierst, kommt zu dir zurück, und du brennst nicht aus. Lebe nicht das Leben, das andere für dich vorgesehen haben. Es kann sein, dass es zu Veränderungen kommt, wenn du diese Visionen ernst nimmst, sei es im Beruf, in Beziehungen, in der Gestaltung deiner Freizeit … Werde wählerisch, du darfst vom Leben etwas fordern!

Nimm dir Zeit zum Träumen und male dir die Zukunft konkret und positiv aus. Lenke deinen Fokus auf Dinge, die in deinem Leben gut sind. Dann kann ein Gefühl von Dankbarkeit entstehen! Fange an, deinen Weg zu gehen, und achte auf die „Blumen am Wegrand“. Dann bieten sich dir im Hier und Jetzt zahlreiche Möglichkeiten und Erfahrungen, wenn du achtsam bist und die Chancen ergreifst. Lerne, die Fülle zu sehen, statt dich gedanklich ständig mit der Vergangenheit oder der Zukunft zu beschäftigen und so den gegenwärtigen Moment zu verpassen.

Was erfüllt dich und macht dich glücklich? Du hast Fähigkeiten und Talente. Nutze sie. Mehr Zufriedenheit und Gelassenheit sind die Früchte davon.

5
Ein Wort an die Eltern

Ihr Kind ist an einer Essstörung erkrankt, was sicherlich eine große Belastung für Sie bedeutet. Egal, wie alt Ihre Tochter oder Ihr Sohn ist, Sie fragen sich bestimmt, wie Sie Ihrem Kind am besten helfen können. Sie sind und bleiben die Eltern und damit wichtig in seinem Leben. Selbst wenn Ihr Kind vorerst Ihre Hilfe ablehnt, alles abstreitet, sich zurückzieht und jedes Gespräch verweigert: Bleiben Sie bitte dran! Wenn Sie sich abschrecken lassen oder die Augen vor der Tatsache verschließen, dass Ihr Kind an einer Essstörung leidet, lassen Sie es in gewisser Weise im Stich. Vermitteln Sie Ihrem Kind das Gefühl, dass Sie da sind, dass Sie nicht aufgeben.

Viele Eltern geben sich selbst die Schuld an der Essstörung ihres Kindes. Sie denken, sie hätten in der Erziehung etwas falsch gemacht. Doch niemand ist schuld. Es sind immer verschiedene Faktoren an der Entstehung der Krankheit beteiligt. Schuldgefühle blockieren und schränken den Blickwinkel ein, und damit ist niemandem gedient. Wenn Sie fortwährend in Ihren Schuldgefühlen gefangen sind, sich mit Vorwürfen quälen und deswegen oft nicht schlafen können, sind Sie möglicherweise sehr stark mit sich selbst, mit Ihren eigenen Gefühlen beschäftigt, obschon es jetzt eigentlich um Ihr Kind gehen sollte. Wenn Sie sich laufend abwerten, sich unzulänglich fühlen und dies Ihrem Kind mitteilen, bauen Sie bei ihm wahrscheinlich zusätzlichen Druck auf. Sprechen Sie, wenn möglich, mit Freund:innen oder Ihrem Partner oder Ihrer Partnerin über Ihre Gefühle und Befindlichkeit. Versuchen Sie, sich ganz auf Ihr Kind einzulassen und ihm mit offenem Herzen zuzuhören. Das ist es, was erfahrungsgemäß am meisten hilft: Hören Sie genau und aufmerksam zu, und versuchen Sie, zu verstehen, was es Ihnen sagt. Nehmen Sie die Äußerungen unbedingt ernst, und zeigen Sie Interesse dafür, was in ihm vorgeht und was es Ihnen mitteilt.

Wenn Ihr Kind Sie kritisiert und damit Recht hat, sagen Sie es ihm. Sie verlieren damit weder Ihr Gesicht noch den Respekt, im Gegenteil! Ihr Kind wird es schätzen, wenn Sie ehrlich sind. Es lernt dadurch auch, dass es seinen Gefühlen und seiner Wahrnehmung trauen kann. Eltern müssen sich manchmal von den eigenen Kindern „erziehen" lassen, den Spiegel vorgehalten bekommen. Von ihnen gibt es in der Regel viel zu lernen. Niemand ist perfekt, alle Menschen haben Stärken und Schwächen und begehen Fehler. Es gibt keine perfekten Eltern. Lassen Sie sich auf Auseinandersetzungen ein und bleiben Sie dabei wertschätzend und respektvoll. Vermeiden Sie es, sich zu rechtfertigen oder sofort alles zurückzuweisen, was Ihr Kind sagt, auch wenn es schmerzt. Vermeiden Sie unbedingt Sätze wie „Ich mache eh alles falsch", „Habe ich überhaupt etwas richtig gemacht?", „Ich sage nichts mehr, da es eh keinen Sinn hat", „Wenn du mich lieben würdest, würdest du mir das nicht antun". Wenn Sie die Opferrolle einnehmen, wird sich Ihr Kind mit Sicherheit schuldig fühlen. Es wird versuchen, Sie zu beschwichtigen, was wiederum die ehrlichen Gespräche und ein Verstehen verunmöglicht und zusätzliches Leid verursacht.

Dass Sie die Dynamik der Essstörung nicht wirklich nachvollziehen können, ist völlig in Ordnung. Anerkennen Sie jedoch das damit verbundene Leiden, und ermutigen Sie Ihr Kind dazu, über die quälenden, irrationalen Gedanken zu reden. Wenn Ihr Kind an Magersucht leidet, ist es wichtig, das Prinzip des anorektischen Paradoxes zu verstehen (Liechti & Liechti-Darbellay, 2020): Wenn Ihr Kind abnimmt, bedeutet das für Ihren Sohn oder Ihre Tochter einen Kontrollgewinn und für Sie als Eltern einen Kontrollverlust und Panik. Isst Ihr Kind wieder und nimmt an Gewicht zu, ist es umgekehrt. Die Eltern sind erleichtert, und das Kind erlebt einen Kontrollverlust, der mit schlimmen Ängsten verbunden ist. Dies gehört zur Dynamik der Magersucht dazu!

Hat Ihr Kind bereits einiges an Gewicht zugenommen, vermitteln Sie ihm auf keinen Fall das Gefühl, jetzt sei alles wieder gut und man könne zur Tagesordnung übergehen. Sie laufen damit Gefahr, dass eine weitere Gewichtszunahme erschwert wird, weil Ihr Kind Angst hat, nicht ernst genommen und gehört zu werden mit seinem Hilfeschrei. Fragen Sie Ihr Kind, welche Unterstützung es von Ihnen wünscht. Es kann sein, dass Ihr Kind Sie jetzt sehr braucht, vielleicht ungewohnterweise. Das kann sehr anstrengend und kräftezehrend sein. Es „fällt zur Last". Das können Sie nicht umgehen. Eine Essstörung geht immer mit einer Entwicklungsverzögerung einher. Geben Sie Ihrem Kind, was es an Unterstützung, Zuwendung und gemeinsamer Zeit braucht. Versuchen Sie, wann immer möglich, die nötige Energie dafür aufzubringen. Vielleicht hilft dieser Vergleich: Wenn Ihr Kind nach einem Unfall auf einen Rollstuhl angewiesen wäre, käme es Ihnen nicht in den Sinn, von ihm zu erwarten, dass es selbstständig ist. Eine Essstörung ist eine Krankheit, die die Betroffenen in ihrer Entwicklung zurückwirft, sie erscheinen plötzlich jünger, als sie sind. Vielleicht war Ihre Tochter oder Ihr Sohn immer „pflegeleicht" und selbstständig, und Sie können nicht verstehen, warum jetzt alles so schwierig geworden ist. Könnte es sein, dass Ihr Kind zu früh zu selbstständig war, alles allein schaffen wollte? Trifft dies zu, ist es umso wichtiger, dass es jetzt auf Ihre Hilfe zählen kann.

Helfen Sie, wenn nötig, bei alltäglichen Dingen. Unterstützen Sie Ihr Kind während des Essens, ohne Aufhebens zu machen. Vermeiden Sie es, während gemeinsamer Mahlzeiten das Essverhalten zu kommentieren. Vorwürfe, aber auch überschwängliches Lob sind nicht angebracht. Führen Sie sich vor Augen, dass alle Bemerkungen rund ums Essen Verunsicherung und irrationale Ängste auslösen können. Ein gut gemeintes Lob, wie z. B. „Du hast ja richtig viel gegessen", kann die Panik auslösen, zu viel gegessen zu haben. Es ist schwierig und kompliziert. Egal, was Sie sagen oder tun, Sie können es häufig gar nicht recht machen. Aber das gehört dazu, und das müssen jetzt die engsten Angehörigen aushalten. Ihr Kind wird unter Umständen wollen, dass Sie mit ihm am Tisch sitzen, und Sie dann beschimpfen. Versuchen Sie, tief durchzuatmen und wenn möglich ruhig zu bleiben. Wenn Ihr Kind lügt, wenn es um das Thema Essen, Sport und Gewicht geht, ist dies die Krankheit, die lügt. Das heißt nicht, dass es auch in anderen Lebensbereichen lügt. Die Lüge in diesen Zusammenhängen ist auf keinen Fall als Vertrauensbruch zu werten. Fragen Sie immer wieder nach, wie Sie sich Ihrem Kind gegenüber verhalten sollen, was ihm am meisten hilft, und versuchen Sie, dies umzusetzen. Lassen Sie nicht locker, wenn es ausweicht und sagt, es wisse nicht, was es braucht. Lassen Sie ihm Zeit, und ermutigen Sie es zu ehrlichen Antworten.

Verzichten Sie auf gutgemeinte Ratschläge. Ihr Kind könnte sich missverstanden oder unter Druck gesetzt fühlen. Vermeiden Sie es unbedingt, Ihre Tochter oder Ihren Sohn zum Essen zu zwingen. Dies führt zu unnötigen Machtkämpfen und belastet die Beziehung. Teilen Sie stattdessen Ihre Sorge mit und suchen Sie das ehrliche Gespräch. Klären Sie Ihr Kind über die negativen Auswirkungen von Diäten auf, und vermeiden Sie es soweit wie möglich, selbst Diät zu halten. Versuchen Sie, ein gutes Vorbild zu sein, dies hilft oft mehr als alle Worte.

Wenn Sie selbst Probleme mit dem Essen haben, nehmen Sie professionelle Hilfe in Anspruch, um sich und damit auch Ihrem Kind zu helfen. Machen Sie deutlich, dass nicht nur die äußere Erscheinung den Menschen ausmacht. Lassen Sie sich nicht zu negativen oder abwertenden Bemerkungen über das Äußere Ihres Kindes oder das von anderen Menschen hinreißen. Auch Komplimente diesbezüglich können kontraproduktiv sein, da es aufzeigt, wohin Ihre Aufmerksamkeit geht. Vermeiden Sie aus diesen Gründen jegliches Werten oder Kommentieren der äußeren Erscheinung Ihrer Tochter oder Ihres Sohnes.

Ermutigen Sie Ihr Kind immer wieder und bringen Sie ihm Vertrauen entgegen. Lassen Sie es fühlen, dass Sie daran glauben, dass es gesund wird. Dass Sie sehen, wie sehr es kämpft, wie sehr es sich bemüht und wie schwierig und kräftezehrend dies ist. Dass Sie stolz auf Ihr Kind sind. Bieten Sie so viel Sicherheit wie nur möglich, indem Sie als Eltern am gleichen Strick ziehen und dafür sorgen, dass Abmachungen, die gemeinsam mit Ihrem Kind bezüglich Essverhalten und Essplan getroffen wurden, von allen eingehalten werden. Dies nennt man „affektive Verpflichtung" (Liechti & Liechti-Darbellay, 2020). Ihre Tochter, Ihr Sohn bestimmt die Regeln mit, und Sie helfen, diese einzuhalten, wenn nötig mit liebevoller Strenge. Lassen Sie sich nicht manipulieren von Ihrem Kind, bleiben Sie standhaft, auch wenn dies in gewissen Momenten sehr schwierig ist. Vergessen Sie nicht, dass es an einer Sucht leidet. Helfen Sie ihm, die Krisen auszuhalten, indem Sie einfach präsent sind, es in den Arm nehmen und zuhören, ohne selbst in Panik zu geraten. Wenn Ihr Kind an Essanfällen leidet, versuchen Sie, wertfrei und behutsam mit ihm darüber zu sprechen, ohne zu urteilen, im Wissen darum, wie schambehaftet das Thema ist. Die Essanfälle sollen enttabuisiert statt dramatisiert werden. Das Heimliche ist der Nährboden für Essanfälle! Besprechen Sie gemeinsam, was helfen könnte, und versuchen Sie, dies wann immer möglich strikt umzusetzen. Sorgen Sie für regelmäßige und ausgewogene Mahlzeiten, übernehmen Sie, wenn nötig, deren Zubereitung, und nehmen Sie die Mahlzeiten gemeinsam am Tisch ein. Bisweilen kann es sinnvoll sein, zu Essanfällen führende Nahrungsmittel wegzuschließen, auch dies im Sinne einer gemeinsam getroffenen Abmachung.

Ermutigen Sie Ihr Kind, sich Ihnen anzuvertrauen, wenn es spürt, dass sich ein Essanfall anbahnt. Versuchen Sie, es abzulenken, ohne groß darüber zu sprechen und Aufhebens zu machen. Sie sind da und helfen. Bieten Sie ein offenes Ohr, wenn es zu einem Rückfall kam, und respektieren Sie es, wenn Ihr Kind nicht darüber sprechen möchte. Ehrlichkeit und Aufrichtigkeit sind jetzt wichtig. Die Betroffenen haben ein feines Gespür für Echtheit. Sie müssen Ihr Kind auf keinen Fall mit Samthandschuhen anfassen. Beim Essen braucht es Unterstützung, in anderen Lebensbereichen dürfen Sie ihm durchaus etwas zumuten, ohne es zu überfordern. Ihr Kind fühlt sich dadurch vollwertig und ernst genommen. Es hat eine Krankheit, *ist* aber nicht die Krankheit. Es gibt viele gesunde Anteile, die es zu sehen und zu stärken gilt.

Sie dürfen mitteilen, wenn es Ihnen nicht gut geht oder Sie gerade keine Zeit haben, für Ihr Kind da zu sein. Es ist völlig in Ordnung und wichtig, dem Kind gegenüber Gefühle wie Überforderung, Wut und Hilflosigkeit angesichts der Krankheit auszusprechen. Aber bitte ohne Schuldzuweisung. Ihre Tochter, Ihr Sohn fühlt sich mit Sicherheit ohnehin schon schuldig, Ihnen so viel Kummer zu bereiten. Stellen Sie sicher, dass Sie selbst Unterstützung bekommen, von Freund:innen, Ihrem Partner oder Ihrer Partnerin oder einer Fachperson. Vielleicht können Sie sich auch mit anderen betroffenen Eltern austauschen, z.B. in einer (begleiteten) Selbsthilfegruppe. Dies kann sehr entlastend und hilfreich sein. Vermeiden Sie es, mit Ihrem Kind über Ihre eigenen Probleme, insbesondere über Beziehungsprobleme mit dem anderen Elternteil zu sprechen. Dies kann Ihr Kind überfordern und zu Loyalitätskonflikten führen.

Eine Essstörung ist eine ernste Krankheit, stellen Sie sich darauf ein, dass die Genesung viel Zeit benötigt. Machen Sie Ihrem Kind keine Vorwürfe, es leidet schon genug. Wenn Sie da sein können, wenn es Sie braucht, und ernst nehmen, was es sagt, helfen Sie auf eine sehr gute Art und Weise. Vielleicht führt die Entwicklung, die Ihre Tochter oder Ihr Sohn durchmacht, auch bei Ihnen zu einem Lernprozess. In diesem Sinne kann das Symptom eine Chance sein, gewisse Muster in der Familie zu hinterfragen, die Beziehungen untereinander zu klären und wenn nötig zu verändern. Häufig geht es um einen Ablösungsprozess. Das mag auf den ersten Blick ein Widerspruch sein: Das Kind will sich ablösen, wird aber krank und braucht Sie wie vielleicht nie zuvor. Es ist aber kein Widerspruch. Es gehört zur normalen Entwicklung, in der Nähe und Distanz, Abhängigkeit und Autonomie austariert werden. Unterstützen Sie Ihr Kind beim Erwachsenwerden, indem Sie feinfühlig bleiben im Umgang mit ihm und seinen Bedürfnissen. Es geht jetzt in erster Linie um Ihr Kind. Es braucht die Gewissheit, dass es geliebt wird, egal, wie schwierig es gerade ist. Dass die Beziehung zu Ihnen stabil ist und bleibt, und einiges aushält.

Bestrafen Sie Ihr Kind niemals mit Liebesentzug und emotionalem Rückzug. Ihr Kind kann nur eigene Wege gehen, wenn es sicher sein kann, dass Sie als Eltern seine Eigenständigkeit unterstützen und ihm ohne Wenn und Aber das Gefühl von bedingungsloser Liebe vermitteln. Stellen Sie keine Besitzansprüche und Beziehungsforderungen an Ihr Kind. Es ist ein eigenständiger Mensch, abgetrennt von Ihnen, mit Geheimnissen, die ihm zustehen. Respektieren Sie die Privatsphäre. Bleiben Sie Eltern. Sie sind nicht seine Freund:innen. Dass die Ablösung auch für die Eltern ein schwieriger Prozess ist, versteht sich von selbst. Setzen Sie sich damit auseinander, sprechen Sie mit anderen Eltern oder einer Fachperson darüber. Es geht um unvermeidliche Veränderungen im Leben, um ein Loslassen und Weitergehen. Versuchen Sie, eine Vorbildfunktion einzunehmen, indem Sie echt und aufrichtig sind, wichtige Dinge ansprechen und beim Namen nennen. Ehrliche Gespräche, wo auch Schwächen und Ängste Platz haben, sind für alle heilsam und schaffen echte Nähe.

Es ist nachvollziehbar, wenn die Beziehung zwischen den Eltern unter der aktuellen Belastung strapaziert wird. Suchen Sie immer wieder das Gespräch miteinander, tauschen Sie sich aus, bieten Sie, wann immer möglich, gegenseitige Unterstützung an. Besprechen Sie das gemeinsame Vorgehen und die gemeinsame Haltung Ihrem Kind gegenüber. Treten Sie als die wichtigsten Bezugspersonen ihm gegenüber als Team auf.

„Das klingt alles schön und gut, ist aber schwierig umzusetzen“, denken Sie vielleicht. Ja, das stimmt, und Sie werden immer wieder anders reagieren als Sie wollten oder in Angst und Panik verfallen. Das ist völlig normal und nachvollziehbar. Verzeihen Sie sich dies und seien Sie sehr liebevoll und nachsichtig mit sich selbst. Sie sind einer immensen Belastung ausgesetzt, und dies verdient allerhöchsten Respekt. Wenn Sie auf Ihre eigenen Bedürfnisse achten und gut für sich sorgen, helfen Sie damit auch Ihrem Kind. Es wird entlastet, wenn es sieht, dass seine Eltern gut für sich sorgen, z.B. sich mit anderen Erwachsenen über ihre eigenen Schwierigkeiten austauschen. Dann muss es sich nicht um die Eltern sorgen und kann die Energie für sich und die Genesung einsetzen.

Ich wünsche Ihnen viel Gelassenheit, Ausdauer und Kraft!

6
Begleitete Selbsthilfegruppe

6.1 Unterstützung finden bei ebenfalls Betroffenen

Viele Betroffene haben Mühe, über die Essstörung zu sprechen, und machen leider auch oft die schmerzliche Erfahrung, nicht verstanden und ernst genommen zu werden in ihrer Not. Dies führt dazu, dass sie sich zurückziehen, sich selbst als „komisch“ wahrnehmen, allein mit ihren Empfindungen und Ängsten bleiben. Deshalb kann es von größter Bedeutung und therapeutischem Nutzen sein, an einer von einer Fachperson begleiteten Gesprächsgruppe teilzunehmen. Die Betroffenen lernen, in einer Gruppe von ebenfalls Betroffenen über sich selbst zu reden, und machen die Erfahrung, vielleicht das erste Mal, vollumfänglich verstanden und wertgeschätzt zu werden. Sie lernen auch, Raum für sich zu beanspruchen, und können auf diese Weise wertvolle soziale Erfahrungen machen, Neues ausprobieren und von anderen Rückmeldungen über sich einholen. Die Fachperson begleitet den Prozess in der Gruppe in einem geschützten Rahmen.

Fühlst du dich manchmal unverstanden und allein mit deinen Problemen und Schwierigkeiten? Machst du bisweilen die Erfahrung, dass dein soziales Umfeld nicht wirklich nachvollziehen kann, was du meinst, wenn du dich zu erklären versuchst? Nimm es nicht persönlich. Menschen ohne eine Essstörung können nicht gut nachempfinden, wie viel Leid mit dieser Krankheit verbunden ist. Essen ist doch die einfachste Sache der Welt! Nicht für dich. Akzeptiere, dass dies so ist. Andere haben andere Baustellen. Vermeide es, so zu tun, als ob du nie eine Essstörung gehabt hättest. Überfordere dich nicht mit Alltagssituationen, sondern bleibe achtsam. Du bist kein Falter, der ins Feuer fliegt.

Wenn sich deine Essstörung gebessert hat und sie bei dir in den Hintergrund getreten ist, bedenke, dass noch eine Verletzlichkeit bleibt. Das ist bei allen durchgemachten schweren Krankheiten so. Bleibe dir selbst treu, und koche im übertragenen Sinn mit den Zutaten, die du hast. Die Menschen in deinem Umfeld müssen nicht alles verstehen können, aber du darfst erwarten, dass sie dich ernst nehmen und akzeptieren, dass das Thema Essen bisweilen immer noch schwierig für dich ist. Rede darüber und stehe dazu. Werde ruhig wütend, wenn du das Gefühl bekommst, die Essstörung werde bagatellisiert, so nach dem Motto: „Was, jetzt ist das immer noch ein Thema?“ Du weißt, welchen weiten Weg du schon zurückgelegt hast in der Auseinandersetzung mit dir und der Essstörung. Das reicht.

Manchmal kann es helfen, sich mit anderen Betroffenen auszutauschen, beispielsweise in einer Gruppe. Du kannst die Erfahrung machen, ohne viele Erklärungen und Worte verstanden zu werden. Du bist nicht allein mit dieser Thematik. Und du siehst, wie sympathisch und oft voll im Leben stehend die anderen Frauen oder Männer in der Gruppe sind. Du erlebst Akzeptanz unter Gleichgesinnten. Es kann über schwierige Themen geredet und dann auch wieder gelacht werden. Die Gruppe kann zu einem sicheren Hafen für dich werden, wo du Verständnis und Unterstützung erfahren darfst. Getraue dich, zu dir zu stehen, mit all deinen Schwächen und Stärken. Das bist du, einzigartig und unverwechselbar du, nicht zu vergleichen mit irgendjemandem sonst.

6.2 Beiträge aus meiner begleiteten Selbsthilfegruppe

Folgende Beiträge stammen von Teilnehmer:innen aus meinen Gesprächsgruppen.

Ausschnitte aus dem Gruppen-Chat

Der Gruppen-Chat wurde von meiner Gesprächsgruppe eigenständig und ohne mich gegründet. Hier können schwierige Situationen, aber auch positive Erlebnisse und Erfolge miteinander geteilt werden. Nachfolgend zur Veranschaulichung einige Ausschnitte aus dem Chat.

F: Liebe Gruppe, jetzt ist gerade ein Moment, den ich mit euch teilen möchte. Ich habe heute frei und bin in ein Möbelhaus gefahren. Da habe ich gemerkt, dass bereits Mittagszeit ist und ich langsam Hunger bekomme und etwas essen sollte. Dies hat einen riesigen Stress ausgelöst, weil ich sehr schlecht für mich alleine in der Öffentlichkeit etwas essen kann. Es stellt sich dann immer automatisch ein „Kopfkino“ ein: Was denken nur die Leute von mir? Sicherlich schauen mir alle auf den Teller und urteilen darüber, was ich esse und wie viel ich esse. Früher hätte ich deshalb nichts gegessen, und die Krise am Abend wäre vorprogrammiert gewesen. Jetzt aber sitze ich im Restaurant des Möbelhauses und versuche, meine Gedanken aus einer gewissen Distanz zu betrachten, und merke, dass es niemanden interessiert, dass ich hier alleine etwas esse. All dies spielt sich nur in meinem Kopf ab! Es hilft mir gerade sehr, dies mit euch zu teilen! Danke L. für dein Beispiel letztens mit der bildlichen Vorstellung von der Bühne und dem Publikum; ich versuche, dies gerade umzusetzen und die Gedanken einfach Gedanken sein zu lassen. Ich wünsche euch einen guten Wochenstart!

S: So toll! Ich hatte einen ähnlichen Moment in einem Möbelhaus vor einer Weile! You‘re my hero! Toi, toi, toi für den weiteren Tag!

A: Guten Appetit! Hoffentlich hat dich das Theaterstück erheitert und geholfen, zur Ruhe zu kommen! So toll hast du dies gemeistert! Würde von mir Standing Ovations geben im Publikum!

M: So stark! Du machst dies super! Ich kenne diese Situation auch sehr gut! Mittlerweile gehe ich sogar gerne alleine etwas essen. Bleib dran! Dies ist der erste große Schritt, den du heute gemacht hast, und du kannst richtig stolz auf dich sein!

E: Super! Du bekämpfst deine innere Stimme und hast dich überwunden! Bin gerade sehr stolz auf dich!

H: Hallo Frauen, ich habe soeben einen „Essattackeneinkauf“ gemacht. Ich kann dem Drang heute nicht widerstehen. Ich möchte dies mit euch teilen und hoffe, das ist okay. Für mich ist es ein großer Schritt, dies hier zu schreiben. Und ich merke gerade, wie gut dies tut. Ich bin dankbar, dass ihr zu meinem Leben gehört.

F: Fühl dich umarmt, liebe H.! Ich kann dich gut verstehen, weil es mir die letzten Tage ähnlich ergangen ist. So mutig, dass du dich mitteilst! Manchmal ist es bereits hilfreich, es auszusprechen. Und auch wenn es zu einer Essattacke kommt, ist dies kein Weltuntergang, und morgen ist ein neuer Tag! Es ist ein großer Schritt, dass du dir dessen bewusst bist und dich reflektieren kannst, und es zeigt, was für einen Weg du bereits gegangen bist. Ich denke an dich!

S: Viel Liebe zu dir, H.! So gut, dass du dich meldest und dies mit uns teilst! Ich umarme dich in Gedanken! Ob Essanfall oder nicht, du bist eine wundervolle Frau!

C: Hallo ihr Lieben, Ich habe aktuell ein ziemliches Gefühlschaos. Ich fühle mich zu jemandem hingezogen, aber die Person ist in einer Beziehung, und somit kann sich „nichts" entwickeln. Ich habe gerade Mühe, dies auszuhalten, da es das erste Mal überhaupt ist, dass ich diese Gefühle zulasse und verspüre und ich mich sehr unbeholfen fühle und viel Scham vorhanden ist. Eigentlich ist es wahnsinnig schön, dass ich langsam beginne, mich zu öffnen, und gleichzeitig überfordert dies mich sehr, und ich reagiere mit alten Gewohnheiten. Ich war heute sehr lange joggen und wollte nach der Therapie noch ins Training. Ich bin dann aber nach dem Gespräch nicht ins Training gegangen, sondern nach Hause. Es war die richtige Entscheidung, den Abend ruhig anzugehen, aber es ist gerade schwierig, diese Ruhe auszuhalten. Danke, darf ich dies hier teilen.

F: Liebe C. Schön, dass du dies mit uns teilst! Das ist eine schwierige Situation, und einen Rat habe ich dir leider nicht. Es gilt wohl, damit zu sein und zu versuchen, alles so zu nehmen, wie es gerade ist. Mir haben die letzten Tage jeweils verschiedene Podcasts geholfen, ruhige Momente zu überstehen. Vielleicht hilft dir dies auch? Einen Podcast hören und dazu malen? Ich denke an dich!

M: Liebe C. Schön, von dir zu hören! Das ist eine wirklich schwierige Situation, und ich denke fest an dich! Du darfst stolz sein, wie weit du gekommen bist, dass so etwas überhaupt möglich ist. Und ich finde es super, dass du nicht noch ein zweites Training absolviert hast und gemerkt hast, dass dies ein altes Muster ist.

N: Ich kann mich nur anschließen und sagen, dass dies ein riesiger Schritt in eine positive Richtung ist. Aber auch positive Veränderungen lösen oft Verunsicherung aus; ich hatte zu Beginn meiner Beziehung Panikattacken, was ich vorher nicht kannte. Du bist im Neuland unterwegs, und gerade Beziehungsthemen wühlen oft alte Geschichten auf. Das ist jetzt gerade ganz schwierig, und du gehst bewundernswert damit um! Vielleicht hilft es, einzugestehen, was für eine große Leistung dies ist, und dass es normal ist, dass gerade jetzt alte Muster auftauchen. Wir sind hier! PS: Jemanden kennenzulernen und sich hingezogen zu fühlen, obwohl die Person in einer Beziehung ist, würde wahrscheinlich auch Personen ohne Vorgeschichten wie den unsrigen in ein Gefühlschaos stürzen.

S: Ich möchte euch auch noch kurz schreiben. Ich habe mich heute überfordert mit dem Familienfest; mit zu wenig Schlaf und Familienthemen finde ich es gerade sehr schwierig, die schwere Mahlzeit, welche nicht lecker war, auszuhalten. Anita [Name für die innere kritische Stimme in den Köpfen, die ein Gruppenmitglied erfunden hat] übt gerade Kritik bezüglich der Fotos von heute und findet, dass ich es nicht gut mache mit meinem Kind, und zählt alles auf, was heute hätte besser sein sollen. Dies macht mich gerade unglaublich traurig (ich bin auch gerade sehr übermüdet), obwohl es eigentlich ein schöner Tag war. Ich wollte dies einfach mit euch teilen und gehe jetzt schlafen. Schlaft alle gut!

A: Oh liebe S., ich drücke dich in Gedanken! Anita soll doch in die Ferien fahren! So eine Mami, wie du deinem Kind bist, hätte ich mir nicht zu erträumen gewagt! Familie und zu wenig Schlaf ist Anitas Benzin; sie liebt es ... Ich hoffe, du kannst gut schlafen und dass es mit etwas Abstand wieder ruhiger wird in dir.

S: Ganz viel Liebe zu dir, S.! Ich wünsche dir ganz viel Großzügigkeit und Weichheit dir selbst gegenüber und dass du diese Anita einfach auf „lautlos“ stellen kannst. Du bist so eine tolle Mama und machst es unglaublich gut mit deinem Kind. Das habe ich, wenn ich euch gesehen habe, immer wieder gedacht, und ich bin so beeindruckt! Deshalb: Mitfühlend sein mit dir nach dem heutigen großen Tag und all dem, was schön und auch schwierig war und anstrengend. Und jetzt einfach nichts mehr von dir erwarten und einen Tee trinken und schlafen gehen.

C: Liebe S. Ich habe dich und dein Kind einige Male erleben dürfen, und es ist so stark seh- und spürbar, wie viel ihr einander bedeutet und wie gerne ihr euch habt, was für ein Vertrauen vorhanden ist und vor allem, was für eine tolle Mama du bist! Das war eine schwierige Kombination heute und so verständlich, dass Anita da laut wird. Ich schicke dir eine große Umarmung und hoffe, du kannst gut schlafen diese Nacht.

S: Danke vielmals, ihr Lieben!

C: Hallo Zusammen, ich melde mich gerade erneut hier … Ich hatte heute seit langem eine Art Essattacke, wie ich diese aus Zeiten der Magersucht kenne. Anstatt eines Abendessens habe ich einfach Süßes in mich hineingestopft. Ich habe mich heute bereits den ganzen Tag sehr unwohl gefühlt in meinem Körper. Ich hatte sehr Mühe, mich auf einem Foto zu sehen, welches heute entstanden ist. Seit letzter Woche bin ich das erste Mal in einer Beziehung (E. und ich versuchen dies nun mit allen Herausforderungen) und im Moment ist dies noch sehr surreal und herausfordernd vor allem auf der „körperlichen Ebene". Wir sind beide sehr unsicher, und es fühlt sich gerade gar nichts so an, wie es sich zu Beginn einer Beziehung „anfühlen sollte". Es läuft sehr vieles im Moment, und auch wenn ich weiß, dass es „viel Gutes" ist, ist es heute gerade einfach zu viel, und es macht mich wütend, dass es so kompliziert ist. Ich gehe nun ins Bett und hoffe auf ein besseres Aufstehen morgen.

A: Hallo liebe C. Wow! So viele Sachen gleichzeitig! Was mich gerade sehr beeindruckt: Du bist so ehrlich und hast dir diese „Essattacke" nicht einfach „weggewünscht", und es gelingt dir, nun schlafen zu gehen und auf ein besseres Aufstehen zu hoffen; dies ist so stark! Und aus meiner Perspektive: So verständlich, fühlst du dich angesichts der großen Unsicherheit rund um die neue Beziehung so unwohl … Wir haben doch erst kürzlich besprochen, was für ein großer Meilenstein es war, deine alten Hosen zu entsorgen. Und körperlich jemandem nahe zu sein, ist sicherlich eine erneute große Herausforderung. Ich glaube fest, dass du mit dem „Hinschauen" und Ehrlichsein zu dir und E. einen Weg finden wirst! Ein Schritt nach dem anderen! Vielleicht hat jene C., welche ihre alten Hosen entsorgt hat, zwischendurch die Chance, dir etwas Vertrauen zu schenken, und ganz viel Liebe für deinen Körper, in welchem du steckst und welcher einfach sein darf, wie er jetzt ist und alles miterleben darf.

E: Hey C. Wieso kann es nicht einfach zwischendurch einfach sein? Immer muss sich alles kompliziert anfühlen. Es ist sowas von normal, dass du zwischendurch überfordert bist. Und genau in diesen Moment „kriecht irgendwo aus einer dunklen Ecke" eine „Essattacke" hervor. Auch wenn es nach einem Kalenderspruch klingt: Schlafen hilft manchmal! Ich wünsche dir ganz viel Kraft für den morgigen Tag!

S: Guten Morgen, ihr Lieben! Bei mir könnte es heute einen schwierigen Tag geben. Deshalb möchte ich in die Runde fragen, ob jemand heute Zeit hat, etwas trinken zu gehen? Es braucht mich gerade etwas Überwindung, dies zu schreiben, weil ich weiß, dass es dann schwierig wird, auch wirklich zu diesem Treffen zu kommen.

N: Ganz stark, dass du dich meldest! Ich gehe um ca. 10:45 mit meinem Hund spazieren. Soll ich dich abholen kommen? Vielleicht tut etwas frische Luft gut.

S: Danke N. Ich glaube, am Morgen schaffe ich es gerade noch nicht nach draußen. Brauche noch etwas Zeit zum Erwachen.

N: Du kannst mir auch in 30 Minuten sagen, wie es aussieht, und spontan entscheiden.

[2 Stunden später]

SA: Liebe S. Wie geht es dir inzwischen? Wie bist du unterdessen in diesem Sonntag angekommen? Ich kann dir sehr nachempfinden und schicke dir eine große Umarmung. Und viel Wärme ins Herz. Ich hoffe, du kannst dir trotzdem etwas Gutes tun. Ich gehe um 14:15 mit Freunden ins Kino und du darfst dich sehr gerne anschließen!

S: Liebe SA. Danke fürs Nachfragen. Heute ist wirklich gerade nicht viel zu wollen. Ich versuche, es zu nehmen, wie es ist.

ST: Ich habe gerade einen Moment, wo die Hosen so spannen, und es ist schrecklich zum Aushalten, im Körper zu sein, und ich möchte am liebsten in Tränen ausbrechen. Bin froh, dies teilen zu können.

S: Ich sende dir viel Liebe, ST!

W: Ich denke an dich!

N: Neben einer Waage sind Hosen etwas vom schrecklichsten! Ich schicke dir viel Kraft zum Aushalten, dass dieses Gefühl jetzt gerade so ist, im Wissen, dass sich dies auch wieder ändert.

C: Ich drücke dich in Gedanken und hoffe, dass das gemeine Gefühl bereits etwas weniger sein darf.

A: Ich denke an dich und hoffe, die inneren Stimmen kommen zur Ruhe.

C: Ich fühle mich heute einfach gerade dankbar. Dankbar dafür, wo ich heute „stehen darf". Ich war eine Woche in den Ferien und habe keinen Sport gemacht und normal gegessen, und wir waren sehr spontan unterwegs und haben jeweils am Vortag die neue Unterkunft gebucht. Ja diese Ferien hatten diverse Herausforderungen, aber es war möglich, eine gute Zeit zu haben, und das wäre vor noch nicht so langer Zeit unvorstellbar gewesen.

A: So schön C.!

V: Genial! Da stoßen wir darauf an!

S: So so so schön! Ich freue mich riesig für dich und wow; was du für einen Weg gemacht hast. So stark!

Lied einer Teilnehmerin für die Gruppe

Das folgende Lied hat eine Teilnehmerin, die Songwriterin Sunny Herz, für die Gruppe geschrieben (https://youtu.be/SBo9LuaoXa8):

Wir sind nicht allein
Am Anfang kamst du ganz leise
Hast mir meinen Atem geraubt
Allein in dieser dunklen Phase
Sah ich kein Licht und verlor meinen Verstand
Nach vielen Jahren und Zweifeln
Gab ich mich in eine schützende Hand

Wir sind nicht allein
Stark und gemeinsam sind wir frei
Gib niemals auf
Auch wenn du mal nicht weiterweißt

Es braucht Zeit zum Verstehen
Gedanken, die ich nicht will
Doch gibt es bessere Tage

Die mir die Hoffnung zurückbringen
Mein Weg geht langsam weiter
Kein Stein kann mich nicht mehr daran hindern

Wir sind nicht allein
Stark und gemeinsam sind wir frei
Gib niemals auf
Auch wenn du mal nicht weiterweißt

Manchmal fällt alles zusammen
Spüre mich nicht, verliere mich
Dann fällt es mir schwer, mich zu zeigen
Trotzdem versuch ich es weiter
Dankbar für gemeinsame Zeiten
Schöpf ich Vertrauen mit meinen Frauen

Wir sind nicht allein
Stark und gemeinsam sind wir frei
Gib niemals auf
Auch wenn du mal nicht weiterweißt

Diese Gefühle zu spüren
Ein Fluch und Segen zugleich
Auch wenn die Sucht noch da ist
Weiß ich, es braucht Achtsamkeit
Ich halt mich fest an dem Guten
Nehme Auszeit, die mein Körper braucht.

Wir sind nicht allein
Stark und gemeinsam sind wir frei
Gib niemals auf
Auch wenn du mal nicht weiterweißt
Wir sind nicht allein
Stark und gemeinsam sind wir frei
Gib niemals auf
Auch wenn du mal nicht weiterweißt

Eine bildliche Darstellung zur Auseinandersetzung mit der Essstörung

Die Grafikerin Lena Melis Koneberg hat im Auftrag der Gruppe in einem Bild (**Abb. 6-1**) sichtbar gemacht, wie es sich anfühlt, sich mit seiner Essstörung auseinanderzusetzen. Eine Teilnehmerin hat den Text in den Sprechblasen geschrieben.

Mit der Entscheidung, professionelle Hilfe anzunehmen, machst du dich auf den Weg, Verhaltensweisen und Denkmuster zu hinterfragen und entsprechend zu verändern. Die Autobahn stellt dar, dass der alte und bekannte Weg auf eine Art einfach und schnell zu fahren ist und es deshalb für unser Gehirn erstmal keinen Sinn macht, diesen zu verlassen. Es ist nicht immer klar, wie und wo es dir gelingt, die bekannte Straße zu verlassen und welche bisherigen Wegbegleiter du unter Umständen zurücklassen musst. Letztere können dich und deine Beweggründe vielleicht nicht verstehen und hindern dich am Weitergehen. Vielleicht wehren sie sich sogar vehement dagegen, dass du dich von deinem bisherigen Sein und somit auch von ihnen entfernst. Es stellt also ein großes Wagnis dar, dich trotz aller Widerstände aufzumachen und dabei lebenslang funktionierende und sinnstiftende Gewohnheiten hinter dir zu lassen. Gerade zu Beginn kann dies sehr schmerzhaft sein und wahnsinnig viel abverlangen.

Niemand kann dir sagen, wie lange es geht, bis das Dickicht sich lichtet. Hindernisse tauchen auf, es ist ein stetiges Ergründen und Erkunden deiner Lebensgeschichte und Persönlichkeit. Irgendwann aber gibt es erste wirkliche Lichtblicke. Und für die grandiose Aussicht – wenn Erkenntnisse gewonnen wurden, sich neue Gewohnheiten und Überzeugungen plötzlich leicht und selbstverständlich anfühlen – lohnt es sich!

Obwohl der gemachte Prozess unumkehrbar ist, kann es immer wieder vorkommen, dass du – wenn beispielsweise Lebensumstände schwierig sind – eine alte Strategie zur Bewältigung wählst. Nicht nur dann, sondern auf dem gesamten Weg ist es wichtig, verständnisvolle, ehrliche und ermutigende Worte von anderen zu hören. Ohne dass diese dich bewerten. Du brauchst ein Umfeld, das dir immer wieder dabei hilft, wieder aufzustehen und weiterzugehen.

Gerade die Unterstützung von ebenfalls Betroffenen hat dabei eine Kraft, die Berge versetzen kann.

Du bist stark! Nimm Schritt für Schritt
Gib nicht auf
Ich schaffe es einfach nicht
Jetzt kann ich endlich den Horizont sehen. Wie schön!
KEINE Ausfahrt
Komm! Steig ein! Du hältst uns auf!
Hier geht es nicht um euch sondern um mich!
Lasst mich !
halt sie fest!
puh ...hier ist jeder einzelne Meter so schwierig
... wo beginne ich nur?
120
Lena Melis Koneberg 2023

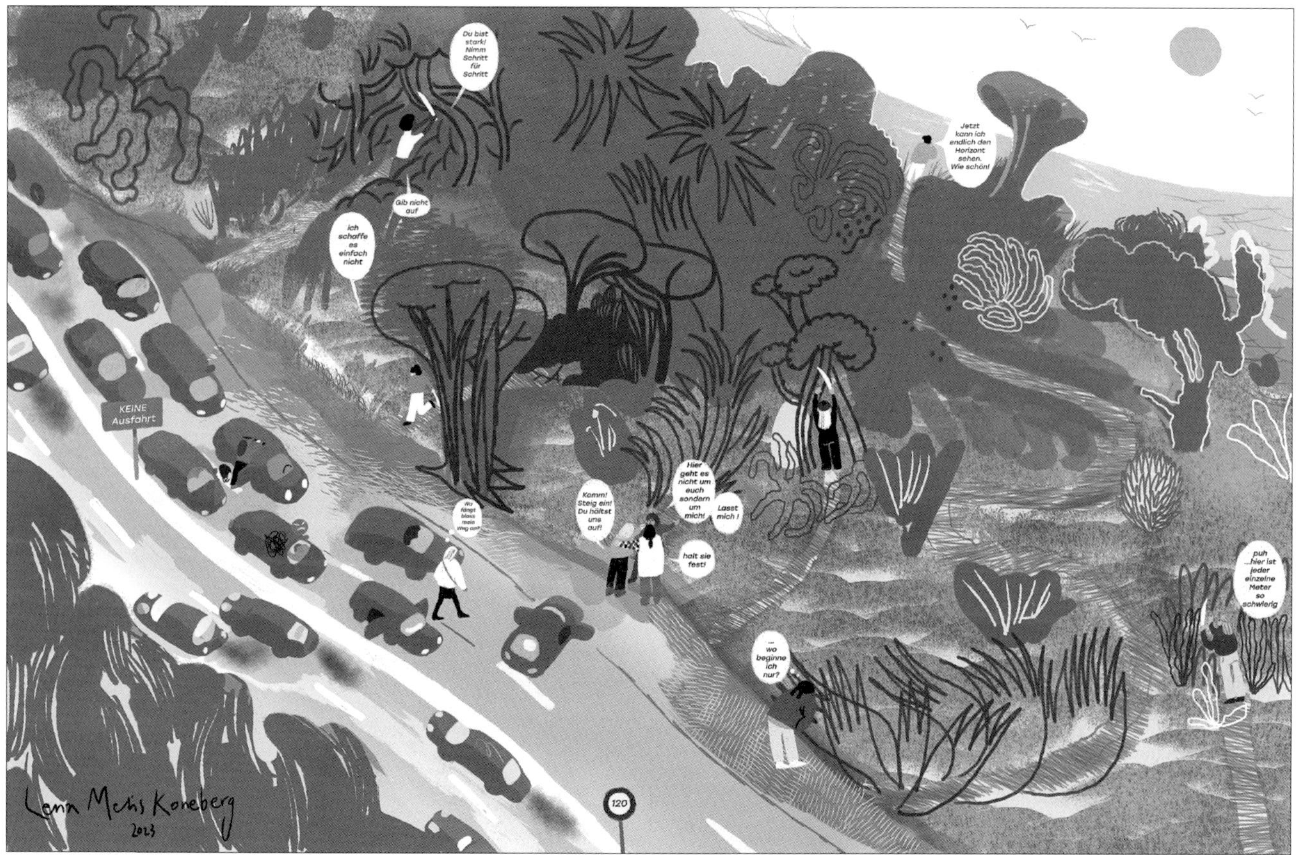

Abbildung 6-1: Bild von Lena Melis Koneberg

Notizblöcke für mehr Achtsamkeit

Die Notizblöcke, die ein Gruppenmitglied erstellt hat, sind wertvolle Begleiter im Therapieprozess und dienen als Unterstützung im Alltag. Alle Notizblöcke sind via QR-Code oder über www.zeit-fuerdich.ch/shop erhältlich.

SCAN ME

Block „Heißhunger", A5, 50 Blatt (jedes einzeln bedruckt)

Der Heißhunger-Block (**Abb. 6-2**) ist eine liebevolle Hilfestellung für den Moment, wenn sich der Heißhunger bemerkbar macht. Das Ziel ist es, sich über die eigenen Muster und Handlungen bewusst zu werden und somit auch zu merken, wenn sich ein Essanfall anbahnt. Der Block kann auch im Nachhinein angewendet werden, um sich und die Situation zu reflektieren.

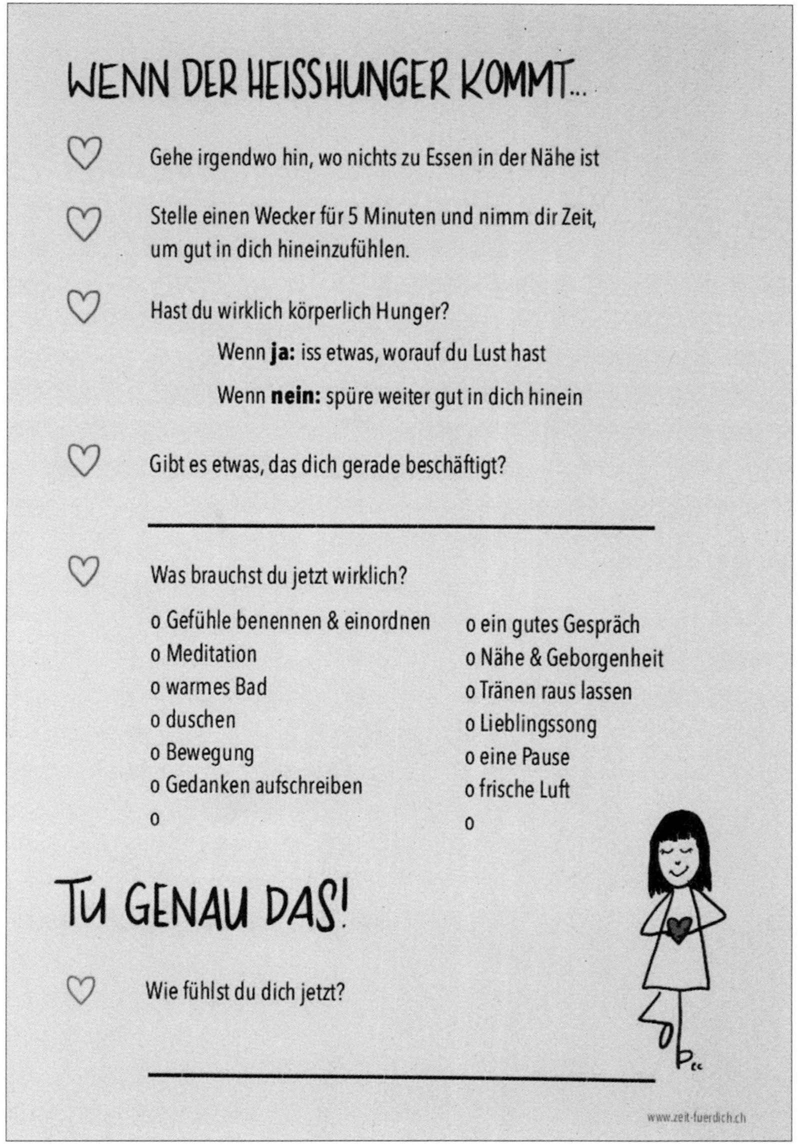

WENN DER HEISSHUNGER KOMMT...

♡ Gehe irgendwo hin, wo nichts zu Essen in der Nähe ist

♡ Stelle einen Wecker für 5 Minuten und nimm dir Zeit, um gut in dich hineinzufühlen.

♡ Hast du wirklich körperlich Hunger?

Wenn **ja:** iss etwas, worauf du Lust hast

Wenn **nein:** spüre weiter gut in dich hinein

♡ Gibt es etwas, das dich gerade beschäftigt?

____

♡ Was brauchst du jetzt wirklich?

o Gefühle benennen & einordnen	o ein gutes Gespräch
o Meditation	o Nähe & Geborgenheit
o warmes Bad	o Tränen raus lassen
o duschen	o Lieblingssong
o Bewegung	o eine Pause
o Gedanken aufschreiben	o frische Luft
o	o

TU GENAU DAS!

♡ Wie fühlst du dich jetzt?

____

www.zeit-fuerdich.ch

Abbildung 6-2: Block Heißhunger

Block „Ernährungsplan", A4, 50 Blatt (jedes einzeln bedruckt)

Der Ernährungsplan-Block (**Abb. 6-3**) ist ein Notizblock, um das Essen für die kommende Woche zu planen, oder auch, um ein Ernährungstagebuch zu führen.

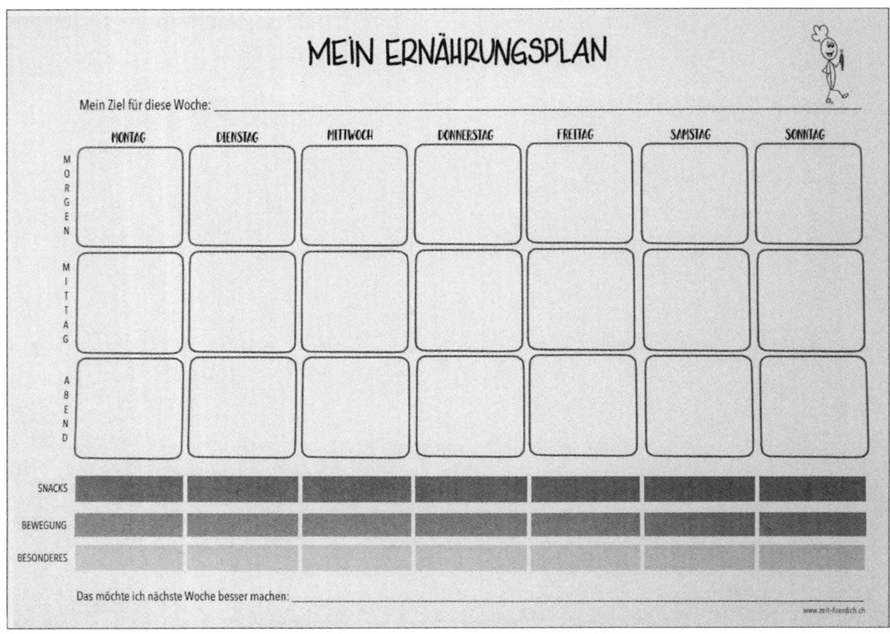

Abbildung 6-3: Block Ernährungsplan

Block „Glaubenssatz", A4, 50 Blatt (jedes einzeln bedruckt)

Glaubenssätze lassen sich nicht von heute auf morgen ändern. Dies ist ein Prozess, der sich über Monate oder sogar Jahre ziehen kann. Der Glaubenssatz-Block (**Abb. 6-4**) soll als Hilfestellung und Ansporn dienen, etwas verändern zu wollen und die einzelnen Schritte immer bildlich zu sehen. Wenn ein neuer Schritt erreicht ist, kann ein weiterer Teil der Blume ausgemalt werden, bis die Blume schließlich komplett blüht. So kann eine bewusste Veränderung vom alten in den neuen Glaubenssatz stattfinden. Die **Abbildungen 6-5** und **6-6** sind Beispiele.

SÄE EINEN NEUEN GLAUBENSSATZ UND LASSE IHN WACHSEN UND AUFBLÜHEN
ZUM AUSMALEN
ALTER GLAUBENSSATZ:
ERKENNTNISSE DAZU:
WIE KANN ICH DEN NEUEN GLAUBENSSATZ ZUM BLÜHEN BRINGEN?
1
2
3
4
1
2
3
4
www.zeit-fuerdich.ch

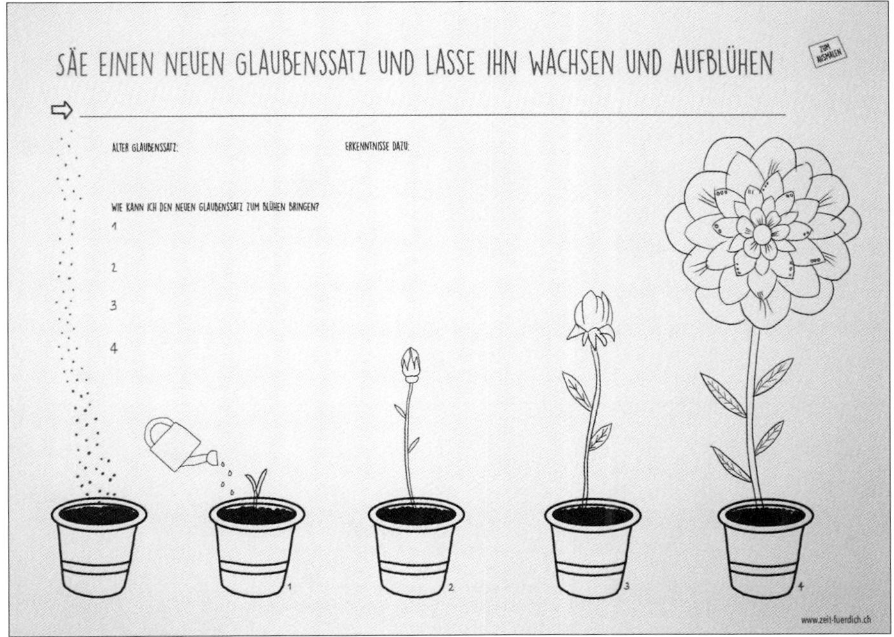

Abbildung 6-4: Block Glaubenssatz, noch nicht ausgefüllt

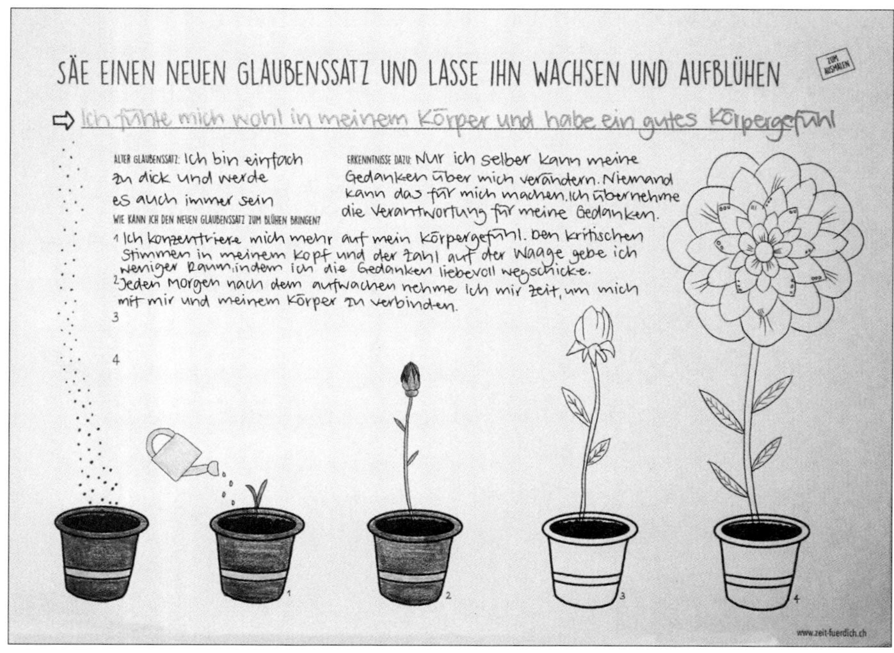

Abbildung 6-5: Block Glaubenssatz, ausgefüllt Beispiel 1

SÄE EINEN NEUEN GLAUBENSSATZ UND LASSE IHN WACHSEN UND AUFBLÜHEN
ZUM AUSMALEN
Auch wenn ich keine Lust habe, hole ich mir trotzdem Hilfe. Danach kann ich mich immer noch entscheiden, was ich esse
ALTER GLAUBENSSATZ: Jetzt ist doch eh alles egal und spielt keine Rolle mehr. Jetzt kann ich alles (fr)essen.
ERKENNTNISSE DAZU: Anstatt ein Abbruch zu machen und alles hinzuschmeissen, lohnt es sich genau in dem Moment, sich Hilfe zu holen. Das bringt mich weiter.
WIE KANN ICH DEN NEUEN GLAUBENSSATZ ZUM BLÜHEN BRINGEN?
1 Auch wenn es schwierig ist mich zu überwinden und es vielleicht nicht immer klappt, hole ich mir von jetzt an in dem Moment Hilfe.
2 Wenn ich wieder alles hinschmeissen möchte, erinnere ich mich, wie gut das Gefühl nach dem Hilfe holen war.
3 Nach vielen Schwankungen, probiere ich immer wieder den neuen Glaubenssatz zu verinnerlichen. Es fällt mir immer leichter.
4 Wenn das Gefühl „alles ist egal" kommt, atme ich zuerst tief durch und schaue, was ich gerade brauche, anstatt alles hinzuschmeissen. Das stärkt mich extrem und gibt mir Sicherheit.
www.zeit-fuerdich.ch

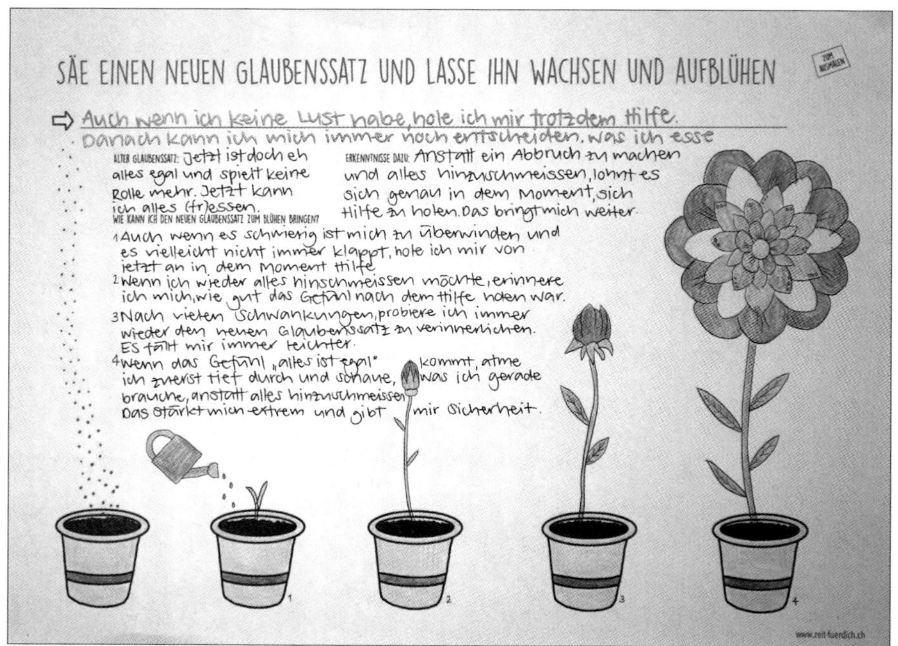

Abbildung 6-6: Block Glaubenssatz, ausgefüllt Beispiel 2

Block „Ernährungsprotokoll", A4, 50 Blatt

Das Ernährungsprotokoll (**Abb. 6-7**) hilft, sich bewusster über die eigenen Gefühle und Gedanken zu werden, und stellt zugleich eine Übersicht über den ganzen Tag dar. Dies kann auch helfen, im Nachhinein den Tag zu reflektieren. Wann war es heute schwierig? Was hat es ausgelöst? Welche neuen Erkenntnisse habe ich gewonnen?

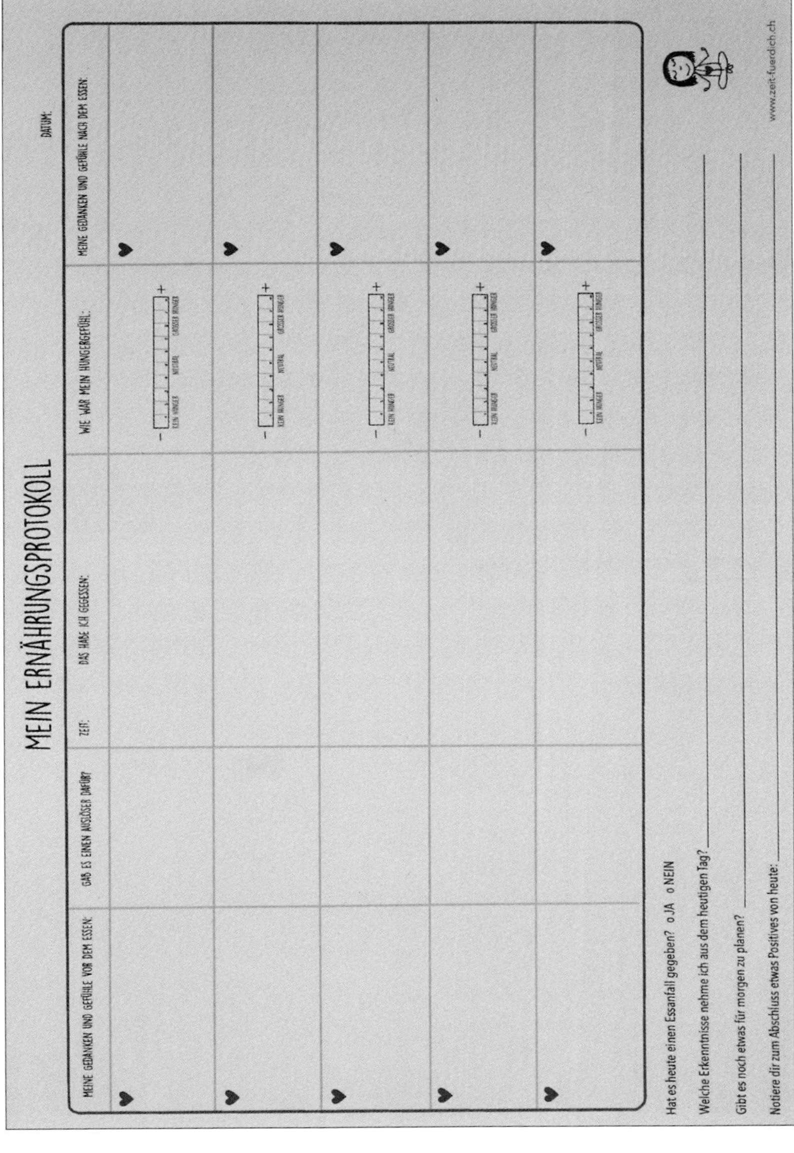

MEIN ERNÄHRUNGSPROTOKOLL

DATUM:

MEINE GEDANKEN UND GEFÜHLE VOR DEM ESSEN:	GAB ES EINEN AUSLÖSER DAFÜR?	ZEIT:	DAS HABE ICH GEGESSEN:	WIE WAR MEIN HUNGERGEFÜHL:	MEINE GEDANKEN UND GEFÜHLE NACH DEM ESSEN:
				– KEIN HUNGER NEUTRAL GROSSER HUNGER +	
				– KEIN HUNGER NEUTRAL GROSSER HUNGER +	
				– KEIN HUNGER NEUTRAL GROSSER HUNGER +	
				– KEIN HUNGER NEUTRAL GROSSER HUNGER +	
				– KEIN HUNGER NEUTRAL GROSSER HUNGER +	

Hat es heute einen Essanfall gegeben? o JA o NEIN

Welche Erkenntnisse nehme ich aus dem heutigen Tag? ________

Gibt es noch etwas für morgen zu planen? ________

Notiere dir zum Abschluss etwas Positives von heute: ________

www.zeit-fuerdich.ch

Abbildung 6-7: Block Ernährungsprotokoll

Block „Gedanken", A4, 50 Blatt

Der Gedanken-Block (**Abb. 6-8**) ist ein Hilfsmittel, um in akuten Stresssituationen schneller aus den negativen Gedanken herauszukommen und das Positive vor Augen zu haben.

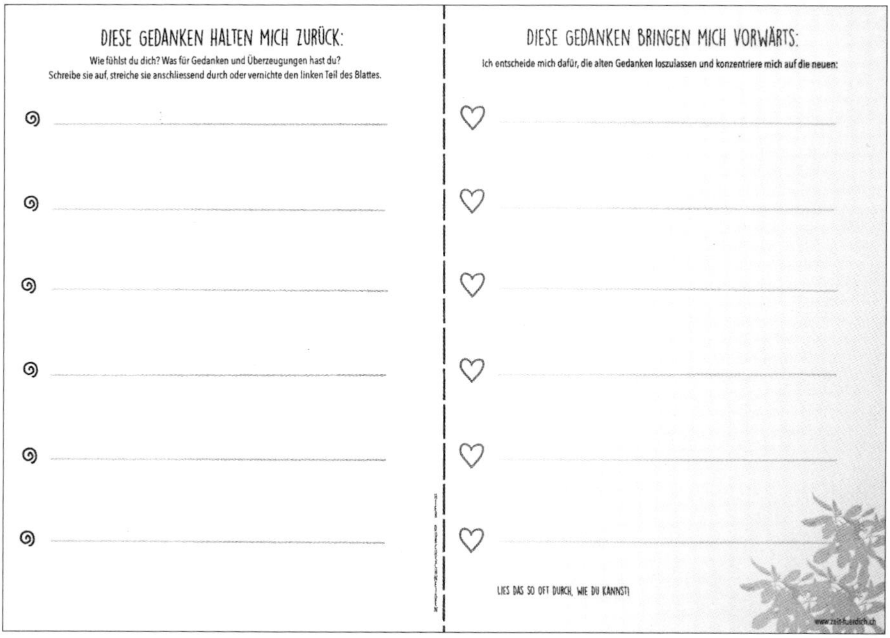

DIESE GEDANKEN HALTEN MICH ZURÜCK:

Wie fühlst du dich? Was für Gedanken und Überzeugungen hast du?
Schreibe sie auf, streiche sie anschliessend durch oder vernichte den linken Teil des Blattes.

DIESE GEDANKEN BRINGEN MICH VORWÄRTS:

Ich entscheide mich dafür, die alten Gedanken loszulassen und konzentriere mich auf die neuen:

LIES DAS SO OFT DURCH, WIE DU KANNST!

www.zeit-fuerdich.ch

Abbildung 6-8: Block Gedanken

7
Erfahrungsberichte

Nachfolgende Erfahrungsberichte werden hier originalgetreu wiedergegeben, lediglich Schreibkorrekturen wurden vorgenommen, wenn sie der besseren Lesbarkeit dienten. Vorgaben zum Schreibstil wurden keine gegeben. Aktuell oder ehemals betroffene Frauen und Männer kommen zu Wort sowie deren soziales Umfeld: Mütter, Väter, Geschwister, Partner:innen, Freund:innen und Kinder. Entstanden ist ein bunter Strauß an Wissen, Erfahrung, Erkenntnissen und Wünschen, der einen tiefen Einblick in das Leben dieser Menschen im Umgang mit der Krankheit gibt.

7.1 Betroffene Frauen

A., 25 Jahre: Ein Spiel, das ich nicht gewinnen kann

„Kannst du mir sagen, wie es begonnen hat?“

Ich liege neben dir auf einem Feld, blicke hinauf in den Himmel. Bunte Wolken tummeln sich herum, beleuchtet von der untergehenden Sonne. Ein kühler Wind bläst mir über die Haut, durch meine Haare – doch zum ersten Mal seit langem friere ich nicht.

Ich drehe mich zur Seite, blicke dich an. Ein kleines Lächeln auf deinen Lippen, als du meinen Blick bemerkst. „Wie viel Zeit hast du?“

„Für dich?“ Du bläst deine Wangen auf. „Für dich so viel du brauchst.“

Mit einem leichten Lachen greife ich zu meiner Bierflasche, nehme einen Schluck und greife dann zu den Erdbeeren. Eine leise Stimme in meinem Kopf, so leise, dass das Vogelzwitschern sie fast verschluckt, lässt mich innehalten, doch ich schüttle den Kopf. Nicht hier, nicht jetzt. Mein Herz macht einen Sprung, als die süße Frucht meine Zunge berührt. Jedes Mal, wenn ich die Stimme ignoriere, geht es ein bisschen leichter.

„Ich habe nie wirklich Probleme gehabt“, beginne ich. „Mit dem Essen meine ich. Logisch, gesellschaftliche Normen und was weiß ich, aber grundsätzlich keine Probleme.“

Du sagst nichts. Du schweigst nur, wartest, aber geduldig. Und ich bin froh, dass du nicht mehr machst, als nur da zu sein.

„Es kam plötzlich, vielleicht sogar unerwartet.“

„Vielleicht?“ Die Frage brennt dir zu sehr auf den Lippen, als dass du sie nicht stellen kannst. Das Gras raschelt, als du dich leicht zu mir drehst, deine Hand sanft auf meine Schulter legst.

Doch ich schaue wieder zum Himmel, der von hellblau zu violett wechselt, und sehe deinen Blick nicht. Meine Augen brennen, von einem tiefen Schmerz, den ich zuvor gar nicht wahrgenommen habe. Die Luft dringt mir zittrig über die Lippen. „Rückblickend hätte ich es früher bemerken müssen.“

„Im Nachhinein ist man immer schlauer.“

Ich nicke und bin froh, dass ich immer noch hochschauen kann, ohne dich anblicken zu müssen. „Es ist nie das Essen gewesen, nicht wirklich. Zuerst ... zuerst ist der Sport gekommen, die Fluchtmöglichkeit, die er mir gegeben hat.“ Ein kleines Zögern. „Ich konnte mich verstecken, musste mich ... musste mich nicht mit anderen befassen. Um ihn kümmern.“

„Ihn?“, fragst du, obwohl du schon längst weißt, wen ich meine.

Statt einer Antwort verfolge ich einen Vogel, der im Dämmerlicht Mücken und Insekten jagt. Denke zurück an die Momente der vergangenen Jahre, die ich ihm gewidmet habe. Selbst an die, in denen wir nicht mehr zusammen waren.

Einige schöne werden von den dunklen, den sorgenvollen überwogen. Einige glückliche von vielen, in denen ich in Unsicherheit gelebt habe. Jeden Tag haben die Sorgen schwerer gewogen. Jeden Tag sind das Atmen und die Freude immer ein wenig schwerer geworden.

Nur im Fitness habe ich Zeit gefunden, mich nicht mit ihm, mit unserer Beziehung, mit allen Sorgen und Ängsten und Gefühlen zu beschäftigen. Nur im Fitness habe ich Zeit gehabt, mich auf mich selbst zu fokussieren.

Und je länger ich dort war, desto länger hatte ich Zeit. Zeit für mich.

„Es hat sich nie wie eine romantische Beziehung angefühlt, weißt du?“ Deine Frage lasse ich unbeantwortet, doch es stört dich nicht, denn du weißt, von wem ich spreche. „Eher wie ein bester Freund, von dem jeder erwartet, dass ich romantisch mit ihm zusammen bin. Er hat beschlossen, dass wir ein Paar sind – und ich hatte noch nie eine Beziehung: Wieso also sollte ich wissen, dass es sich nicht so anfühlen muss?“

Mein trockenes Lachen jagt sogar mir eine Gänsehaut über den Rücken. Der Vogel hat die Mücke gefangen, hört aber nicht in seinem Flug auf. Suchen, jagen, fressen, immer im selben Kreislauf. Über Glück, Verpflichtungen und Kontrolle muss er sich keine Sorgen machen.

„Wieso hast du es nicht bemerkt?“ Du fragst es leise, ganz sanft, als ob du befürchtest, eine laute Stimme würde mich zurück in mein Schneckenhaus drängen.

„Das weiß ich nicht.“ Wie oft ich mir diese Frage schon gestellt habe. „Es stand für mich gar nicht zur Option, dass eine Beziehung nicht gut sein kann. Dass wir uns emotional toxisch herunterziehen könnten.“ Du holst Luft, doch ich spreche gleich weiter: „Klar, meine Familie und Freundinnen haben etwas bemerkt. Meine Geschwister haben ihn nicht gemocht, meine Eltern fragten mich immer, ob ich auch glücklich sei. Doch wie merkt man, dass man nicht glücklich ist, wenn man es sich einredet, es doch zu sein?“

Die Frage verklingt im Wind, der immer noch über das Feld tanzt. Der Duft nach warmer Erde, trockenem Gras, der Sommer mit sich trägt. Die Vögel, die zuvor noch gesungen haben, verstummen langsam, während der Bach immer noch friedlich rauscht. Wir schweigen beide, weil es manchmal angenehmer ist, nichts zu sagen, als nach Worten zu suchen, nach Begründungen, die doch keinen Grund brauchen.

„Und danach?“ Du brichst das Schweigen und drückst meine Schulter leicht. Ich habe gar nicht mehr bemerkt, dass deine Hand dort liegt.

„Die Trennung?“ Ich spüre dein Nicken mehr, als dass ich es sehe. „Es ist nicht leichter geworden. Warum, weiß ich immer noch nicht genau.“

Eine Libelle schwirrt zu uns, landet kurz auf meinem Knie. Zur Abenddämmerung ist sie spät unterwegs, doch fliegt sie schnell weiter. Noch immer spüre ich die Kälte nicht, deine Hand auf meiner Schulter ist dafür zu warm. Auch wenn ich dich nicht anschaue, so fühle ich mich dennoch sicher.

„Beim Sport konnte ich mich selbst sein. Beim Essen – oder beim Nicht-Essen – konnte ich die Kontrolle behalten.“ Ich spreche die Worte sorgsam, weil ich weiß, wie weh sie mir immer noch tun. Jeder Satz gleitet schwer von meinen Lippen. „Alles schien zu zerbrechen, aus meiner Kontrolle zu geraten. Die Pandemie nahm mir den Rhythmus meiner Arbeit, mein Ex die Lust an der Freude. Doch beim Sport, beim Nicht-Essen hatte ich Erfolg. Darin war ich gut. Das konnte ich kontrollieren. Auch wenn die Welt um mich herum zerbrach.“

„Und warum das Essen?“

Zum ersten Mal seit langem drehe ich meinen Kopf wieder zu dir, schaue dir ins Gesicht. Deine Augen mustern mich warm, besorgt, ein kleines Lächeln – ich kann nicht sagen, ob aus Mitleid oder doch etwas anderem.

„Warum das Essen?“, echoe ich. Einen Moment, da schaue ich dich an, blicke in deine Augen. Dann blicke ich wieder hoch an den Himmel, wo die ersten Sterne schon funkeln. Wieder brennen meine Augen, wieder schmerzt die Brust. Die kleine Stimme, warum ich die Erdbeere gegessen habe, meldet sich, doch ich dränge sie zurück. Sie darf keine Kraft mehr bekommen, hier und jetzt. „Ja, warum. Es hätte genauso gut Alkohol oder Cannabis sein können. Doch das Essen war da, war kontrollierbarer. Ich musste nicht extra Geld ausgeben, sondern konnte viel mehr noch sparen.“ Ich schnaufe, eine Mischung zwischen Seufzen und Lachen. „Eigentlich spielt der Grund auch keine Rolle.“

„Hauptsache ist, dass du es gemerkt und hinter dir gelassen hast“, bestätigst du, ein unterstützender Unterton in deiner Stimme.

Und doch fühlt es sich wie eine Ohrfeige an. Ich zucke zusammen und schlinge einen Arm um mich. „Es war ein Spiel, eine Sucht, weißt du, das Nicht-Essen. Wenn ich heute weniger esse als gestern, habe ich gewonnen. Wenn ich weniger esse als meine Mitbewohnerin, meine Mutter, meine Großmutter, bin ich wert zu leben.“ Auch wenn die Gedanken über ein Jahr her sind, so schmerzen sie, sie dir laut zu sagen. Du hast mich in dem Moment erlebt, als es mir schlecht gegangen ist, als ich gekämpft habe. Du hast mit mir gelitten – und doch hast du nichts gemacht. Nichts machen können.

„Mit allen?“, fragst du, als würdest du meine Gedanken hören können. „Wenn wir zusammen essen gingen, hast du das auch …“

Ich lasse dich nicht ausreden, nicke nur. „Ein Spiel, eine Sucht, etwas, worin ich gut war und gewinnen konnte.“

„Aber …“ Du zögerst herum. Das Gras raschelt, und ein Schuh trifft mich in der Seite, als du näher zu mir rutschst. „Wenn du mit anderen essen gingst, hast du eigentlich normal gegessen, fast gleich viel wie die anderen.“

Eine zweite Ohrfeige, die Worte scheinen in meinen Ohren zu brennen. Ich drücke den Arm fester um mich und schlucke leer. Du meinst es nicht böse, sage ich mir, du willst nur lernen, willst nur wissen, wie es mir geht.

Doch tun die Worte weh.

„Das mag sein.“ Es schmerzt, zu sprechen. Ich räuspere mich, doch es wird nicht besser. „Aber … ich habe halt sonst nie gegessen.“

„Du musst dich nicht erklären“, unterbrichst du mich und drückst wieder meine Schulter.

Ich nicke bloß, hole zittrig Luft. Der Wind kühlt meine heißen Wangen, beruhigt mein heftig klopfendes Herz. Irgendwo hoch über mir blitzt ein kleiner Stern auf – vielleicht die Venus, vielleicht ein anderes Himmelsgestirn. So weit weg von mir, so fern, dass ich nicht sagen kann, ob du von dort unseren Planeten sehen würdest. Ob du von dort aus all die Gefühle erlebst, die in mir drin sind.

„Die Trennung von ihm hat doch bestimmt geholfen, nicht?", fragst du nach einer Weile, die still an uns vorbeigezogen ist. „Du hast dich irgendwie losreißen können, und dann ist es besser geworden."

Das Lachen ist lauter, übertriebener, als ich eigentlich beabsichtigt habe. Beinahe erschrecke ich vor mir selbst. „Die Trennung hat es noch schlimmer gemacht ... nun, nicht die Trennung an sich. Alles drum herum." Ich hole tief Luft, spiele eine Sekunde mit dem Gedanken, zu dir zu blicken. Doch ich lasse es sein. „Corona, Kurzarbeit ... Aussichtslosigkeit. Wohin bringt mich mein Leben? Was kann ich schon machen mit einem Praktikum, in dem ich nichts wirklich gelernt habe? Was kann ich schon ... außer mein Essen kontrollieren? Außer Sport machen, Kalorien zählen ..."

„Wolltest du nicht abnehmen? Hast du nicht gemerkt, dass du ... weniger geworden bist?"

Ich greife nach deiner Hand auf meiner Schulter, drücke sie. Deine Finger sind eisig kalt, vielleicht von der einbrechenden Nacht, vielleicht von der Sorge, die du dir die letzten Jahre wegen mir gemacht hast. „Ich wollte nicht abnehmen, mir ging es nie darum ... nicht wirklich. Das Gewicht auf der Waage hat mich eher bestärkt, dass ich gut bin in dem, was ich mache. Dass wenigstens etwas gelingt, wenn alles andere mich im Stich lässt. Es ..." Ich zögere und drehe nun doch den Kopf zu dir. Du schaust mich an, die Augen dunkel in der Dämmerung. Die Lippen fest aufeinandergepresst, den Kopf leicht geneigt. „Es hat auf eine grausame Weise Spaß gemacht, den Hunger zu spüren. Die Kalorien zu zählen. Wenn du mal damit beginnst, kannst du fast nicht mehr aufhören. Weißt du einmal, wie viele Kalorien eine Karotte hat, eine Gurke, zählst du fast schon automatisch." Wieder ein Lachen, obwohl ich es eigentlich nicht möchte. „Den Dreisatz habe ich durch meine Magersucht viel zu gut gelernt."

Du lachst nicht mit mir mit, schaffst es nicht. Nur ein Kopfschütteln. Deine Kiefermuskeln spannen sich an. „Hat es dir nicht Angst gemacht?"

„Und ob." Ich schlucke hart, blicke von dir weg. Wieder klopft mein Herz bis in den Hals, schmerzhaft fast. Die Augen brennen. „Ich habe gemerkt – ich weiß, dass es falsch ist, falsch war. Ich wollte nicht so sein, nicht so ... gezwungen zählen, nicht so gezwungen kontrollieren. Essen ist toll. Nie habe ich mir Sorgen gemacht. Und doch war ich gefangen. Im Sprudel meiner Gedanken und Gefühle – einer

Angst. Wenn ich weniger esse, bin ich weniger. Störe ich weniger. Bin ich weniger, muss ich mich nicht mehr … um andere kümmern. Was habe ich schon außer dem Nicht-Essen?“

„Du … du stehst doch so offen zu Therapie und allem. Warum … warum hast du dich nicht früher gemeldet?“ Deine Finger krallen in meine Schultern, klammern sich an etwas fest, das deine Sorgen und Gedanken sind, die du dir meinetwegen machen musstest.

„Das wollte ich … zuerst.“ Ich zögere. „Meine Mutter hat mich angemeldet. Sie weiß aus eigener Erfahrung, wie es ist, Essen und Sport zu kontrollieren, sich plötzlich nicht mehr als sich selbst zu fühlen. Auch bei ihr war es nicht wegen des Körperbilds, sondern wegen der … Sicherheit, die die Essstörung ihr gegeben hat.“

Deine Finger drücken noch fester, sodass es fast schmerzt. „Sicherheit?“

Ich schüttle meine Schultern leicht, doch du lässt nicht los. Hast fast Angst, ich könnte mich dadurch wieder auflösen. Wieder verschwinden – so wie das Jahr zuvor. „Sicherheit. Ist alles weg, hast du wenigstens die Essstörung, den Hunger, die dich wie Freunde begleiten.“

„Aber … ich war doch da. Du hattest mich. Hattest deine Familie, Freundinnen und Freunde“, widersprichst du, doch deine Stimme ist schwach.

„Es war doch nicht das, was ich brauchte.“ Ich zucke die Schultern, da ich es mir selbst immer noch nicht erklären kann. „Auch als meine Mutter mich das erste Mal zur Therapie angemeldet hat, war es nicht das. Ich merkte, dass es mir nicht gut ging, dass ich Hilfe brauchte. Und doch … und doch lebte ich ja. Irgendwie. Und doch schaffte ich mich durch den Tag. Irgendwie.“ Ich beiße auf meine Lippen und blinzle gegen das Brennen in meinen Augen an. „Essstörungen und Magersucht – das ging für mich immer mit Ohnmacht und Schwäche einher. Erst wenn du ohnmächtig wirst, weil du so lange nichts mehr gegessen hast, bist du wirklich magersüchtig. Und das hatte ich nie. Und ich funktionierte ja, trotz des wenigen Essens. Trotz des ständigen Hungers, der Kälte und der Müdigkeit.“

„Dann hast du die erste Therapie wieder abgebrochen?“

„Ich habe sie gar nicht erst richtig begonnen.“ Ich lache kurz auf, doch es ist so freudlos wie all die anderen Lacher zuvor. „Als ich der Therapeutin erzählte, dass ich Mühe mit Essen habe, seitdem ich ausgezogen bin, meinte sie bloß, dass es doch eher so sei, dass man zunehme, wenn man nicht mehr bei den Eltern lebt. Und dann war es für mich klar, ein Problem – nein, das habe ich ja nicht. Das kann ja gar nicht sein.“

„Ungeschickt.“ Dir fällt nichts Besseres ein, aber das finde ich gut. Das Lachen ist leichter nach deiner Aussage.

„Sehr." Kurz schaue ich hoch zum Himmel, wo weitere Sterne aufgetaucht sind. Funkelnd und schimmernd, wie die Glühwürmchen, die irgendwoher um uns herum zu leuchten begonnen haben. Unwillkürlich streiche ich über meinen Nacken, über das Tattoo des Würmchens, das ich in Erinnerung an eine vergangene Beziehung habe stechen lassen.

„Und dann?"

Ich lasse die Hand sinken, zucke leicht die Schultern. „Ich habe begonnen zu suchen. Wer ich bin, was ich will, was ich nicht will."

„Wer du bist?"

Erneut greife ich an ein Tattoo, diesmal am Arm, zu den feinen Blumen, die meinen Unterarm zieren. „Lesbisch, bisexuell, pansexuell. Habe Dates mit Frauen gehabt, enge Beziehungen geführt, ausprobiert. Und doch hat mich die Magersucht immer begleitet, und doch habe ich nicht geschafft, loszulassen. Nichts war richtig, nichts hat gepasst. Nichts, bis ich auf die Begriffe ‚asexuell' und ‚aromantisch' gestoßen bin. Aber das ... das hat viel zu lange gedauert."

„Wurde es besser?"

„Mit den Begriffen schon, ja", antworte ich und lächle leicht, als mir wieder einmal klar wird, wie geborgen ich mich endlich in diesen Labels fühle. Wie sehr sie mich selbst beschreiben. Wie viel Freiheit sie mir geben.

Durch die Labels muss ich nichts, habe aber immer noch die Möglichkeit, alles zu sein, alles zu tun. Ich bin nicht gezwungen in die Gesellschaft, die Heterosexualität und Beziehungen als die Norm ansieht. Ich bin ich – endlich.

„Bis ich aber dorthin gelangt bin ... hat es ... gedauert." Ich verziehe das Gesicht bei der Erinnerung an die Zeit zuvor. „Ich wusste, selbst in der Magersucht, der Essstörung, allem Drum und Dran, dass ich etwas Kreatives in meinem Leben machen wollte. Und dass ich glücklich war an der Uni zuvor. Logische Schlussfolgerung: Ich studiere einfach noch einmal."

„Keine gute Entscheidung?" Es ist keine Frage, eher eine Feststellung, und doch hebst du die Stimme am Schluss.

Ich greife nach deiner Hand, drücke sie sanft. „Keine gute Entscheidung. Stress, Druck, neue Menschen – und vor allem keine Kontrolle, was ich esse, wenn ich nicht zuhause bin. Dass ich Familie, Freundinnen und Freunde habe, habe ich in dieser Zeit vergessen. Essen, Serien schauen, Sport machen, warten, dass der Tag vorbei ist und alles am nächsten Morgen wieder von vorne beginnt. Das war mein Leben während des ersten Jahres des Studiums. Und natürlich der Hunger, die Magersucht als ständige Begleiter, die für mich da waren, war es sonst doch niemand." Eine kleine Pause, während ich den tanzenden Glühwürmchen zusehe. „Und doch habe ich es geschafft ... irgendwie. Mir musste es doch nicht so schlecht gehen, wenn ich es schaffe zu studieren und nicht zu essen."

„Dein Körper war im Hungermodus."

„Mein Körper hat alles gemacht, dass ich überlebe. Hat meine Organe am Leben erhalten, mein Inneres gezwungen, weiterhin zu funktionieren und zu arbeiten, damit ich irgendwie überlebe." Mich schaudert es bei der Erinnerung, dass es einmal einen Sommer gegeben hat, in dem ich selbst bei über 30 Grad fror. Weil mein Körper lieber mein Herz schlagen ließ, als meinen Körper zum Schwitzen zu zwingen. „Und ich habe es einfach noch weitergetrieben. Habe Sport gemacht, bin gelaufen, habe gelebt – und gezählt. Wie wenig ich esse, was ich esse, wann ich was und wie viel ich esse. Hatte ich mich zum Abendessen mit Menschen verabredet, hungerte ich bewusst den ganzen Tag über, damit niemand merkt, dass ich weniger esse. Damit mich niemand darauf anspricht."

„Aber Menschen müssen es doch gesehen haben. Ich habe es doch gesehen." Du schluckst, hörst deine Worte noch, während du sie sprichst. „Und ich habe nichts gesagt."

Ich drücke deine Hand wieder, schaue aber nicht zu dir. Meine Aufmerksamkeit ist von den Glühwürmchen abgelenkt, die um mich herumfliegen. „Einige haben mich gelobt. Dass ich besser aussehe, wie schön dünn ich doch sei. Andere haben gemerkt, dass etwas nicht stimmt. Sie haben etwas gesagt, doch es hat nichts gebracht. Wie auch, wenn ich selbst nicht anerkennen wollte, dass die Sucht mich so ergriffen hat? Um sich helfen zu lassen, muss man zuerst erkennen, dass man Hilfe braucht. Und das hat einfach viel zu lange gedauert."

Momente tauchen in meinem inneren Auge auf. Momente, in denen ich mich durchgebissen habe, frierend, hungrig, schwindlig. Müde und allein. Selbst als ich mich zwingen wollte, mehr zu essen, habe ich es nicht geschafft. Viel zu sehr hat die Angst Platz gewonnen, dass ich zunehmen könnte.

Wer würde ich sein, wenn ich plötzlich wieder mehr Gewicht hätte? Wenn plötzlich wieder mehr von mir da wäre?

„Ich habe sogar noch einen Nebenjob begonnen", sage ich in die Stille hinaus, während meine Gedanken noch drehen. „Im Sommer nach dem ersten Studienjahr habe ich sogar einen Job begonnen. An der Kasse, weil ... ich früher bei meinem ersten Nebenjob glücklich und gut war an der Kasse. Und wenn ich arbeitete, hatte ich keine Zeit zu essen, weil ich keine Pausen hatte, um zu essen. Und weil ich in der Gastronomie arbeitete, lernte ich die Kalorien von den Lebensmitteln noch besser kennen, sodass ich noch besser kontrollieren konnte, was ich aß."

Du schweigst, doch ich bin froh. Ich wüsste nicht, was ich auf deine Fragen antworten könnte.

„Ich arbeitete und arbeitete und nahm noch mehr ab, weil ich zählte und arbeitete und Sport machte und mir so keinen Platz zum Atmen ließ. Schreiben, Geschichten erzählen, mich mit Freundinnen treffen – alles egal, solange ich Kalorien zählen konnte, arbeiten konnte, Sport machen konnte." Ich hole tief Luft, weil ich ohne Pause gesprochen habe. „Bis plötzlich Herbst war und das Studium wieder begann. Und wir nicht mehr online Vorlesungen hatten, sondern vor Ort sein mussten."

„Corona – Fluch und Segen zugleich", meinst du, vermutlich nur, damit du etwas gesagt hast.

„Ich weiß immer noch nicht, ob es Fluch oder Segen für mich war", gestehe ich und streiche mir durch die Haare. Irgendwie hat sich ein Glühwürmchen darin verfangen, doch durch meine Berührung löst es sich wieder und tanzt davon, in der einbrechenden Nacht. „Segen, dass ich die toxische Beziehung beenden konnte. Segen, dass ich – auch wenn es zwei Jahre zu spät gewesen ist – endlich mich selbst finden konnte. Fluch, dass ich all das durchleiden musste."

„Was ... was ist dann passiert?", fragst du, und deine Stimme ist dunkel, als würdest du dich selbst vor der Antwort fürchten.

„Ich hab‘s nicht mehr geschafft." Meine Worte sind dumpf, mein Herz schmerzt. Rückblickend kann ich immer noch nicht sagen, wie es passiert ist, dass ich plötzlich gemerkt habe, dass ich nicht mehr lebe, dass ich nur noch bin. Nicht ich, nicht ich selbst, nicht mal ein bisschen meiner Selbst. Dass ich einfach existiere, ohne etwas zu machen, ohne für etwas zu leben. „Ich habe mich krank gemeldet bei der Arbeit, habe meine Eltern weinend kontaktiert. Und sie waren für mich da. Haben mich gehalten, sich um mich gekümmert – als ich es nicht mehr geschafft habe, auf mich selbst zu schauen."

Meine Stimme bricht, und ich schlucke hart, halte aber die Tränen nicht zurück. Ich beweine mich, weine aus Mitleid, was ich mir selbst alles angetan habe – wenn auch nur bedingt extra. Ich weine, weil es mir rückblickend so weh tut, dass ich mir das alles aufgezwungen habe. Und ich weine, weil es im Moment doch so gutgetan hat. Deine Hand ruht auf meiner Schulter, als Stütze im Schmerz.

Du zwingst mich, nicht weiterzusprechen, und doch tue ich es. Stockend und zittrig, doch ich tue es. „Ich ... weiß nicht, bis heute nicht, ob sie wirklich wissen, was ich alles mir selbst angetan habe. Dass ich bereits im Praktikum mit dem Kalorienzählen begonnen habe, dass ich stolz auf mich war, wenn ich so wenig wie möglich gegessen habe. Dass ich zwar Hunger hatte, aber mental nicht essen konnte. Dass ich mich gehasst habe, wenn ich einmal mehr gegessen habe als geplant. Dass ich mich zwar dünn im Spiegel sah und es trotzdem nicht wahrhaben konnte, weil ich ja funktionierte, weil ich ja irgendwie überlebte. Dass ich es liebte, mager zu sein, aber es dennoch hasste. Dass ich nicht wusste, wer ich war.“ Ich schlucke und spreche weiter, weil die Stille zu schmerzhaft wäre. „Meine Mutter hat mich bei meiner Therapeutin angemeldet, und ich hatte Furcht, das erste Mal dorthin zu gehen. Weil ich es ja nicht verdiente, weil ich ja nie zusammengeklappt war, weil ich ja immer noch funktionierte. Ich weiß nicht, ob sie – meine Mutter und meine Therapeutin – ob sie wissen, dass sie mein Leben gerettet haben.“

„Das wissen sie bestimmt“, versicherst du mir, und auch deine Stimme zittert. Deine Hand ist warm auf meiner Schulter und doch ist sie kalt, als ich sie ergreife. „Ging es dann bergauf?“

Ich lache unter Tränen. Eher hilflos als sonst etwas. Verzweifelt, weil mir nichts anderes übrigbleibt. Unter Tränen zu lachen ist besser, als gar nicht zu lachen. „Die Monate in der Therapie waren härter als die Jahre in der Magersucht. Plötzlich musste ich essen, musste ich Gewicht zulegen. Und mehr essen, als ich mich jemals getraut hätte. Jeder Bissen tat gut, tat weh, tat irgendetwas dazwischen. Und ich hatte immer Hunger. Ich konnte essen und essen und essen und immer noch hatte ich Hunger.“ Ich hebe die Schultern und schüttle den Kopf, wie um das Unwohlsein der Erinnerung wegzuschütteln. „Ich habe das Glück gehabt, nie die Unkontrolliertheit zu fühlen, die mit dem plötzlichen Wieder-Essen kommt. Aber der ständige Hunger, das ständige Essen hat mir Angst gemacht. Dass es nie mehr verschwinden wird. Dass ich immer Hunger spüre – nach so langer Zeit endlich wieder. Und dass ich nicht mehr aufhören kann zu essen. Doch ich kämpfte und biss mich durch. Weil Essen schöner ist als Nicht-Essen. Und ich aß mehr als alle anderen. Vergleichen sollte nicht mehr sein, und wenn, dann sollte ich extra mehr nehmen. Und wenn blöde Kommentare kamen, dann aß ich die auch.“

Ich drehe meinen Kopf und begegne deinem Blick. „Es ist schon seltsam, wenn man so lange mit dem Hunger gelebt hat, dass, wenn er plötzlich weg ist, fast ein Freund verloren geht. Ein Freund, den man hasst, den man verabscheut, aber trotzdem – ein Freund.“

„Aber ... er hat dich doch am Leben gehindert.“ Du verstehst mich, aber trotzdem nicht.

Ich nicke. „Aber in allen schlechten Lebenslagen war er mein steter Begleiter. Wenn ich mich alleine fühlte, war wenigstens er da. Wenn ich mich hilflos fühlte, konnte ich mich wenigstens an ihm festhalten.“

„Eine Sucht.“

„Von irgendwo kommt ja Magersucht.“ Ich streiche mir wieder durch die Haare. „Und dann hat sich irgendwie ein Knoten gelöst. Die regelmäßige Therapie, das Essen, das wieder erlaubt war, plötzlich ist alles besser geworden. Ich habe an Gewicht zugelegt, und dennoch bin ich leichter geworden. Ich konnte wieder leben.“ Ein Lächeln, als ich mich an die Zeit zurückerinnere, die noch nicht so lange her ist und trotzdem eine Ewigkeit zu sein scheint. „Plötzlich kam wieder die Lust zurück. Zum Schreiben, zu Verabredungen, zum Menschen Treffen. Ich fand eine Stelle, einen Arbeitsplatz, wo ich zeigen konnte, dass ich mehr als nur eine Essstörung, eine dünne, hilflose Frau war. Wo ich mich kreativ ausleben durfte, wo ich so akzeptiert wurde, wie ich war. Ich fand die Freude am Schreiben wieder, fand neue Freundinnen, mit denen ich mich über mein liebstes Hobby austauschen kann. Und ich fand das Label, das mir einen Stein von den Schultern nahm.“

„Hast du dich irgendwann gefragt, ob es wegen deiner Beziehung ...“

„Vielleicht“, unterbreche ich dich, ehe du die Frage fertig formulieren kannst. „Vielleicht ist es wegen meiner Beziehung, dass ich mich als aromantisch asexuell bezeichne. Vielleicht ist es ein Abwehrmechanismus, wer weiß. Aber ich habe gelernt, dass ich nichts sein muss, außer ich selbst. Dass ich nicht abnormal oder komisch bin, wenn ich keine Beziehung will, mich nicht sexuell für irgendjemanden interessiere. Wenn ich nie wirklich verliebt gewesen bin. Falls mal jemand kommt, gut, und sonst auch gut.“ Ich zucke mit den Schultern und meine die Worte so. „Ich bin ich, und ich bin gut so, wie ich bin. Und seit ich dieses Label gefunden habe, bin ich ruhiger, entspannter – viel entspannter als bei den anderen Labels zuvor. Und deshalb bin ich mir sicher, dass es richtig ist.“

Du lächelst, und selbst in der Dunkelheit leuchten deine Augen auf. „Und das Essen?“

„Je mehr du isst, je mehr du wiegst, desto leichter ist es. Desto ruhiger und entspannter ist dein Körper.“ Wieder zucke ich mit den Schultern, doch es ist ein leichtes Zucken, entspannt und zufrieden.“ Die Kalorienzahlen weiß ich immer noch, doch mein Kopf ist zu faul, sie auszurechnen. Sie im Dreisatz zu zählen und zu kontrollieren. Und vor allem ist mein Körper zu faul, nicht zu essen. Manchmal ist es immer noch hart, keinen Hunger zu haben. Ich erinnere mich noch daran, wie er mein treuer Freund und Begleiter gewesen ist. Doch es ist wie eine toxische Beziehung. Es mag Momente gegeben haben, in denen es gut war, doch auch dann habe ich das Schlechte runtergeschluckt. Habe ignoriert, wie sehr ich gelitten habe – und durch meine Therapeutin habe ich es erst gelernt zu erkennen. Zu fühlen und zu merken, dass es wehtat. Dass ich mir selbst wehtat.“

Erinnerungen an Momente tauchen wieder auf, in denen mir kalt war, ich fror, Angst hatte, dass es für immer so sein würde. Gerne würde ich zurück zu diesen Momenten gehen, mir beistehen, mir sagen, dass es nicht so sein muss, dass ich Wert habe, mich für mich einsetzen. Mich nicht in etwas verkriechen, nur weil ich fürchte, zu viel zu sein, zu viel Platz einzunehmen, meine eigenen Bedürfnisse zu zeigen.

„Es tut mir leid“, murmle ich leise, und du weißt, dass ich mit dir spreche. Mit meinem Ich, das ich so lange im Stich gelassen habe. Das so viel Besseres verdient hat als jemanden, die ihr alles verwehrt.

Die Worte verhallen in der Dunkelheit, werden von den tanzenden Glühwürmchen hinauf zum Sternenhimmel getragen. Verschwinden irgendwo über dem Bach, durch den Wald, hinauf in die Berge. Der kühle Wind weht auch den Rest der Worte weg, trägt den feuchten Geruch nach nassem Holz mit sich. Ich fröstle leicht, doch nicht wegen des Hungers, wegen der fehlenden Kraft des Körpers. Ich grinse, während ich mir über die Arme streiche, und denke an die Wanderung hierhin zurück, als ich sogar schwitzte, während ich Sport machte. Etwas, das ich letztes Jahr noch nicht erlebt habe.

„Danke, dass du es mir erzählt hast“, sagst du nach einer Weile, als die Glühwürmchen verschwunden und meine Worte verhallt sind. „Danke, dass du endlich auf mich schaust.“

Und ich drehe mich zurück zu dir und blicke in das Gesicht, das mein eigenes ist.

R., 33 Jahre: Mein inneres Chamäleon

„Oh nein, ich habe zugenommen. Meine Hose spannt. Wenn ich sitze, spüre ich das Bauchfett. Ich muss den Bauch einziehen. Das Spiegelbild gibt mir Recht! Das habe ich jetzt davon, auf meinen Hunger zu hören und nicht zu kontrollieren, vielen Dank Frau Therapeutin.“

Ungefähr in diesem Ton und mit diesen Worten fing mein inneres Chamäleon in den Ferien an, mich abzulenken und mit seiner abwertenden Haltung anzustecken. Ich nenne meine innere Stimme Chamäleon, weil sie wie dieses die Eigenschaft besitzt, in unterschiedlicher Art und Weise aufzutreten – das Gewand zu wechseln. Das Chamäleon versucht immer wieder aufs Neue, mich von seinen Gemeinheiten zu überzeugen. Anfangs war es noch nicht so laut, mit zunehmendem prämenstruellem Syndrom wurde es lauter und absoluter. „Ich bin dick. Ich kann meinen Anblick kaum ertragen. Mein Körper ist ekelerregend. Ich kann mich so niemandem zumuten. Die Leute starren mich an und denken, dass ich zu dick bin. Jetzt muss etwas gehen. Ich muss abnehmen. Ich muss Sport machen. Schaut mich nicht an, schaut weg!“

Ich kenne dieses Chamäleon. Früher habe ich ihm alles geglaubt. Jetzt glaube ich ihm meist dann, wenn es besonders laut schreit. Oft schreit es am lautesten kurz vor der Menstruation, wie dieses Mal in den Ferien. Während meiner bereits 20 Jahre andauernden Bulimie hat mich das Chamäleon zu oft dazu gebracht, drastische Maßnahmen wie langes Hungern und exzessives Sporttreiben durchzusetzen, um mein Gewicht zu reduzieren. Fast immer führten diese Verhaltenseinschränkungen dann teufelkreisartig zu Essanfällen und Erbrechen oder anderen Formen der Kompensation wie noch mehr exzessives Sporttreiben oder Tablettenkonsum. Nie führten die vom Chamäleon eingeforderten Änderungen zu einem zufriedeneren Zustand oder zu einem stabileren Selbstwertgefühl.

Aber nicht dieses Mal. Dieses Mal entschloss ich mich, ganz andere Maßnahmen zu treffen. Denn es war mir plötzlich klar, dass ich die Wahl habe: Will ich im Hier und Jetzt sein und meine verdienten Ferien genießen oder will ich dem Chamäleon die Kontrolle überlassen und in alte, ungesunde Muster verfallen? Eine scheinbar einfache Frage, nur leider erwische ich den richtigen Moment für diese Frage noch nicht immer, und dann drohe ich den Point of no Return zu verpassen.

Ich erkannte die Stimme vom Chamäleon wieder. Wie eine strenge Haustierhalterin verbot ich mir, die abwertenden Gedanken weiterzudenken. Immer wenn das Chamäleon wieder mit seinen geringschätzigen Sätzen anfing, brachte ich es zum Schweigen, indem ich mich etwas anderem zuwandte: Roman lesen, kochen, spazieren gehen, Netflix, duschen, Füße spüren, mit meinem Freund sprechen, abwaschen, Malen nach Zahlen, aufs WC gehen usw. Alles – nur nicht dem Chamäleon zuhören. Ich habe das Chamäleon abgewürgt, nicht ausreden lassen, unterbrochen, vehement gestoppt, ausgelacht, ignoriert und mich dazu entschieden, meine Ferien zu genießen und mich nicht herunterziehen zu lassen.

Eine listige Eigenschaft des Chamäleons ist aber, dass es seine Farbe ändern kann. „Jetzt bin ich aber sehr streng zu mir selbst. Wo bleibt da die Selbstfürsorge? Will ich wirklich wie eine strenge Haustierhalterin mit mir selbst sprechen? Ich habe mir doch vorgenommen, nicht mehr so viel zu kontrollieren, mehr loszulassen. Jetzt mache ich doch das Gegenteil? Bin ich vielleicht am Verdrängen, müsste ich die Gedanken zulassen? Besser ich überdenke meine Strategie. Vielleicht habe ich auch einfach wirklich zugenommen, und es wäre besser, jetzt etwas aufzupassen? Natürlich ohne drastische Maßnahmen, einfach ein bisschen weniger essen, ein bisschen mehr Sport, nichts weiter."

Achtung! Es hört sich zwar nicht mehr an wie die abwertende Stimme, es klingt schon fast wohlwollend – ein neuer Farbton eben, aber das Chamäleon will genau das Gleiche: mich einlullen und in alte Muster zurückziehen.

Nach einer gefühlten Ewigkeit (in echt nach etwa drei bis vier Tagen) wurde das Chamäleon leiser. Mein Körper hat sich nicht verändert – aber die Art und Weise, wie ich ihn wahrnahm. Plötzlich fühlte sich mein Bauch wieder okay an. Ich konnte es aushalten, mein Spiegelbild zu betrachten. Zum Glück waren die Ferien zu diesem Zeitpunkt noch nicht vorbei, denn nach dieser anstrengenden Zeit war Erholung nötig. Dieses Aufpassen, Ignorieren, Aushalten, Ablenken, Abwürgen, Kämpfen und Dranbleiben braucht Unmengen an Energie. Der Kampf gegen meine Essstörung fühlt sich an wie eine Vollzeitstelle. Die zurzeit geleisteten Überstunden lohnen sich jedoch sehr. Als Beispiel: Das Schreiben dieses Textes hat mich viel Zeit und Energie gekostet. Den Lohn dafür habe ich aber in den vergangenen Tagen bereits verbuchen können. Ich habe das Chamäleon trotz guter Verkleidung öfter als sonst erkannt und ausgebremst. Mir wird auch zunehmend klar, dass die Stimme des Chamäleons eigentlich ein Ablenkungsmanöver ist. Sie will mich davon ablenken, dass gerade irgendetwas nicht stimmt. In den Ferien war wohl das prämenstruelle Syndrom auslösend für das Ablenkmanöver. In anderen Situationen kann es Stress im Job sein, schwierige soziale Situationen wie Konflikte, Angst vor Einsamkeit oder die Überforderung aufgrund schwieriger Erinnerungen. Anstatt mich in diesen Momenten mit den unangenehmen Gefühlen zu beschäftigen, schreit das Chamäleon so laut, dass mir bis jetzt nichts anderes übrigblieb, als mich ihm zuzuwenden. Hoffentlich gelingt es mir immer besser, bei belastenden Ereignissen genau hinzuspüren, was gerade passiert und was ich brauche, und das Chamäleon auszublenden.

Je mehr ich meine Muster erkenne und darüber rede, desto klarer und öfter sehe ich sie, desto bewusster ist mir das Ausmaß ihrer Zerstörung. Das macht mich zutiefst traurig. Dieses ständige Dranbleiben und Überwachen, welche Stimmen gerade sprechen, ist einerseits anstrengend und ermüdend – andererseits habe ich aber auch eine Kostprobe davon bekommen, wie es sein könnte, wenn nicht das Chamäleon, sondern ich die Kontrolle übernehme – und dafür lohnt es sich zu kämpfen.

D., 28 Jahre: Leichtigkeit

Hallo Essstörung, hallo innere Stimme,

Ungefähr 12 Jahre ist es her, dass ich das erste Mal richtig bewusst mit dir Bekanntschaft gemacht habe. Rückblickend bist du vorher bereits einige Male flüchtig aufgetaucht. Ich kann mich daran erinnern, wie ich im Primarschulalter im Schwimmbad war und mich sehr unwohl gefühlt habe in meinem Körper, dass er sich nach zu viel angefühlt hat. Wenn ich mich in einer Landschulwoche sehr unwohl gefühlt habe und nicht wirklich zu den anderen passte, hast du mir ins Ohr geflüstert, doch einfach weniger oder gar nicht zu essen bei den gemeinsamen Mahlzeiten. Zuhause habe ich dann wieder normal gegessen, und das Ganze war rasch vergessen, und ich habe dich gekonnt ignoriert.

Im Jahr 2010 hat sich mein Alltag durch eine gesundheitliche Einschränkung für einige Monate verändert. Ich konnte mich nicht wie gewohnt bewegen. Sport war für mich bis dahin immer ein wichtiger Bestandteil in meiner Freizeit gewesen. Im Zusammenspiel mit der Suche nach meinem Platz auf dieser Welt, welche mir so oft fremd erschien, war dies zu viel. Und da bist du, dieses Mal mit lauter Stimme, aufgetaucht. Du hast mir mit Angstgefühlen den Eindruck vermittelt, dass ich mich jetzt ein wenig zurücknehmen sollte mit dem Essen, wenn ich mich nicht sportlich betätigen kann. Auch als Normalgewichtige. Erste Wirkungen haben sich rasch gezeigt, und du hast schnell mein Vertrauen gewonnen. Ich hatte das Gefühl, Kontrolle in und über mein Leben zu haben, und bald hat sich eine Angst vor einer Gewichtszunahme dazugesellt, und ich konnte mir nicht vorstellen, je wieder mehr zu essen.

Du hast mir in herausfordernden Phasen geholfen, meinen Alltag zu bewältigen. Dank dir hatte ich eine Ablenkung von dem starken Gefühl „anders zu sein“, welches mich seit Kindertagen begleitet. War es vielleicht, dass du mir nun einen Grund liefertest, „anders zu sein“? Du hast mich durch die Zeit des Auseinanderfallens unserer Familie getragen und geschaut, dass ich in der Trauer und Verzweiflung nicht erstickte. Du hast mir das Gefühl gegeben, die Kontrolle zu haben, in Zeiten, wo alles unkontrollierbar war. Du warst mein Sprachrohr zur Außenwelt, wenn meine Stimme versagte oder ich keine Worte fand. Du hast meinen Tag ausgefüllt, und ich hatte weder die Zeit noch die Energie für anderes. Du warst da in meiner tiefsten Einsamkeit. Seit ich mich erinnern kann, nahm ich mich in vielen Alltagssituationen als sehr ungeschickt/ungelenk wahr und schämte mich dafür. Durch dich ließ dieses Gefühl nach. Du hast eine Stärke in mir hervorgebracht, die sich eine gewisse Zeit gut anfühlte. In den Anfängen bestätigte dies mir auch mein Umfeld. Es war beeindruckt von der Disziplin, die ich durch dich in jeglichen Lebensbereichen an den Tag legte. Ich gab immer 120 %, in der Ausbildung, beim Sport, beim Nicht-Essen; genug war es nie. Lange Zeit konnten wir gemeinsam die „Fassade“ aufrechterhalten und den Schein eines ganz normalen Lebens wahren. Rückblickend verspüre ich ein Unverständnis und auch eine gewisse Wut darüber, dass ich nie direkt auf dich angesprochen wurde. Mein Umfeld war mit dir so überfordert, dass es nicht in der Lage war, in Worte zu fassen, dass sie sich um mich sorgten.

Noch viel mehr, als du mir gegeben hast, hast du mir genommen!

Über Jahre hinweg hast du mir meine ganze Spontaneität genommen. Kurzfristig eine Freundin treffen? Nicht möglich, denn du hast bereits weit im Voraus geplant, wie mein Tag aussieht, damit ich genügend Sport treibe und wenig esse. Ein gemeinsames Essen genießen? Schwierig, wenn du mir vorgegeben hast, wie ich dies dann wieder kompensieren muss. Auf meinen Körper hören? Nicht möglich, da man deiner Meinung nach in jedem Zustand Sport treiben kann. Du hast dazu beigetragen, dass ich meine Emotionen so sehr verdrängt habe und keine Energie für diese hatte, dass ich immer noch am Lernen bin, diese wahrzunehmen, einzuordnen und auszuhalten. Wie soll man sich auf etwas anderes konzentrieren, wenn das vorherrschende Gefühl der Hunger ist? Ich habe Nähe gesucht, du hast mir Distanz gebracht. Du hast mich in deine Welt gezogen und mich von mir selbst entfernen lassen. Ich habe begonnen, zu lügen, mich zu rechtfertigen und zu verstecken. Und je einsamer ich mich gefühlt habe, desto mehr hast du die Führung übernommen. Ich bin wütend, wütend, wie stark du dich zwischen mich und mein Umfeld gedrängt hast. Wie du über Jahre mit einer Selbstverständlichkeit meinen Alltag bestimmt hast. Wütend, wie lange es gedauert hat, bis ich die richtige Therapie fand.

Es hat lange gedauert, bis ich meine Gedanken in der Einzeltherapie oder später im Gruppensetting teilen konnte. So viel Angst, wie ich zu Beginn gerade vor der Gruppe hatte, so wertvoll ist diese heute. Hier musste ich nicht erklären, wie es ist, beim Einkaufen eine Ewigkeit zu brauchen und dann zuhause dennoch nicht das Gekaufte zu essen. Wie unaushaltbar das Gefühl nach einer Mahlzeit sein kann, wie groß der Ekel vor sich selbst. In der Gruppe erlebte ich das Gefühl, verstanden zu werden – in einem Ausmaß, das ich bis anhin nicht kannte.

Mittlerweile ist dein Griff lockerer geworden. Noch immer bist du mal mehr, mal weniger präsent, aber unterdessen habe auch ich ein Mitspracherecht. Es ist ein langer und anstrengender Prozess, neue Wege zu finden, um meine Emotionen zu regulieren, mich anderen zu zeigen und Gefühle auszuhalten, und ich bin dankbar für die Unterstützung, die ich dabei in Anspruch nehmen darf. Wie oft war mir in der Theorie etwas schon lange klar, aber es brauchte Zeit, bis dies auch mein Körper zu verstehen begann. Und plötzlich machte es „Klick“, ohne dass ich im Nachhinein sagen kann, weshalb. Gerade kürzlich hatte ich während einer Yogastunde das erste Mal den Eindruck, mich wirklich zu berühren; mich zu berühren und mich zu spüren, ohne dass ich mich mit meinen Gedanken woanders hinbegab, damit ich mich nicht wahrnehmen musste, mich nicht der Angst stellen musste, dass sich mein Körper nach zu viel anfühlt.

Auch kürzlich habe ich es geschafft, meine zu enge Hose gemeinsam mit einer Freundin zu entsorgen und daraufhin das Lieblingsdessert aus meiner Kindheit zu essen als Ritual. So ein gutes Gefühl! Ich will mich von dem Gedanken verabschieden, dass mein aktuelles, völlig normales Gewicht nur ein vorübergehender Zustand ist, und nicht mehr im Hinterkopf haben, dass ich „dann schon mal wieder in diese Hose passen werde“. Dies alles sind Schritte in Richtung eines neuen, freien Körper- und Lebensgefühls.

Liebe Essstörung, ich will mir nicht mehr von dir vorschreiben lassen, wie ich mich in meinem Körper zu fühlen habe. Du hast meinem Körper und meiner Psyche genug geschadet. Ich brauche deine eiserne Disziplin, deinen kritischen Blick und deine Urteile nicht mehr. Ich will Leichtigkeit – unabhängig von meinem aktuellen Gewicht.

M., 20 Jahre: Magersucht – (K)eine Bewältigungsstrategie für den Umgang mit Gefühlen

Eigentlich hatte ich nie ein Problem mit meinem Gewicht oder meiner Figur. Eigentlich fühlte ich mich ganz wohl. Ich hatte ein sehr gesundes Selbstvertrauen und Selbstwertgefühl. Doch trotzdem gab es immer etwas, das sich unsicher, schwach und unkontrolliert anfühlte. Ich wusste nicht, was es war; aber irgendwie war da etwas.

Mit der Zeit kam ich immer mehr dahinter, was dieses Etwas wohl sein könnte. Mir wurde immer vorgelebt, dass im Leben alles möglich und gut ist, dass es eigentlich keine Überforderung gibt, und wenn doch, dann bin ich einfach zu schwach, um die Situation zu bewältigen. Ich kannte keine Gefühle wie Trauer, Überforderung, Angst, Versagen. Oder anders gesagt: Ich wusste von ihrer Existenz, aber ich konnte sie nicht benennen, geschweige denn mit ihnen achtsam umgehen.

Aber in mir fühlte sich alles irgendwie anders an. Ich spürte diese Gefühle, hatte aber schlichtweg keinen Plan, wie ich damit umzugehen hatte. Ich war komplett überfordert. Ich wusste nicht einmal, wie ich dies ansprechen sollte, denn es gab nicht wirklich Worte und Raum dafür.

Auf meine Weise versuchte ich, darauf aufmerksam zu machen. Mit 15 Jahren habe ich durch eine Verletzung mein Ventil verloren. Die Überforderung wurde immer größer, da ich mich nicht mehr durch Sport ablenken konnte. Ich kam in eine depressive Phase, wollte nicht mehr aufstehen, mich mit anderen verabreden, irgendetwas machen. Die Freude war einfach weg. Ich sah keinen Sinn mehr. Meine sonst so positive Einstellung war weg. Plötzlich waren da nur noch die „schwachen", „schlechten" Gefühle, und ich hatte keine Ahnung, wie ich damit umgehen sollte.

Im Zuge der Therapie realisierte ich, dass ich keinen Umgang mit der Gesamtheit meiner Gefühle habe. Aber meine Familie nahm mich mit diesem Anliegen nie ganz ernst. Zumindest fühlte es sich für mich so an.

Nachdem meine Verletzung heilte, wurde ich auch psychisch wieder stabiler. Meine Familie hatte das Gefühl, dass die depressive Phase wohl nur der körperlichen Einschränkung zuzuschreiben sei. Doch tief im Innern wusste ich, dass es nicht so war. Noch immer fühlte ich mich in meinem Anliegen, einen achtsamen Umgang mit allen Gefühlen zu pflegen, nicht ganz ernst genommen.

Das tat weh! Sehr weh! Ich flüchtete in die Ablenkung, Ausgehen, Alkohol, Freunde. Die waren da, nahmen mich so, wie ich gerade daherkam. Gleichzeitig musste ich mir zuhause anhören, dass mir die Familie am Arsch vorbeigehe und ich sowieso nur Zeit für meine Freundinnen habe. Aber eigentlich war es in meinem Innern gerade umgekehrt. Ich sehnte mich danach, dass mich meine Familie so nahm, wie ich war, und beispielsweise nicht sagte: „Du kannst am Tisch sein, wenn du gute Laune hast, ansonsten lieber nicht." Aber sie sahen das Problem nicht. Oder zumindest nicht so, wie ich es sah.

Ein paar Jahre vergingen. Die Corona-Pandemie brach aus, ich musste in einer Riesenübung von meiner Reise in Südamerika zurück nach Hause fliegen. Und da war ich. Ohne Plan, alles anders, als ich mir dies ausgemalt hatte. Die Überforderung war immens. Ich hatte keine Aufgabe, eigentlich keine Funktion in meiner Existenz. Alles fühlte sich so unsicher und unkontrolliert an, denn in den vergangenen Jahren hatte ich noch immer nicht gelernt, wie ich mit meinen Gefühlen umgehen soll.

Ich sehnte mich nach Kontrolle und Sicherheit. So begann ich zu kontrollieren, wie viel ich aß oder eben nicht aß, ohne dabei je einmal ernsthaft Kalorien gezählt zu haben, denn das konnte ich ja steuern. Es war mir eigentlich auch scheißegal, was die Waage sagt. Eigentlich wollte ich einfach ernst genommen und mit meinem Problem gesehen werden.

Paradoxerweise war ich in einer neuen Umgebung, einer WG, neuen Menschen, die mich nicht kannten. Meine Familie sah ich nur sehr sporadisch, inmitten von Home-Schooling und Social-Distancing. Ich wurde also eigentlich überhaupt nicht gesehen. Aber irgendwie fühlte es sich trotzdem sicher an, denn ich hatte Kontrolle über mein Essen und meinen Sport. Diese Sicherheit fühlte sich gut an. Mit der Situation der Pandemie eskalierte mein Gesundheitszustand. Durch das ständige Alleinsein und Social-Distancing verbrachte ich meine Zeit mit Zoomvorlesungen, Bewegung und Nicht-Essen.

Es war mir sehr schnell bewusst, dass ich ein Problem mit dem Essen hatte. Aber der Zwang zum Nicht-Essen war bereits viel zu groß und hatte Überhand über meinen Verstand gewonnen. Zu Beginn sah noch niemand, dass ich unter diesem Problem litt. So hielt ich daran fest und hoffte, dass mich endlich jemand darauf ansprechen und mich ernst nehmen würde, denn ich wollte noch immer gesehen werden.

Eines Abends sprach mich meine Schwester darauf an, ob ich das Gefühl habe, dass ich ein Problem mit dem Essen habe. Innerlich dachte ich: endlich! Jemand hat es gesehen, und ich muss es nicht mehr geheim halten. Ich habe schnell eingesehen, dass ich ein Problem habe. Aber als ich die Diagnose erhielt, konnte ich mich irgendwie doch nicht damit identifizieren. Magersucht. Das war in meinem Kopf so stigmatisiert. Davon betroffen sind doch nur Menschen, die einfach so dünn wie möglich sein wollen. Aber doch nicht ich. Es ging mir doch nicht darum, dünn zu sein.

Aber durch mein Untergewicht wurde ich endlich von meiner Familie in meinem Problem ernst genommen und gesehen. Ich hatte ein Druckmittel. Ich betrachtete meine Magersucht als eine Fahne, die auf ein Problem aufmerksam machte. Und diese Fahne brauchte ich so lange, bis dieses Problem gesehen, ernst genommen und angegangen wurde. Erst wenn ich dieses Gefühl hatte, konnte ich loslassen.

Der Prozess des Loslassens mag jetzt wohl sehr einfach klingen! Ist es nicht! Ganz im Gegenteil. Es ist ein Lebenskampf. Es geht ums pure Überleben. Ich möchte hier sagen, dass es eine RIESEN-Arbeit ist, diesen steinigen, angsteinflößenden und ungewissen Weg zu beschreiten und nicht davon abzukommen. Niemand sucht sich diesen Weg aus, und es verdient den höchsten Respekt, ihn zu gehen!

Während des Loslassens dachte ich mir insgeheim immer, wenn es mir dann doch zu unsicher ist, kann ich dann stets wieder zurück, denn der Zwang, die innere Stimme verschwand nicht. Um ehrlich zu sein, ist sie noch heute da. Aber sie kontrolliert mich nicht mehr. Aber in meinen Bewältigungsstrategien hatte ich stets eine Option, wie ich meine Überforderung „kontrollieren“ kann.

Mit der Therapie bekam ich Schritt für Schritt wieder mein Leben in den Griff. Ich lernte, achtsamer mit meinen Gefühlen umzugehen. Ich durfte neue Bewältigungsstrategien kennenlernen. Dadurch fasste ich langsam wieder Fuß in meinem Leben, und so begann ich wieder zu studieren, konnte mich freier bewegen und wieder mit mehr Menschen interagieren. Ich gewann Lebensfreude und Energie zurück.

Ich hatte erst gerade wieder Fuß in meinem eigenen Leben gefasst. Die Belastung für meine Familie wegen mir nahm ab und gleichzeitig zu, da meine Mutter an einer schweren Depression erkrankte. Sie kam in die Klinik, mein Vater kümmerte sich um alles rundherum, und meine Schwester ging auch ihren Weg. Niemand der Familie hatte wirklich Energie übrig, um sich noch um mehr zu kümmern.

Ich war also wieder auf mich allein gestellt. Und es war unglaublich anstrengend, zuhause diese Belastung auszuhalten und zu ertragen und dabei gleichzeitig nicht selbst von meinem Weg abzukommen. Ich musste mich von der ganzen Situation zuhause distanzieren, um mich auf mich und meinen Weg zu fokussieren.

Meine neu gelernten Bewältigungsstrategien wurden brutal auf die Probe gestellt. Mir war klar, dass ich mich voll auf mich konzentrieren musste, denn anders ging es nicht. Ich hätte mir gewünscht, dass es mehr Raum gegeben hätte, um sich umeinander zu kümmern. Aber es war leider einfach nicht drin. Es war so, wie es war. Ich musste dies akzeptieren und trotz immer größerer Sorge, dass sich meine Mutter etwas antun könnte, stetig weiter auf meinem Weg gehen.

Leider kam alles anders! In der Nacht, bevor meine Mutter von der Klinik nach Hause kommen sollte, nahm sie sich das Leben.

Von einem auf den anderen Moment war das Leben nicht mehr das Gleiche. Nichts ist mehr, wie es war, und es wird auch nie wieder so werden. Alles fühlte sich unsicher und unkontrolliert an. Niemand wusste, wie damit umzugehen ist. Totale Überforderung. Und diesmal in einem komplett anderen Maß.

Ich war einfach nur überfordert. Konnte nichts einordnen. Alles fühlte sich ungewiss an. Ich sehnte mich nur nach Sicherheit und Kontrolle. Ein sehr entscheidender Punkt, denn ich wusste, dass ich mit dem Essen/Nicht-Essen Kontrolle habe, und damit wäre der Weg zurück in die Essstörung geebnet. Ich realisierte aber, dass es in dieser Situation eigentlich überhaupt gar keine Kontrolle gibt. Es ist einfach so. Auch wenn dieser Umstand große Angst und Unsicherheit auslöste, wusste ich, dass der Weg zurück in die Essstörung eine Einbahnstraße ist. Ich war mir bewusst, dass dieser Weg ganz sicher keine Option ist. Niemand, aber gerade gar niemand hat jetzt noch Energie, nochmals eine Essstörung mitzumachen.

Durch diesen Schicksalsschlag relativierten sich meine Gedanken so krass von einem auf den anderen Tag. Und es ging. Ich nahm Tag für Tag, und merkte, dass es viel wichtigere Gedanken gibt als jene der Essstörung. Die Essstörung gab mir zwischenzeitlich das Gefühl, gesehen und ernst genommen zu werden. Aber eigentlich bewirkt sie genau das Gegenteil. Und wenn es hart auf hart kommt, ist sie nie, nie, niemals eine Option.

Der Weg aus der Essstörung ist nicht linear und ein Stück weit eine Lebensaufgabe. Ich möchte hier stichwortartig ein paar Tipps, die mir geholfen haben, auflisten.

Für Betroffene:

- Es ist dein Weg aus der Essstörung. Höre auf dich, und gestalte ihn gerade so, dass er knapp auszuhalten ist.

- Die essgestörten Gedanken und Bedürfnisse in Metaphern zu vermitteln versuchen. Ich habe z. B. jeweils versucht, zu erklären, dass man mich wie an der essgestörten Bushaltestelle in den Bus einladen muss. Das Gegenüber sollte also sagen: Ich verstehe, dass es für dich gerade sehr schwer ist, in den Bus einzusteigen. Aber es ist wirklich wichtig, dass du jetzt einsteigst.
- Deine tägliche Arbeit, die du leistest, um gegen die Essstörung anzukämpfen, ist unglaublich hart und verdient höchsten Respekt.
- Ehrlich zu sich selbst sein.
- Offen darüber sprechen.
- Sich selbst eine Liste machen mit den Sachen, die man wieder essen möchte, und diese nach und nach abarbeiten.
- Nicht ständig auf die Waage gehen.

Für Angehörige:
- Das Gefühl geben, die betroffene Person zu verstehen, auch wenn man es eigentlich nicht tut.
- Sich über den Mechanismus der Essstörung informieren, um die Dynamik besser verstehen zu können.
- Respekt und Hochachtung vor der Aufgabe haben, gegen die Essstörung anzukämpfen. Es ist eine Riesenaufgabe.
- Gefühle nicht werten.
- Die betroffene Person ernst nehmen und sehen, dass es schwer ist.
- Sich Zeit nehmen, um z. B. einen Spaziergang zu machen oder etwas zusammen zu kochen.
- Der Person mit Essstörung die Verantwortung zu kochen abnehmen.
- Zuhören.

L., 38 Jahre: Mein Erfahrungsbericht

Es sind mittlerweile viele Jahre vergangen. Mit ungefähr 12 Jahren hat sich ein Teil in mir verselbstständigt und abgekoppelt. Es war eine Not damals. Manchmal ist sie immer noch da. Aber damals wie auch heute fühle ich mich in dieser selbstgeschaffenen Welt sicher. Stark. Mir kann niemand was anhaben. Niemand sieht mich. Und ich habe einen Plan. Auch wenn dieser Plan nie ganz aufgeht, seit Jahren schon. Auch wenn er mir alles abverlangt und ich keine Energie habe. Solange es einen Plan gibt, bin ich sicher. In seiner Gegenwart bin ich der stärkste Mensch. Und niemand kann mir was sagen.

Früher

Worte. Ich ringe um Worte. Worte, die ich nie hatte, Worte, die es nie gab, oder Worte, die ich nicht zuließ. Nicht in meiner Familie, nicht in meinem Umfeld. Nicht für all das, was war oder was ich mitbekam. Oder fühlte. Ich fühlte lange gar nichts. Nur den Schmerz des Lebens und des Versagens hinsichtlich meines Plans, an dem ich immer wieder scheiterte. Wenn jemand einmal nachfragte oder sich ein Gespräch oder eine Situation in die Richtung von „Geht es dir wirklich gut?" entwickelte, dann nahm ich meine Superkräfte hervor, um unsichtbar zu werden. Oder auszuweichen. Nein, Worte durfte es nicht geben.

Ich war immer eher ruhig. Lieb, brav, schüchtern, nicht auffallend. Manchmal unwohl in meiner Klasse der Primarschule. Manchmal wurde ich auch ausgelacht. „Dicke Kuh", sagte Claudia. Wenn ich zurückschaue, war ich nicht dick. Einfach größer als die anderen. Aber das wusste ich damals nicht. Es wurde schlimm, als sich mein Körper zu verändern begann. Als ich in die Pubertät kam. Das fühlte sich an wie ein großer Verrat. Ich wollte nicht auffallen oder gesehen werden, und jetzt verriet mich mein Körper. Und ich ekelte mich so sehr. Ich schnitt ihn ab. Und fühlte mich stark dabei. Er konnte das nicht einfach machen mit mir. Ich würde ihn also einfach ignorieren, so konnte ich die Überhand behalten. Ich machte mit ihm das, was ich mit den Gefühlen machte. Aber das realisierte ich erst später. Wenn mich etwas überfordert, überschaue ich es einfach. Betäube mich. Tue so, als wäre es nicht da. Verstecke es, schaue dafür, dass es nicht existiert.

Damals trug ich riesige T-Shirts, damit niemand meinen Körper sehen konnte. Beispielsweise die Brüste, die ich so hasste. Die mein Leben zerstörten. Ich wollte unsichtbar sein. Mit den Jahren habe ich gelernt, wie man sich geben muss. Wie man öffentlich funktioniert. Wie man sich etwas schicker kleidet. Und nicht auffällt. Oder erbrechen kann, wenn man wieder versagt hat und den Plan nicht eingehalten hat. Das gab mir ein Gefühl der Überlegenheit, des Triumphs.

Ich habe es auch geschafft, dass mir in der Regel körperlich niemand zu nahe kam. Falls es dann doch mal passierte, schnitt ich mich einfach ab. Ich konnte niemanden reinlassen. Denn so vieles durfte nicht sein. Mein Körper durfte nicht sein. Er war nicht gut. Und wenn es ihn schon gab und er sich nicht abschütteln ließ, dann sollte er wenigstens möglichst wenig essen, wenig Essensgeld kosten und halt von selbst irgendwie funktionieren. Auch wenn ich so tat, als gäbe es ihn nicht, unbewusst holte mich ein schweres Bild oder Körpergefühl immer wieder ein: eine dicke, schwere, klebrige, schwarze Ölschicht auf meinen Schultern, meiner Seele, meinem Körper. Hässlich, eklig, schlabbrig, schwer, stinkend, wie 200 Kilo schwer. Ich würde jeden Mann erdrücken, der mir zu nahe kam. Und ihn verjagen. Das wollte ich mir nicht geben.

Und so vergingen die Jahre. Mal war ich ein depressives Krisenkind, das die Schule schwänzte, bis es gerade noch reichte, durchzukommen, später war ich die Dramaqueen, die nicht wusste, was sie mit ihrem Leben anfangen wollte, aber das irgendwie lustig verpacken konnte, damit niemand weiterfragen würde. Ich selbst sah mich als Versagerin, ohne Vision. Denn mein Leben würde erst anfangen, wenn ich 40 Kilo schwer wäre. Und das hatte ich bisher nicht geschafft, verdammt. Also weiter Kopf runter, weiter nach außen funktionieren und nach innen die Pläne umsetzen, die mich zum Ziel führen würden. Wenn ich dann mal am Ziel wäre, dann würde ich beginnen können mit dem Leben. Vielleicht eine Therapie machen. Vielleicht könnte ich mich dann auch verlieben. Und mich endlich frei fühlen, meinen Körper spüren. Singen. Mich hinstellen. Mich zeigen. Fotos oder Videos von mir aushalten.

30 werden

Dreißig werden erfüllte mich mit Panik. Noch immer nicht am Ziel. Und das Leben war bisher an mir vorbeigezogen. Immer noch nicht angekommen. Kein Stück. Im Gegenteil. Ich konnte nach außen über mich lachen, das hat sich bewährt. Auf der Einladung für meinen 30. Geburtstag war mein Gesicht als alte Frau gestaltet. Mein Leben war ja jetzt eh vorbei. Dann konnte ich auch etwas Sarkasmus einbringen. Innerlich tat es aber sehr weh. Das schmerzhafteste Gefühl ist das Gefühl des Bedauerns. Zu sehen, welche Möglichkeiten und Chancen man alle nicht genutzt hat. Der Blick in den Rückspiegel und die schmerzhafte Frage, wieso ich rückblickend nicht sehen konnte, dass ich okay aussah. Dass ich Chancen gehabt hätte. Einfach keinen Glauben und kein Vertrauen in mich selbst. Und alles auf später verschob. Ich hadere noch heute damit.

Ich erinnere mich an den Tag, an dem ich allen Mut zusammennahm und die Frau anschrieb, die ich im Internet in meiner Stadt gefunden hatte. Irgendwie wurde mir klar, dass ich zehn Jahre später nicht wieder das Gefühl haben wollte wie jetzt, kurz vor 30. Das Gefühl, nicht gelebt zu haben. Es kostete mich Überwindung. Denn solange ich nicht 40 Kilo wog, hatte ich keine Berechtigung, eine Therapie zu machen oder Hilfe anzunehmen. Es ging mir nicht schlecht genug, ich funktionierte ja. Alles war gut. Netterweise schrieb mir die Frau zurück, ich durfte vorbeikommen. Und netterweise machte die Frau es nicht davon abhängig, ob ich untergewichtig war oder nicht, sie nahm mich ernst. Das berührte mich. Und sie sagte, ich hätte eine Berechtigung, zu ihr zu kommen. Das erstaunte und erleichterte mich.

Sie nahm mich an die Hand. Mittlerweile seit acht oder neun Jahren schon. Sie ist liebevoll, verständnisvoll. Sie nimmt mich ernst, ermutigt mich, zu sprechen, zu atmen, meinen Körper zu spüren. Zu Beginn redeten wir übers Essen. Oder das Erbrechen. Über die engen Regeln und die Nulltoleranz, über das „Zum-Sport-gehen-Müssen“, auch wenn man keine Energie mehr hat, sich zu bewegen. Mit der Zeit ging es in den Gesprächen um anderes: Um das Wahrnehmen von dem, was gerade ist. Es ging um die Schwere. Um das Schwarze. Um das „Sich-Verirren“ in 1000 zerbrochenen Spiegelstücken und nicht mehr wissen, wer man ist. Das Vergessen, das Verdrängen. Und da waren ganz viele Tränen, die liebevoll aufgefangen wurden. Irgendwann getraute ich mich, neben den Einzelgesprächen auch an den Gruppensitzungen teilzunehmen, was ich zu Beginn kaum aushielt. Ich konnte nur schweigen und sehr hoffen, dass ich nicht laut in Tränen ausbrechen würde vor lauter Betroffenheit und Schmerz. Und ich hoffte jedes Mal, dass der Stuhl unter meinem Gewicht nicht zusammenbrechen würde. Es war immer meine große Angst. Ich war überzeugt, er würde gleich krachen. Doch er krachte nicht. Vielleicht war ich doch nicht ganz so fett und schwer, wie ich mich im Spiegel sah und fühlte. Manchmal übermannten mich die Gefühle, wenn ich den anderen zuhörte. Irgendwann einmal wagte ich das erste Mal, etwas zu sagen. Und dann ging es besser und besser. Und die Resonanz, die da war. Die gleiche Sprache, mit der man sprechen konnte und die man verstand wie eine Muttersprache. Das Einblickerhalten in andere Lebensgeschichten und Empfindungen, die meinen so ähnlich sind. Rückblickend hat mich das wohl am meisten heilen und wachsen lassen. Mittlerweile kommt es mir manchmal sogar in den Sinn, laut mit der Gruppe zu sprechen, ohne dass sie anwesend ist. Wenn ich wieder einmal keinen Zugang finde zu meinen Gefühlen oder überfordert bin, dann kann es sein, dass ich versuche, in Worte zu fassen, was gerade ist. Mir die Gruppe und das Getragensein vorzustellen, hilft mir dabei. Und dann wird plötzlich alles klarer.

Heute

Ich funktioniere noch immer. Manchmal zu gut. Das Funktionieren bleibt meine Stärke. Reden fällt mir schwer. Spüren auch. Es bleibt für mich ein Stück weit ein anstrengender Kampf, mich wahrzunehmen. Im Moment anzukommen und zu spüren. Oder Essen zuzubereiten und zu planen. In meinen Augen raubt das zu viel Energie und Geld und ist nicht effizient. Ich habe doch keine Zeit für sowas. Aber das ist ein Trugschluss. Das Hinschauen und Wahrnehmen haben mich leichter gemacht. Meine Körperwahrnehmung, aber vor allem auch meine Seele. Lange war alles schwarz, hoffnungslos, abgeschnitten. Jetzt wird es mehr und mehr ganz.

Das Leben ist nicht so romantisch, wie ich es mir vorgestellt hatte. Das Schweregefühl des Körpers, der Blick in den Spiegel und das unangenehme Gefühl, das ich empfinde, wenn ich näher betrachtet werde und mich ausgesetzt und verletzlich fühle, begleiten mich. Ich finde meinen Körper immer noch hässlich. Zeige mich ungern. Ziehe meist lange Kleidung an. Nur zu gerne verstecke ich mich unter dem Deckel der Arbeit. Aber ich kann ehrlich sagen, dass es mir viel besser geht. Ich fühle jetzt etwas. Habe Dinge nachgeholt, die ich mir früher nicht zutraute. Das erfüllt mich mit Stolz. Ich kann immer besser bei mir bleiben, für mich einstehen, verliere mich weniger, auch in anderen Menschen, kann Gefühle aushalten. Das endlos Schwarze ist nicht mehr da. Das Gefühl der Ohnmacht ist meistens weg. Der öffentliche und der private, innere Teil von mir sind sich nähergekommen, sind nicht mehr zwei komplett voneinander losgelöste Teile. Und ich merke, dass es mir leichter fällt, Sport zu treiben, wenn ich mehr esse, Essen erlaube. Auch mein Kopf kann besser und länger denken und funktionieren, wenn er mehr Energie hat.

Ich wünschte mir, es gäbe eine Art Zaubertrank, der alles auf einmal wiederherstellt, doch ich weiß, dass es das nicht gibt. Es ist Arbeit. Arbeit, bis Dinge, die man weiß und über Jahre gehört hat, plötzlich 3D, real und spürbar werden. Ich sehe immer mehr eine Landschaft, die meine inneren Ichs zusammenbringt, sie dazu bringt, sich die Hände zu reichen. Diese Landschaft wird größer. Und je größer sie wird, desto freier und leichter fühle ich mich. Vielleicht kann ich mich irgendwann einmal ganz frei fühlen und die Stärke in mir und in meinem Körper erkennen, ohne Scham. Sehen, dass ich okay bin. Und dass ich eine Kraft habe. Sie schmerzen, die verpassten Jahre. Ich möchte mir jene, die noch vor mir liegen, schenken und in ihnen präsent sein. Möchte lernen, mich zu zeigen und meinen Platz im Leben auszufüllen. Die Parallelwelt, in der ich mich sicher fühlte, sie war mein emotionaler Schutz damals, jetzt ist das Heraustreten daraus mein Weg zum richtigen Leben.

M., 26 Jahre: Von: Tochter

Betreff: ...
Datum: 8. März 2016 um 22:17 Uhr
An: Mama

Liebe Mama
Ich habe mich so sehr auf unser letztes Gespräch vorbereitet und somit gehofft, dass wir die Spannungen in unserer Familie hätten besprechen können. Es hat mich extrem aus der Fassung gebracht, wie du reagiert hast. Ich habe hart an mir gearbeitet, um nicht auf eine emotionale Ebene zu rutschen, um die Fakten neutral zu besprechen. Denn nur so kann man sich unterhalten.

Du tust jetzt so, als wäre nichts gewesen, und ich fühle mich schrecklich dabei. Du sagst, niemand versteht dich, und da hast du vielleicht recht. Niemand fühlt genau das, was du in deinem Inneren fühlst. Aber der Meinung zu sein, das gerade ich mir nicht vorstellen kann, was du durchmachst, verletzt mich wahnsinnig. Ich habe wirklich gedacht, dass wir, die ganze Familie, uns weiterentwickelt haben und nicht nur ich meine eigenen Verbesserungen bemerke. Wenn du sagst, dass du mich verlierst, wenn du die Krankheit akzeptierst, dann muss ich dir widersprechen. Wo in meinem Leben würde ich denn, bitte schön, stehen, wenn ich selbst meine Krankheit nicht akzeptieren würde? Ich wusste schon ganz zu Beginn, dass das, was ich mache, nicht normal ist. Ich habe mir sofort selbst versucht zu helfen, habe mich informiert, habe es Freunden und Freundinnen erzählt, habe alles probiert, selbst aus dem Kreis auszubrechen. Ich habe akzeptiert, dass diese Krankheit da ist und dass sie behandelt werden muss. Aber Akzeptieren ist nicht gleich Tolerieren! Und genau das möchte ich dir erklären.

Ich alleine muss die Bulimie zerstören. Keiner kann dies für mich tun. Auch du nicht, obwohl du alles dafür geben würdest. Alle die Sachen, die ich an diesem Abend so gerne ausgesprochen hätte, wurden einfach so von deiner Wut auf die Krankheit weggewischt. Dabei ging es mir nur darum, die Probleme zu lösen, um mir, dir, uns allen zu helfen. Es sind Probleme, die mich wirklich sehr beschäftigen, und du musst endlich beginnen, MIT mir zu arbeiten. Die Krankheit zu akzeptieren, aber nicht zu tolerieren.

Ich werde nun das sagen, was ich damals gerne mit euch allen besprochen hätte:

Ich werde in einem Monat 20 Jahre alt, und du weißt nicht, wie sehr ich mir wünschte, dass du mir das Gefühl gäbest, dies auch zu sein. Stattdessen komme ich mir manchmal vor wie ein 7-jähriges Mädchen. Und das andere, das mich enorm stört und es fast unaushaltbar macht, mit dir längere Zeit im gleichen Raum zu sein, sind deine ständigen Kommentare zu meinem Essen. Ich weiß, dass du viel liest, und ich bin mir sicher, dass überall steht, dass diese Kommentare im Falle einer Essstörung kontraproduktiv sind. Das Essen ist mein Business, und ich will nicht mehr, dass du jedes Mal etwas zu meinem Essen sagst. Es stört mich extrem, und es macht es sehr viel schwieriger, wieder ein normales Verhältnis zum Essen aufzubauen.

All diese Themen, die du jetzt wahrscheinlich sehr vorwurfsvoll von meiner Seite her aufgenommen hast, sind, was uns auseinandertreibt, und nicht die Sache, dass du die Bulimie nicht akzeptierst. Ich erzähle dir dies nicht, um dich zu beleidigen, dich verantwortlich zu machen, sondern aus reiner Hoffnung auf eine Besserung. Du weißt nicht, wie sehr ich an mir arbeite, wie viel Energie mich das

Ganze kostet, und trotzdem fühle ich wieder. Glück, Freude, Liebe. Und das ist mir so viel wert. Ich möchte doch nur, dass du dies erkennst und mit mir fühlst. Nicht nur mit den schlechten Gefühlen, sondern auch mit denen, die mich weiterbringen. Ich weiß nicht, wie wir nun weitermachen, aber so wie jetzt halte ich es nicht mehr aus. Lies, was ich schreibe, und vielleicht kannst du zurückschreiben. Sprechen möchte ich im Moment nicht darüber. Dazu bin ich einfach zu unsicher.

Gute Nacht.
Ich liebe dich.
M.

Von: Mama
Betreff: Re: ...
Datum: 8. März 2016 um 23:01 Uhr
An: Tochter

Liebste Tochter
Ich weiß, dass Du erwachsen bist, doch was heißt das schon! Es ist nicht das Alter, sondern dass man Verantwortung für sich selbst und andere übernehmen kann, dass man mit Respekt, Mitgefühl und Vernunft anderen Mitmenschen begegnet und sich nicht so von seinen Gefühlen und Emotionen leiten lässt. Nur ist das auch für mich, die ich nun 50-jährig bin, nicht immer einfach ... und schon gar nicht, wenn es um meine Kinder geht, die ein Teil von mir sind.

Ich habe einfach sehr Angst um Dich, und ich fühle mich mit dieser Angst so allein. Dies macht mich sehr unsicher und überfordert mich. Ich weiß nicht, wie ich damit umgehen soll. Ich habe auch sehr Angst, dass wir uns fremd werden, und ich weiß nicht, wie ich darauf reagieren soll. Auch dies verunsichert mich zutiefst. Ich möchte sehr gerne mehr an mir arbeiten, damit ich Dich besser verstehen kann. Doch wann soll ich das machen?

Ich habe dazu einfach keine Zeit, ich sorge von morgens früh bis abends spät dafür, dass der Karren läuft ... einkaufen, waschen, putzen, Arbeit, alle Termine der ganzen Familie im Kopf behalten etc. etc. Ich trage so viel Verantwortung, und das strengt mich an und lässt mir keinen Raum für die Auseinandersetzung mit Dir und mir selbst. Du glaubst gar nicht, wie oft ich in letzter Zeit den Wunsch habe, einfach alles hinter mir zu lassen. Doch das geht eben nicht einfach.

Wenn ich Dich so krank und erschöpft sehe, möchte ich Dich in die Arme nehmen, streicheln und Dich pflegen, so wie das eine Mutter tut. Aber ich merke, dass dies zurzeit nicht geht und nicht stimmen würde. Das tut weh. Wenn ich das Gefühl habe, dass es Dir nicht gut geht, möchte ich eingreifen, helfen, übernehmen ... bitte verzeih mir, wenn ich dabei deine und auch meine Grenzen überschreite. Ich versuche, es nicht mehr zu tun, doch bitte denk daran, dass es für mich schwierig ist, richtig zu reagieren. Und Du musst wissen, dass es nie darum geht, Dich zu kränken, sondern dass ich Deine Mama bin und manchmal einfach nicht anders kann. Ich versuche schon lange, einen Weg zu finden, wie ich mit Deiner Essstörung leben kann, ohne dass sie mich auffrisst! Ich möchte meine Gefühle verstehen lernen und nicht hinter einer Fassade meine Angst und Unsicherheit verstecken. Doch genau wie Du muss ich daran hart arbeiten und erlebe, wie Du immer wieder Rückfälle hast. Also hab bitte auch mit mir etwas Geduld und Verständnis.

Ich umarme Dich in Gedanken und drücke Dich ganz fest an mich, meine erwachsene und große Tochter.

Love, Mama

P., 26 Jahre: Würgegriff

Ich musste lernen, dich zu sehen, um zu verstehen. Zu verstehen, wieso Essen zu Kalorien wurde, Sport zur Kompensation von Essen, Treffen mit Freunden zur Gefahr zu essen, meine Gedanken nur beim Essen. Sweet 21. Meine Füße irgendwo, nur nicht am Boden. Voller Überforderung und Unsicherheit. Du bist gekommen, leise von hinten wie eine Schlange angeschlichen, und ehe ich mich versah, hattest du mich im Würgegriff. Ein Griff, unmöglich zu lösen. Deine trügerische Art gibt mir das Gefühl von Kontrolle. Kontrolle, die ich sonst im Leben nicht habe. Du ernährst dich von meiner Angst vor dem Zunehmen, meiner Angst vor Gefühlen, der Angst vor dem Leben. 5 Jahre bist du nun bei mir. Dein Griff hat sich gelockert. Jedoch immer bereit, wieder enger zu werden. 5 Jahre, und du erlaubst mir noch heute nicht, mich schön zu fühlen, erlaubst mir nicht, mich auf Beziehungen einzulassen, raubst mir immer wieder meine Spontaneität. Deine Präsenz nimmt mir die meine, lässt mich vergessen, wer ich bin, hindert mich daran, andern zu vertrauen. In der Magersucht hast du dich sichtbar gemacht, in der Bulimie bleibst du verborgen, präsent warst du jedoch immer. Ich wünsche mir, mich losreißen zu können, raus aus deinem Griff, doch weiß ich um die Unmöglichkeit. Du nimmst mir noch heute manchmal den Atem, doch sehe ich dich in guten Zeiten nicht mehr nur als Last, sondern auch als harte Lehre fürs Leben.

M.-E., 40 Jahre: Dr. Jekyll & Ms. Hyde[1]

Ich bin ...

... soweit ganz okay. Ich habe mein Leben einigermaßen im Griff. Beruflich bin ich recht erfolgreich. Ich führe eine gut funktionierende Beziehung und habe tolle Freundinnen, die zu mir halten. Die Familie ... naja, die hat halt ihre speziellen Ansichten. Aber es ist schon viel besser als früher. Die Herausforderungen, die im Leben kommen werden, werde ich schon irgendwie bewältigen.

Mit meinem Aussehen ... bin ich überhaupt nicht zufrieden. Aber es könnte schlimmer sein. Und ich kann das im Alltag recht gut ausblenden. Ich ernähre mich generell gesund und abwechslungsreich, und ab und zu ein Keks wirft mich auch nicht gleich aus der Bahn.

Ich bin ...

... nutzlos, wertlos, hoffnungslos. Ich tauge gar nichts. Platzverschwendung. Niemand mag mich. Es ist nicht möglich, dass mich überhaupt jemand so akzeptieren kann, wie ich bin, denn ich bin einfach nicht gut genug. Ich fühle mich gelähmt und völlig überfordert. Von allem. Die kleinsten Aufgaben stressen mich über alle Maßen. Die Zukunft wird nur noch schrecklicher werden. Ich sehe scheußlich aus. Ich ekle mich vor mir selbst. Mein Leben besteht nur aus Angst und Schmerzen. Wenn ich wählen könnte, hätte ich gar nie existieren wollen. Es gibt keinen Ausweg, keinen sicheren Hafen. Niemand wird mir helfen. Ich bin komplett allein. Ich kann mich nur ducken und hoffen, dass das irgendwann vorübergeht. Das Einzige, was mir noch ein kleines bisschen guttut, was mich beruhigt, mir eine Flucht aus dieser unaushaltbaren Situation bietet, ist das Essen.

Ich habe eine Essstörung.

So schlecht fühlte ich mich als Jugendliche über viele Jahre lang, eigentlich fast dauernd, wenn ich überhaupt etwas fühlte.

So schlecht fühle ich mich manchmal noch heute, mehr als zwei Jahrzehnte später. Von einer recht gut funktionierenden Erwachsenen kann ich plötzlich in ein vor Panik gelähmtes Kind hinüberkippen. Vom zivilisierten Dr. Jekyll zum unaufhaltbar destruktiven Mr. Hyde, oder in meinem Fall Ms. Hyde. Alles, was es braucht, ist ein Trigger, ein Ereignis, das meine Erinnerung an diese Zeit weckt, und die früheren Gefühle und Gedanken kommen wie eine Flutwelle zurück. Ähnlich wie bei einem Kriegsveteranen, der Jahre später beim Flanieren in der

1 „The Strange Case of Dr. Jekyll and Mr. Hyde“ ist eine bekannte Horrorgeschichte von Robert Louis Stevenson aus dem Jahr 1886 und handelt von einem Arzt, Dr. Jekyll, der sich immer wieder plötzlich in eine andere Person verwandelt, in Mr. Hyde mit monströsen Zügen und sehr destruktivem Potenzial.

Stadt durch ein lautes Geräusch wieder aufs Schlachtfeld zurückversetzt wird, wo rundum die Bomben einschlagen. Dann startet automatisch das Notfallprogramm: Kampf, Flucht oder – in meinem Fall – Erstarren. Und der Drang zu essen, um diesen schlimmen Gefühlen wortwörtlich das Maul zu stopfen.

Lange Zeit habe ich diesen Mechanismus nicht verstanden. Es ging mir manchmal – oft – einfach richtig mies. Auch Jahre, nachdem ich die schrecklichen Erlebnisse meiner Jugend hinter mir gelassen hatte, nachdem ich alles getan hatte, um diese Zeit zu vergessen und dieses Kind, das ich gewesen war, regelrecht auszulöschen.

Die schweren Depressionen nahm ich mit der Zeit als solche wahr, auch wenn ich sie nicht so nennen wollte, nicht mal vor mir selbst. Aber die Angst und das völlig überreizte Nervensystem, das viele Jahre von Dauerpanik belastet war und auch heute noch ständig im Hintergrund die Umgebung nach Gefahren absucht, waren mir nicht bewusst. Auch dass die Essstörung das Symptom und gleichzeitig der damals einzige mögliche Mechanismus war, diese Angst zu bewältigen, konnte ich nicht sehen. Von meiner Familie hatte ich gelernt, dass ich einfach verfressen, undiszipliniert und faul war und darum fett und hässlich. Ein Schandfleck in der sonst so perfekten Familie. An all meinen Problemen war ich nur selbst alleine schuld. Für jeden Essanfall hasste ich mich selbst immer mehr.

Für meine Gefühle von Verzweiflung, Angst, Wut und Trauer gab es null Verständnis.

Diese Gefühle hatten keine Legitimation, wurden als lästig, peinlich, gar bedrohlich gesehen. Ms. Hyde hatte in dieser Familie keinen Platz.

Meine Großmutter war mit den Leitsätzen aufgewachsen: „Der rationale Geist ist stärker als die Emotionen. Der Geist muss die Emotionen bezwingen. Die Emotionen, gerade die unangenehmen, sind nichts als niedrige Impulse und sind die Wurzel aller schlechten Taten der Menschheit."

Ich kann mir gar nicht vorstellen, wie schrecklich die Kindheit meiner Großmutter gewesen sein muss. Trotzdem prägte dieser Irrglaube meine ganze Familie tief. Kein Wunder, konnten meine Eltern nicht sehen, wie schlecht es mir ging. Wenn ich unangenehme Gefühle zeigte, war ich „unerzogen", ein „undankbares" Kind. „Jetzt reiß dich mal zusammen!" „Geh in dein Zimmer, bis du dich wieder anständig benehmen kannst." Oder das Schlimmste: die angewiderte Reaktion meines Vaters: „Jetzt spinnt sie wieder. Was sollen wir machen?"

Meine Essstörung beziehungsweise eigentlich nur die sichtbare Folge davon, die Adipositas, stieß auf noch mehr Unverständnis. Meine Eltern schämten sich, ein so hässliches Kind zu haben, und ließen mich das deutlich spüren. Sie verglichen mich mit meinen jüngeren Geschwistern, die beide schlank und sportlich waren, und kritisierten mich eigentlich ständig. Ich konnte gar nichts richtig machen. Meine schulisch stets hervorragenden Leistungen waren völlig irrelevant – nur mein Aussehen war Dauerthema. Mit 14 setzte mich meine Mutter das erste Mal auf eine Diät. Die erste von unzähligen. Mit allen Mitteln bekämpft wurde immer mein einziger Bewältigungsmechanismus, mein einziger Rettungsanker, die Essstörung. Und niemals die eigentliche Ursache, warum es mir so schlecht ging. Was ich erleben musste und wie schlimm das für mich war, interessierte niemanden.

Kein Wunder, lernte ich nie, meine Gefühle wahrzunehmen, geschweige denn, angemessen damit umzugehen. Erst jetzt, als ich – Jahrzehnte später – endlich den Schritt wagte, eine Therapie zu machen, sehe ich allmählich, wie eingeschränkt mein Blickfeld war. Es ist fast so, als ob mir ein Sinn fehlte. Ich konnte Dinge im äußeren Umfeld zwar sehen, hören und riechen, aber im Inneren war ich meistens nur taub. Ich spürte den seelischen Schmerz erst dann, wenn ich bereits wieder in einem endlosen schwarzen Abgrund steckte. Woher dieser kam, war mir unergründlich.

Diese fehlende, lebenswichtige Fähigkeit nun zu erlernen, ist anstrengend und kostet sehr viel Kraft und Aufmerksamkeit. Vielleicht ist es ein bisschen wie Sehenlernen, wenn man bisher immer im Dunkeln gelebt hat. Und anfangs oft genauso beängstigend wie die grelle, bunte Welt für jemanden sein muss, der jahrelang nur in einem Keller gelebt hat. Die ganze Wahrnehmung muss sich neu orientieren. Rückblickend ergeben Dinge plötzlich Sinn, die vorher willkürlich wirkten. Die sehr heftigen, überschießenden emotionalen Reaktionen und die Panik sind nun erklärbar durch Trigger. Immer öfter sehe ich klar, was genau in mir abläuft, auch wenn ich manchmal mit den Emotionen noch nicht auf eine konstruktive Weise umgehen kann und mich die Angst ab und zu wieder zu lähmen droht. Das Essen war ja nur die Spitze des Eisbergs gewesen. Jetzt, da die Essstörung seit ein paar Jahren unter Kontrolle ist, gilt es, die subtileren Symptome, die dahinterlagen, zu ergründen, mit Ms. Hyde und dem Nervensystem, das wohl immer die Tendenz haben wird, auf alles mit Angst zu reagieren, eine immer bessere Balance zu finden und Frieden zu schließen.

K., 30 Jahre: Triple-D – dick, dumm, depressiv

Ich war schon immer pummelig. Seit ich mich erinnern kann, war das Essen bei uns zuhause ein Thema. Meine Mutter war sehr schlank und sportlich, mein Vater mit kurzen Beinen etwas rundlich. Man sagte mir, ich habe die Gene meines Vaters geerbt, meine Schwester die der Mutter. Das Nutellaglas auf dem Frühstückstisch war ausschließlich für meine Schwester gedacht, denn man musste schauen, dass sie genug aß. Bei mir wiederum musste man schauen, dass ich weniger aß.

Bis zur Oberstufe war ich nur die Füllige. Die Person, die im Sport nicht gut war. Die Person, die gerne Freunde gehabt hätte. Die Person, die gerne im Mittelpunkt gestanden wäre. In der Schule wurde ich oft bloßgestellt und öfters gehänselt. „Die Triple-Ds" hat man mir nachgesagt – dick, dumm, depressiv.

In der 6. Klasse bekam ich die Nachricht, dass ich nicht die Sekundarschule besuchen darf, sondern in die Realschule gehen muss. Also glaubte ich es. Ich bin dick und anscheinend auch dumm. War ich auch depressiv?

Das Vertrauen zu den Menschen verlor ich damals, für mich waren die Menschen etwas Gefährliches. Darum zog ich mich zurück. Anstatt auf dem Pausenspielplatz zu spielen, verbrachte ich meine Freizeit allein zuhause, die Ferien in meinem Bett mit meinen Serien. Meine Mutter bezeichnete mich als depressiv. Ich glaubte ihr. An diesem Punkt glaubte ich daran, die Triple-D zu sein. Ich bin dick, dumm und depressiv. Heutzutage weiß ich es besser, ich war damals nicht depressiv, sondern in einem Leidenszustand.

Ich begann zu verstehen, dass das Gewicht eine unbewusste Aussage über mich und mein Leben machte. Meine Mitmenschen sahen mich nicht an als eine Person, die Hilfe bräuchte, sondern als jemand, der einen Makel hat. Jemand, der selbst schuld ist. Jemand, der darauf hinweist, dass die Gesellschaft dicker, ungesünder wird. Weiter besagte das Dicksein über mich Folgendes:

Ich bin faul. Ich habe keine Disziplin. Ich bin charakterschwach. Ich habe keinen Durchhaltewillen. Ich bin antriebslos. Ich achte nicht auf mich. Sogar Dummsein geht mit dem Dicksein einher. Denn ein intelligenter Mensch wäre nie dick. Denn ein intelligenter Mensch wisse, dick sein heißt, man kann an Diabetes erkranken oder einen hohen Blutdruck bekommen. Ein intelligenter Mensch würde sich so etwas nicht antun. Dementsprechend muss die Dicke dumm sein. Ich wurde stigmatisiert und diskriminiert. Die Fettphobie der Gesellschaft omnipräsent.

Die psychischen Verletzungen sieht niemand. Ein Arzt kann diese nicht heilen. Der Schmerz, das innere Zerreißen, das innere Zusammensacken, der Schlag in den Magen, die Luft, welche wegbleibt, wenn wieder ein Kommentar oder ein Blick von irgendwoher kommt, ist da, jedoch nicht sichtbar. Schulmedizinisch gesehen sind Dicke nicht krank, sondern faul. Sichtbare Verletzungen haben wir keine. Ein Krankheitsbild gibt es nicht. Es wird uns zu verstehen gegeben, wir seien selbst schuld. Man sei eben dieser Looser, wie in der Serie „The biggest Looser". Das Schlimmste am Ganzen, ich habe es geglaubt. Mein Selbstvertrauen absent. Ich war eine sehr unsichere Person. Dementsprechend lief auch mein Bewerbungsprozess schlecht. Ich bekam nur Absagen. Beim Schnuppern wurde mir mitgeteilt, dass ich als Realschülerin keine Chancen auf eine Lehre als Hochbauzeichnerin habe.

Ich war übergewichtig und wünschte mir, ich wäre magersüchtig.

Das 10. Schuljahr verbrachte ich in England. Ich machte eine Bekanntschaft mit Tamara. Bei ihr sah ich ein Buch über Essstörungen herumliegen. Sie lieh es mir aus. Ich las, dass junge Frauen Komplimente erhielten, weil sie dünn sind. Ich las über Methoden, um die Kalorien nicht aufzunehmen. Ich las, was man tun kann, um die Kalorien nach dem Essen wieder loszuwerden.

Damals dachte ich: Jetzt wirst du magersüchtig. Wenn du von England nach Hause kommst, wirst du alle überraschen mit deiner Figur. Du wirst höllisch dünn sein und wirst endlich gesehen werden. Folglich versuchte ich, bei meinem nächsten Binge-Eating-Anfall das Essen zu kauen, aber nicht zu schlucken. Ich spuckte es aus. Jedoch vermisste ich das wohlige Gefühl, einen vollen Magen zu haben. Schließlich schluckte ich den Bissen trotzdem und wollte mich danach übergeben. Funktionierte ebenfalls nicht, ich steckte mir die Zahnbürste so weit in den Hals wie möglich, gab jedoch auf, bevor ich erbrach. Damals dachte ich, demnach bin ich wohl wirklich willensschwach. Von England kam ich mit plus 15 Kilo nach Hause.

Den Sommer bis zu Beginn meiner neuen Schule verbrachte ich zuhause im Bett. Das Haus verließ ich kaum, meine Mutter bezeichnete mich wieder als depressiv.

Weil die Wahrscheinlichkeit groß war, in öffentlichen Verkehrsmitteln meine ehemaligen Mitschüler und Mitschülerinnen anzutreffen, und ich davor große Angst hatte, entschied ich mich für das Fahrrad.

Mein neues Triple-D: dünn, dynamisch, diszipliniert

Am Wochenende, bevor die neue Schule begann, bat ich meinen Vater, mit mir ein Fahrrad kaufen zu gehen. Bevor wir losfuhren, verbrachte ich Stunden vor dem Spiegel. „Was soll ich anziehen? Was passt zu mir, und wie verstecke ich die Fettpolster? Mit welcher Hose kann ich aufs Fahrrad aufsteigen?“ Schwarz angezogen mit langärmligem Pullover ging ich im Hochsommer vor die Tür. Es war eine Tortur, und diese war mit der Kleidung nicht zu Ende. Das Schlimmste kam erst noch. „Welche Kommentare werde ich mir anhören müssen?“ Ich hatte Angst vor dem Fahrradkauf, aber die Angst vor den öffentlichen Verkehrsmitteln überwog.

Beim Velo-Shop angekommen, sah ich viele dünne, dynamische, sportliche Menschen, voller Lebensfreude. Ich war beeindruckt von diesen Menschen. Damals dachte ich: „They have figured it out.“

Ich war froh, dass ich meinen pummeligen Vater dabei hatte. Die Bedienung war kompetent, und ich fühlte mich nicht verurteilt. Alles halb so schlimm, und nach Hause gingen wir mit einem Occasion City-Velo.

Am Sonntag, ein Tag vor Schulbeginn, fuhr mein Vater mit mir [mit dem Fahrrad] von unserem Wohnort zur Schule. Wir brauchten 1 Stunde zur Schule und 1 Stunde und 15 Minuten zurück, die Strecke betrug 9 Kilometer.

Am Abend vor dem neuen Schulstart machte ich alles bereit. Die Kleidung fürs Velofahren und die Kleidung für den Unterricht. Natürlich verbrachte ich wieder Stunden damit, abwechselnd Kleider an- und auszuziehen, der Kleiderhaufen auf dem Bett wurde größer und größer. Schließlich entschied ich mich für eine schwarze Hose und einen schwarzen Pullover. Ebenfalls machte ich den Zeitplan. Zwei Stunden bevor die Klasse startete, würde ich mich auf den Weg machen, obendrein rechnete ich 15 Minuten für das Hochsteigen der Treppen vom Fahrradkeller bis zu meinem Schulzimmer ein.

Entsprechend begann mit dieser Velofahrt nach Bern ungewollt für mich ein neuer Lebensabschnitt.

Ich wurde schnell schneller und dünner. Brauchte nach dem Fahrradfahren weniger Zeit, um mich zu erholen. Die Treppen zum Klassenzimmer waren bald kein Problem mehr. Später machte ich manchmal auf dem Nachhauseweg einen zusätzlichen Umweg. Das Träumen während des Fahrens liebte ich. Ich hatte großes Glück mit meinen Mitschülern und Mitschülerinnen. Bald hatte ich neue Freunde und konnte das verlorene Vertrauen in die Menschen wieder aufbauen.

Ich machte einen Halbmarathon, erkannte aber, dass ich Joggen hasste. Ich begann zu schwimmen, gewann den schulinternen Triathlon.

Ich lernte meinen ersten Freund kennen, damals ein guter Kletterer, darauf begann ich zu klettern. Ich wurde eine junge, dünne und dynamische Frau. Und trotzdem hatte ich Mühe, einen Badeanzug anzuziehen. Das Badetuch trug ich so lange wie möglich um mich. Das erste Mal, als ich einen Klettergurt anziehen wollte, hatte ich Angst, dass meine Oberschenkeln vielleicht nicht durch die Gurten passen. Wenn ich den Tauchanzug anzog, versteckte ich mich, denn ich hatte ziemlich Mühe, diesen über mein Gesäß zu ziehen. Sport machte ich jeweils mit langer Hose und Pullover, ein T-Shirt anzuziehen war undenkbar für mich.

Die Binge-Eating-Fressfestivals plante ich jeweils für Freitagabend ein. Ich ging beim Nachhausefahren an verschiedenen Standorten einkaufen: 1. Tankstelle, 2. Bäckerei, 3. Coop, 4. Bäckerei Nummer 2 und zuletzt in die Migros. Danach fraß ich mich voll. Samstag und Sonntag gingen wir auf Bergtouren. Essen vor Leuten und mit Leuten war für mich schlimm, Süßes aß ich vor Menschen nie.

Dementsprechend aß ich am Samstag und Sonntag in den Bergen sehr wenig und konnte den Kalorienüberschuss vom Freitagabend kompensieren.

Einen 6000er bestieg ich neben zwei 5000er im Himalaya, zusätzlich mehrere 4000er in der Schweiz. Ich tauchte ohne Sauerstoff 42 Meter tief. Trainierte täglich eine Sportart, und trotzdem fühlte ich mich unsportlich. Auf der Waage wurde ich leichter, aber das Leben wurde nicht leichter, denn ich trug dieses Trauma weiter mit mir herum. Wenn ich in der Nacht träumte, war ich dick. Ich fühlte mich dick.

Im Sommer 2021 beendete ich mein Architekturstudium. Damit hatte ich endgültig bewiesen, dass ich weder dumm noch dick noch depressiv war. Ich gehöre zu dieser Gattung Menschen, welche ich damals im Veloshop bewundert hatte. Jung, dynamisch, sportlich, voller Lebensfreude. Aber Lebensfreude hatte ich keine.

Es ist nicht so, wie ich dachte, dass es sein würde, wenn ich so bin.

Also fing ich im Jahr 2021 eine Therapie an. Ich schaute meine Lebenssituation mit therapeutischer Begleitung an. Ich verstand, dass man aktiv sein und Energie aufwenden muss, wenn man eine Situation ändern möchte. Oft muss man über den eigenen Schatten springen. Vielleicht sogar über eine Klippe, die 30 Meter tief ist. Man hat Angst, es ist mühsam, und trotzdem lohnt es sich zu springen. Denn die Lebensqualität verbessert sich schnell. Ich lernte, weniger leiden zu müssen, mich weniger zu sabotieren, ich lernte mehr Selbstachtung, Selbstrespekt und vor allem Selbstliebe. Ich fühle mich weniger eingeengt. Das Leben und vor allem meine Gedanken sind weniger limitierend. Die gewonnene Freiheit spüre ich in Form von Lebenslust. Ich habe das erste Mal Lust am Leben.

S., 19 Jahre: Klippensprung

Ich habe ehrlich gesagt eine Höllenangst, diesen Bericht zu schreiben. Ich habe ein so großes Trauma von meiner Zeit in der Magersucht, dass ich eine riesige Verdrängungsmauer um alles gebaut habe, was mich in diese Zeit zurückversetzen könnte. Eine drei Meter dicke Betonmauer mit oben Stacheldraht und Glasscherben. Das ganze Programm. Für mich wird es also schwierig werden, mich an die genauen Vorkommnisse, Erlebnisse und Gefühle zu erinnern und diese hier zusammenzufassen.

Psychische Erkrankungen waren nicht Teil meines Weltbildes. Während über körperliche Gesundheit oft gesprochen wurde, war die mentale Gesundheit niemals Thema. Für mich waren damals psychisch erkrankte Menschen Leute, bei denen etwas nicht richtig im Kopf war und die man in Anstalten steckte. An dieser

Stelle vielen Dank an die Filmindustrie. Der Begriff „Depression“ war ein Synonym für schlechte Laune, und „Magersucht“ wurde für die Beschreibung von sehr schlanken bis dünnen Frauen verwendet.

Ihr könnt euch also sicher meine Überraschung und Überforderung vorstellen, als in der achten Klasse plötzlich klar wurde, dass meine damalige beste Freundin an einer Essstörung litt. Ich habe zwar schon gemerkt, dass sie immer mehr abgenommen hat, hätte aber nie so etwas erwartet. Ich habe es einfach nicht verstanden. Ich habe nicht verstanden, wieso sie nicht einfach mehr aß, wenn sie zu wenig Gewicht hatte. Ich konnte mir nicht vorstellen, wie das schwierig sein konnte. Ich wollte ihr helfen, hatte aber keine Ahnung wie. Als dann Ende der achten Klasse klar wurde, dass sie nicht, wie geplant, mit mir aufs Gymnasium kam, sondern in eine Klinik gehen musste, war der Schock riesig. Ich hätte niemals gedacht, dass etwas, was nur in einem Kopf stattfindet, einen so großen Einfluss auf das Leben eines Menschen haben kann. Auf das Leben der Mitmenschen. Auf mein Leben. Natürlich tat mir meine Freundin immer noch sehr leid, aber die Angst davor, fast alleine in eine neue Klasse voller neuer Leute zu kommen, überschattete alles.

Einige Zeit später erzählte eine andere Freundin, dass sie ebenfalls an einer Essstörung gelitten hatte, als ich sie schon gekannt hatte. Mir wurde klar, wie viel einem entgeht, wenn man den Sensibilisierungsprozess nie durchgemacht hat.

Fall

Am Anfang habe ich gedacht, dass ich abnehmen wollte, weil mir mein Körper nicht gefiel. Bis zu einem bestimmten Grad stimmte das auch, ich hatte oft aufgrund meiner Größe das Gefühl, dass es zu viel von mir gab. Ich hatte lange Zeit nie wirklich viele Freund:innen und habe den Grund dafür meinem Aussehen zugeschoben. Erst später habe ich verstanden, dass es größtenteils mit Kontrolle zu tun hatte. Das Gefühl, dass ich mein Leben irgendwie nicht im Griff hatte und dass ich keinen Einfluss darauf hatte, was mir passierte, spielte eine sehr große Rolle. Denn meinen Körper, wie er aussieht und was ich ihm an Nahrung gab, konnte ich immer kontrollieren. Es war nicht die Sucht danach, dünn zu sein, sondern vielmehr die Sucht nach der absoluten Kontrolle über mich selbst. Aber am Anfang habe ich meinem Körper einfach die Schuld dafür gegeben, dass viele Dinge in meinem Leben nicht so liefen, wie ich es gerne gewollt hätte.

Mit dieser ungesunden Einstellung setzte ich mir ein Ziel: Ab dem neuen Jahr wollte ich bis in den Sommer abnehmen, damit ich dann einen „Bikinibody“ haben würde. (Heute weiß ich eine sehr gute Formel für einen Bikinibody: Habe einen Körper und trage einen Bikini). Das hieß: jeden Wochentag Sport und kein Snacken mehr. Ich dachte, dann wird dieser Sommer der beste meines Lebens.

Vom ersten Januar an hielt ich mich also mit eiserner Disziplin an diese Regeln. Über die Wochen hinweg wurde ich immer verbissener. Die Workouts wurden immer länger, die Mahlzeiten immer kleiner, und wenn ich doch mal zwischendurch etwas aß, fühlte ich mich danach den ganzen Tag schuldig und versuchte, es zu kompensieren. In den sozialen Medien wird dieser Lifestyle immer sehr angepriesen, und alle wollen „That Girl" sein. Also war das auch mein Bild von einem gesunden Lifestyle. Was ich aber lange nicht merkte, war, dass sich immer mehr von meinen Gedanken um das Essen drehten. Meine Welt wurde immer kleiner.

Als ich dann im Frühling auf eine Klassenreise ging, erzählte mir eine Klassenkameradin, dass sie jetzt gerade Intervallfasten mache, dass es megaeffektiv sei und sehr gesund. Im Internet gab es gerade einen Riesenhype um diese Diät. Ich beschloss kurzerhand, dass ich in dieser Woche das auch ausprobieren wolle und wir uns dabei ja gegenseitig pushen könnten. Also begann ich, 16 Stunden am Tag zu fasten. Da ich am Morgen das Frühstück ausließ, starb ich am Morgen immer vor Hunger und fühlte mich den ganzen Tag müde und vom Zeitdruck gestresst. Es tat mir absolut gar nicht gut, aber alle sagten ja, dass es gesund sei, also musste sich mein Körper wohl einfach noch daran gewöhnen. Als ich am Ende der Woche auf der Waage stand, hellte sich meine Welt auf: So viel Gewicht hatte ich noch nie in nur einer Woche verloren. Ich beschloss weiterzumachen.

Als ich dann vorzeitig mein Zielgewicht erreicht hatte, entschied ich, dass ich es jetzt noch bis zu den Sommerferien durchziehen wollte, dann könnte ich in den Ferien richtig zuschlagen und hätte wie schon „auf Vorrat" abgenommen. Heute sehe ich die Abwärtsspirale, in die ich hineingeraten bin, aber damals hatte ich keine Ahnung. Als dann die Ferien endlich da waren, waren zwei weitere Kilos gefallen. Ich habe mich richtig auf die Ferien gefreut, da ich meinen „Bikinibody" hatte und auch beim Essen richtig zuschlagen konnte. Das ging dann aber nicht, da ich schon viel zu stark in diesem Abnehmwahn gefangen war. Zudem ging ich mit einer Verwandten in die Ferien, die selbst ein Problem mit ihrem Selbstbild und mit Essen hatte. Während dieser Ferien hat sie mich die ganze Zeit gepusht, mehr zu essen, obwohl sie selbst weniger aß. Aus Trotz habe ich extra noch weniger gegessen. Es wurde ein inoffizieller Wettkampf ausgetragen, wer weniger essen konnte, während wir uns gegenseitig immer dazu anstachelten, mehr zu essen.

Als ich nach Hause kam, hatte ich einen kleinen Schock. Denn anstatt zuzunehmen, hatte ich noch weiter abgenommen. Als Konsequenz führte ich wieder ein minimales Frühstück ein und hörte mit der Diät auf. Das führte aber zu nichts, und ich nahm weiter ab.

Das nächste halbe Jahr ist in meinen Erinnerungen sehr schummrig. Ich möchte auch nicht zu tief darin eintauchen, da es einfach zu schmerzvoll ist. Hier ist kurz zusammengefasst, wie es mir ergangen ist: Meine ganze Welt hat sich nur noch ums Essen gedreht und darum, wo ich noch mehr Kalorien einsparen konnte. Der Hunger wurde zu einem ständigen Begleiter in jeder Lebenssituation und begleitete jedes Gefühl. Ob gut oder schlecht. Für meine Seele wurde er zum besten Freund und für meinen Körper zum schlimmsten Feind. Ich war immer müde und hatte absolut keine Energie. Egal, wie viele Schichten an Kleidung ich anzog, mir war immer kalt. Meine Periode hatte schon im Frühling aufgehört (was Sinn macht, denn wenn ich meinen eigenen Körper nicht mit genug Energie versorgen kann, wie soll ich dann einen zweiten Organismus versorgen?). Als Konsequenz begann ich, die Pille zu nehmen. Die Magersucht in Kombination mit der Pille verursachte die krassesten Stimmungsschwankungen meines Lebens. Es konnte durchaus sein, dass ich an einem Tag einen Wutanfall bekam, einen fröhlichen Tanz durch die Wohnung machte und einen stundenlangen Heulkrampf hatte.

Ich begann, meine Eltern damit zu bestrafen, dass ich weniger aß. Sie machten sich Sorgen, weil es mir nicht gut ging. Wenn sie also versuchten, mich dazu zu bringen, mehr zu essen, bestrafte ich sie dadurch, dass ich noch weniger zu mir nahm. Ich ging jeden Tag auf die Waage, und jedes Mal, wenn sie auch nur 100 Gramm mehr angezeigte, bekam ich eine riesige Krise. Wenn ich aber mehr abnahm, fühlte ich mich auch nicht gut, da ich ja eigentlich mein Gewicht behalten wollte. Denn ab diesem Zeitpunkt war es nicht mehr mein Ziel, mehr abzunehmen, sondern ich wollte gleichbleiben. Was mir ja offensichtlich nicht gelang, da ich nicht mehr, sondern weniger aß. In meinem Leben hatte es keinen Platz mehr für irgendetwas anderes. Ich habe meine Freundschaften vernachlässigt und mich in die Schularbeit gestürzt. Ich schrieb die besten Noten meines Lebens, was mir wiederum das Gefühl gab, dass doch alles gut lief. Meine Freundinnen habe ich in meiner Freizeit nicht mehr oft gesehen, da es während der Treffen oft Chips oder Ähnliches gab und ich, wenn ich mich nicht zurückhalten konnte, danach alles kompensieren musste. Ich hatte oft sogenannte Essattacken, in denen ich einfach alles Mögliche vom Kühlschrank direkt in mich hineinstopfte. Danach fühlte ich mich wie der größte Dreck und habe die Menge im Doppelten wieder kompensiert. Obwohl ich mich im Training oft fast übergeben habe, zwang ich mich trotzdem, weiter hinzugehen. Ich hasste meinen Körper dafür, dass ich nicht absichtlich erbrechen konnte. (Heute bin ich unendlich dankbar dafür, da dies mich wahrscheinlich vor einer Bulimie gerettet hat.) Ich habe meinen Körper auch sonst gehasst. Denn obwohl ich abgenommen hatte und jetzt definitiv schlanker war, fand ich mich trotzdem nicht schöner oder fühlte mich dennoch nicht wohler in meiner Haut. Meine Unsicherheiten hatten einfach ein neues Gesicht: Wo ich früher die Fettpolster gehasst hatte, verabscheute ich heute die herausstehenden

Knochen. Ich habe auf ein Ziel hingearbeitet, dass ich eigentlich gar nicht erreichen wollte. Tausend kleine Tricks hinderten mich daran, dem Hunger nachzugeben. Zahllose Gerichte und Zutaten, die ich eigentlich liebte, habe ich mir verboten. Jegliche Freude am Leben war plötzlich weg, und mein Level an Glück wurde von einer Zahl auf einer Waage bestimmt.

Wachsende Flügel
Nach einem guten Jahr haben mir meine Eltern endgültig gesagt, dass es so nicht weitergehen kann. Sie haben mir mitgeteilt, dass sie mich zu einer Therapeutin schicken wollten. Ich habe mich natürlich geweigert. Ich habe ihnen gesagt, dass ich, wenn sie mich zwingen würden, kein einziges Wort sagen würde, nur um zu beweisen, dass sie keine Macht über mich hatten. Wenn ich ging, ging ich, weil ich es so wollte. Weitere Wochen vergingen, weitere Kilos verschwanden. Da erklärten mir meine Eltern, dass wenn es noch schlimmer würde und ich mir keine Hilfe holte, ihnen nichts anderes übrigbleiben würde, als mich in eine Klinik zu schicken. Da bekam ich richtig Angst. Ich wollte AUF KEINEN FALL in eine Klinik gehen. Bei meiner damaligen Freundin habe ich gesehen, wie stark sich das Leben dadurch geändert hat. Auch wäre es durch die Klinik offiziell geworden, und alle hätten es gewusst. Alle hätten mich als Kranke gesehen, obwohl ich die Krankheit noch gar nicht anerkannt hatte. Obschon dieses Thema in meinem Kopf omnipräsent war, durfte es keinen so großen Einfluss auf den Verlauf meines Lebens haben. Ich denke, diese absolute Weigerung, in eine Klinik zu gehen, war ein wichtiger Pusher, um eine Therapie anzufangen.

Ich entschied mich also trotzdem dazu, zu einer Therapeutin zu gehen. Einerseits, weil ich meine Eltern besänftigen wollte, andererseits, weil ein letzter gesund denkender Teil von mir gemerkt hatte, dass es so ja wirklich nicht weitergehen konnte und dass es mir tatsächlich nicht gut ging. Am Anfang dachte ich, dass so nach ein paar Wochen wieder alles gut wäre und dass ich alles wieder im Griff haben würde. Spoiler: Es ging mehr als ein paar Wochen. Also ging ich nach einem guten Jahr nach dem Start des aktiven Abnehmens zum ersten Mal in die Therapie.

Wir begannen mit Babyschritten. Jedenfalls sieht es für mich heute so aus. Damals kamen mir die neuen Regeln, die wir aufstellten, wie riesige Veränderungen vor. Schritt für Schritt erarbeiteten wir einen Essensplan, mit dem ich langsam und stetig zunehmen sollte. Meine größte Angst war damals, dass ich, wenn ich einmal zunehmen würde, damit nicht mehr aufhören könnte und ich komplett die Kontrolle über meinen Körper verlieren würde. Obwohl meine Therapeutin mich beruhigte und mich unterstützte, ließ sich die Angst nicht mindern. Das Problem an einer Gewichtszunahme ist, dass der Körper keine Maschine ist und dass es leider nicht möglich ist, jede Woche eine genau geplante Menge zuzunehmen. Es ist kein linearer Fortschritt. Wir haben in jeder Sitzung versucht, ein Zielgewicht für die nächste Woche abzumachen, aber meistens lag es dann daneben. Es gibt so viele Faktoren, die das momentane Gewicht beeinflussen. Ob man vor dem Wiegen groß oder klein auf der Toilette war, ob man seine Tage hat, was man am Abend zuvor gegessen oder wie viel man getrunken hat. Obschon ich das wusste, bekam ich doch jedes Mal Panik und Angstzustände, wenn die Waage mehr als erwartet anzeigte. Ich habe mir dann oft überlegt, ob ich mich einfach geschlagen geben sollte. Doch dann habe ich mir ebenfalls überlegt: Was ist denn die Alternative? Das Gewicht wieder zu verlieren? All die Mühen in den letzten Wochen wären für nichts gewesen? Denn ich wusste, würde ich unter ein abgemachtes Gewicht fallen, gäbe es keine andere Möglichkeit, als in eine Klinik zu gehen. Und ich wollte unter keinen Umständen in eine Klinik. Also blieb mir nur die Flucht nach vorn. Mein Leitspruch war: Augen zu und durch. Auch wenn es das Schwierigste war, was ich in meinem Leben je gemacht habe.

Fressattacken waren das Schlimmste. Wenn der Körper so ausgehungert ist, weil man während der Mahlzeiten zu wenig isst, holt er sich das Essen halt anderswo und zu einer Zeit, die man nicht eingeplant hat. Dann übernimmt sozusagen der animalische Überlebenstrieb das Steuer, und man stopft unkontrolliert Essen in sich hinein, um zu überleben. Auf die Menge kam es bei mir dabei gar nicht an. In der Magersucht fühlte ich mich dann extrem schuldig und musste das Essen kompensieren. Ich aß also weniger, was dann wiederum zu weiteren Fressattacken führte. Es ist ein Teufelskreis. Ein großer Teil meines Kampfes war es also, während der Mahlzeiten genug zu mir zu nehmen. Wenn die Attacken aber dennoch passierten, musste ich mich zwingen, trotzdem mit meinem Essensplan weiterzumachen und nicht zu kompensieren. Das war enorm schwierig, und ich habe es nicht immer geschafft. Ich hatte solche Furcht davor, dass diese Fressattacken nie mehr aufhören würden und ich unkontrolliert zunehmen würde. Aber es war so, wie es meine Therapeutin vorausgesagt hatte: Als mein Körper wieder bewusst und kontrolliert mehr Nahrung bekam, war er nicht mehr im Überlebensmodus, und die Attacken wurden weniger. Und wenn es mir trotzdem wieder passierte, hatte ich genug Kraft, um die Zeit danach durchzuhalten und stur weiterzuessen.

Das Schwierige an der Magersucht war, dass ich keinen sichtbaren Feind hatte. Bei einer Entzündung sind Bakterien die Schuldigen, bei Covid sind es Viren, und bei einem gebrochenen Bein ist es der Autofahrer, der nicht aufgepasst hat. Doch bei Magersucht saß mir der Feind im Kopf und tarnte sich als meine Gedanken.

Mein eigener Kopf flüsterte mir durchgehend toxische Dinge ein. Aber ich erkannte sie nicht als schlecht, weil es meine eigene Stimme in meinem Kopf war, der ich schon ein Leben lang zugehört und vertraut habe. Als ich gesund werden wollte, musste ich aktiv meine eigenen Gedanken hinterfragen und bekämpfen. Und dieser Kampf dauerte 24/7, und er ist anstrengend. Ich musste so viele toxische Eigenschaften und Verhaltensweisen wieder verlernen, sie mir selbst abgewöhnen.

Während der Therapie habe ich auch gelernt, dass es absolut keinen Sinn macht, mich mit anderen zu vergleichen. Dies klingt zwar wie ein Kalenderspruch, es steckt aber nur Wahrheit darin. Wir alle haben verschiede Körper, Größen, Stoffwechsel und einen anderen Energieverbrauch.

Ich habe sehr lange gebraucht, um mich als magersüchtig zu bezeichnen. Ich habe dieses Wort gehasst. Es tönt so brutal und krank. Doch Magersucht ist genau das. Sie ist eine Krankheit. Sie ist genauso eine Krankheit wie Krebs oder eine Grippe. Nur weil man sie nicht sehen kann, ist sie nicht weniger berechtigt oder gültig.

Flügel ausbreiten

Als ich endlich ein Minimumgewicht erreicht hatte, das offiziell nicht mehr als untergewichtig galt, dachte ich, ich sei jetzt gesund. Es ging mir körperlich und psychisch schon tausendmal besser als zuvor. Doch sehr bald lernte ich, dass die Reise noch lange nicht zu Ende war. Obwohl der schwierigste Teil vorbei war. Damit die Magersucht nicht chronisch wurde, brauchte ich einen sicheren Puffer. Denn wenn man immer an der Grenze zum Untergewicht steht, ist es sehr einfach, wieder zurück in dieses Loch zu fallen. Also musste ich weiter zunehmen. Aber inzwischen war ich an einem Punkt angelangt, an dem es mich nicht mehr so in Panik versetzte. Ich nahm also weiter zu. Ab diesem Zeitpunkt wurde alles lockerer. Solange ich nicht mehr abnahm, durfte ich die Regeln, die ich am Anfang dringend benötigt hatte, um die Kontrolle zu behalten, lockern. In meinem Leben hatte es wieder mehr Platz für mein Leben. Ich musste nun all die Muster, die ich mir während der Magersucht angeeignet hatte und die Teil meines Lebens geworden waren, erkennen und versuchen, sie zu unterbrechen.

Als ich endlich das Minimumgewicht plus Puffer erreicht hatte, legten wir in der Therapie einen oberen und einen unteren Gewichtslimit fest im Rahmen von 3 Kilos. In diesem Bereich war alles in Ordnung. Solange ich nicht darunterfiel oder darüberstieg, musste ich mir keine Sorgen machen. Das gab mir Sicherheit und einen Boden unter den Füßen. Von da an machte ich es so, dass ich mich zusammen mit meiner Mutter wog und nur sie die Zahl auf der Waage sah. Solange das Gewicht innerhalb des Gewichtslimits war, wollte ich das genaue Gewicht nicht wissen. Meine Mutter bekam den Auftrag, mir das Gewicht nur zu sagen, wenn es sich sehr nahe am oberen oder unteren Limit befand. Ich hatte einfach gemerkt, dass die Zahl auf der Waage mich wahnsinnig stresste und es für mich keinen Sinn machte, wenn ich sie genau kannte. Gut zwei Monate später setzten wir das Gewichtslimit hinauf, weil mich die neue Zahl auf der Waage weniger ängstigte. Wieder einen Monat später hörte ich ganz auf, mich zu wiegen. Ich war inzwischen so stabil, dass ich den Limit nicht mehr brauchte.

Flug

Zwei Jahre und drei Monate, nachdem die Magersucht begonnen hatte, und genau ein Jahr, nachdem ich zum ersten Mal in die Therapie ging, ging es mir mental und körperlich so gut, dass man sagen konnte, dass ich die Magersucht nun vorläufig hinter mir gelassen hatte. Man darf zwar nie sagen für immer. Aber die Vorstellung, jemals rückfällig zu werden, löst bei mir solche Abscheu und Angst aus, dass ich denke, ich bin auf einem relativ sicheren Weg. Ich habe so ein Trauma aus dieser Zeit, dass ich dem Thema gegenüber nun hypersensibel bin und die kranke Stimme erkenne, sobald sie mir wieder etwas einflüstert. Dann boxe ich sie mit einer imaginären Faust zurück in das dunkle Loch, das ich unter größter Anstrengung für sie ausgehoben habe. Sie wird zwar immer dort sein, aber ich habe nun die Ressourcen, um sie immer und immer wieder dahin zurückzudrängen.

Durch die Magersucht hat sich mein Leben und meine Einstellung zu mir selbst verändert. Ich habe viel von meinem Perfektionismus abgegeben und bin heute viel lockerer. Ich sehe heute meine Eltern und andere Erwachsene als das, was sie sind: als Menschen, die aufgrund ihrer eigenen Geschichte ebenfalls viele Fehler machen und vielleicht nicht die Vorbilder sind, die ich in ihnen gesehen hatte. Ich kann heute viel besser Hilfe einfordern und habe nicht die ganze Zeit das Gefühl, alles alleine schaffen zu müssen. Was das Essen angeht, darf ich nie wieder in meinem Leben eine Diät machen. Auch wenn ich es nicht vorgehabt habe, gibt mir dieses Verbot viel Sicherheit. Sonstige Verbote darf es aber im Bereich Essen nicht mehr geben. Diesbezüglich gibt es bei mir keine Regeln mehr. Heute sehe ich dies als ein Geschenk.

Ich will hier nicht behaupten, dass ich die Entwicklung nicht auch ohne den Schmerz, die Anstrengung, die Panik und die Angst hätte schaffen können. Man braucht keine psychische Krankheit, um sich weiterzuentwickeln. Aber bei mir war es nun mal so, und es ist, was es ist. Diese Magersucht zu besiegen, hat mich schließlich sehr stark gemacht. Denn wenn ich das geschafft habe, bekomme ich alles hin.

M., 26 Jahre: Liebe (Buli)Mia

Liebe (Buli)Mia
Lange ist es her, als wir das letzte Mal voneinander gehört haben. Nun ja, denken tue ich schon ab und zu an dich. Aber meist sind das nur flüchtige Gedanken, die in meinem Kopf vorbeischweben und die ich meist gleich wieder losschicke. Aber jetzt dachte ich mir, es sei an der Zeit, mich wieder mal bei dir zu melden. Denn eigentlich habe ich dir ziemlich viel zu sagen. Immerhin hast du mich fast 10 Jahre meines Lebens begleitet. Und in dieser Zeit ist so viel passiert. Irgendwie habe ich das Gefühl, es wäre nun soweit, unsere Beziehung Revue passieren zu lassen.

Im zarten Teenageralter haben wir uns kennengelernt. Ich war damals ziemlich aufgelöst, weil gerade die erste große Liebe zerbrochen ist. Du warst zurückhaltend anklopfend, immer da, wenn ich gerade nicht mehr weiterwusste. Ich würde behaupten, es war nicht Freundschaft ab der ersten Sekunde, aber je länger du da an meiner Zimmertür standst, desto eher holte ich dich zu mir. Und ich merkte: Wenn ich mit all den Emotionen nicht mehr klarkam, dann warst du diejenige, die mich in den Arm nahm und tröstete. Irgendwann lernte ich, dass die Zeit mit dir wie eine Reise an einen anderen Ort war. In einen Zustand, in dem keine realen Probleme Platz hatten. Es gab nur mich und dich. Wir waren unzertrennlich.

Aber diese, nun, ich nenne es jetzt mal Abhängigkeit, hatte immer auch einen faden Beigeschmack. Irgendwann hatte ich plötzlich das Gefühl, dass ich mich zu sehr auf diese Welt ohne Sorgen verließ und auch nicht mehr recht wusste, wie es ohne dich funktioniert, dieses echte Leben. Je länger ich dich bei mir hatte, desto mehr wurde mir bewusst, wie wenig ich mich selbst hatte. Wer war ich? Wie fühlt es sich an, glücklich zu sein? Sich geliebt zu fühlen? Sich von sich selbst geliebt zu fühlen? Diese Fragen habe ich mir gestellt und konnte sie nicht beantworten, denn du hast mir das Antworten abgenommen. Und eigentlich war ich dir auch dankbar, denn das sind schwierige und komplexe Fragen, die ich auch nicht so leicht klären konnte. Aber ich merkte immer mehr, dass es wichtig wäre, es mindestens zu versuchen. Und so hat der Prozess der Loslösung von dir begonnen.

Dieser Weg, weg von dir und hin zu mir, war sehr durchzogen. Es gab Phasen, in denen ich supergut ohne dich auskam. Nur wurden diese gefolgt von Zeiten, ich denen ich wieder am gleichen Punkt stand wie vor Monaten. Das hat mich ziemlich viel Energie gekostet. Das Schwierigste dabei war, mir einzugestehen, dass du mir so viel gibst und ich einfach lernen musste, dass ich mir das alles auch selbst geben kann. Ich musste lernen, dich einerseits zu akzeptieren und zu verstehen und andererseits mich von dir zu lösen und dich loszulassen. Je länger ich aber daran arbeitete, mich dem Unmöglichen stellte, desto weniger brauchte ich deine Nähe. Was nicht heißt, dass ich sie mir nicht immer wieder mal gewünscht hätte.

Den endgültigen Schritt, mich von dir zu trennen, war vor etwa einem Jahr. Ich kann dir nicht genau erklären, was passiert ist. Irgendwie hat sich das so ganz unscheinbar eingeschlichen. Nun ja, so unscheinbar war es ja eigentlich nicht, wenn ich daran denke, wie viel ich auf diesen Moment hingearbeitet habe. Das Spannende: Ich habe dich nicht mit negativen Emotionen losgelassen. Vielmehr ließ ich dich ziehen wie ein kleines Kind, irgendwie auch wie mein kleines Kind. Ein Teil von mir, den ich nun endlich behütet loslassen konnte, mit dem Wissen, dass es jetzt auch ohne geht. Und dafür möchte ich dir danken! Ich möchte dir danken, dass ich durch dich mich gefunden habe. Das ist etwas, dass mir nie genommen werden kann.

B., 18 Jahre: Zwei Schritte vorwärts, drei Schritte zurück

Hallo Essstörung
Ich frage mich oft, wie es wohl wäre ohne Dich. Wie es für andere sein muss, Lebensmittel für das Funktionieren des eigenen Körpers oder als Genussmittel zu sich zu nehmen. Wie es ist, nicht all seine Energie, psychisch wie physisch, an eine Stimme im Kopf, an dich zu verschwenden. Eine Stimme, die nichts Gutes an sich hat. Du bringst Leid, Schmerz, Traurigkeit und Hass mit dir. Aber was Du noch besser kannst als geben, ist nehmen. Du nimmst mir eine Unmenge an Lebensqualität. Meine Gedanken, mit denen ich mich mit so vielen tollen Dingen beschäftigen könnte. Meine Freunde, weil du machst, dass ich mich am Abend nicht verabreden kann, weil ich essen muss, bis mir schlecht ist. Weil ich im Sommer nicht mit auf Badeausflüge kann, weil ich meinen Bikini nicht mal vor mir selbst anziehe. Meine Freundschaft mit meiner Mutter, weil ich ihr immer wieder ins Gesicht lügen muss, wenn ich Essen unter meinem Pulli verstecke, weil ich mich so sehr dafür schäme. Und was Du mir vor allem nimmst, ist die Freundschaft mit mir selbst. Du nahmst mir meine Liebe zu mir selbst, und mittlerweile hast Du mir auch meine Akzeptanz genommen. Ich kann mich nicht im Spiegel ansehen, denn die Liebe zu meinem Körper hat sich zu Hass und mittlerweile zu Verachtung entwickelt. Ich verachte den Teil meines Ichs, welcher mir ermöglicht, zu leben. Den Teil, für welchen ich dankbar sein will, denn ohne ihn gäbe es mich nicht. Ich will diesen Teil lieben und Dich hassen. Tatsächlich tue ich das schon. Ich hasse dich. Ich will dich aus mir verbannen, denn Du hast es nicht verdient, zu existieren.

Durch die therapeutische Hilfe, die ich während mehrerer Jahre erhielt, und die Auseinandersetzung und Entwicklung mit mir selbst konnte ich viel über Binge Eating lernen und bin dabei, die Essstörung zu überwinden. Falls du, Leser:in, von Essanfällen betroffen bist, möchte ich dir gerne von Dingen erzählen, die mir helfen, aber auch von Fehlern, die ich in der Vergangenheit gemacht habe, die du dann vielleicht nicht mehr machen musst.

Über eine längere Zeit war ich in Therapie. Bei jeder Psychologin, die ich besuchte, ging ich mit viel neuem Wissen im Kopf, aber genauso auch mit derselben Essstörung wieder zur Tür hinaus. Ich bekam sie einfach nicht weg. Erst jetzt weiß ich, woran dies lag. Ich war nie ehrlich. Seit ich klein bin, setze ich meine Messlatte in jedem Bereich so hoch wie möglich. Der Perfektionismus war schon immer ein treuer Begleiter in meinem Leben. Lange hat das „perfekte" Mädchen tatsächlich auch existiert. Doch durch ein Trauma in der Kindheit und in der Pubertät hat sich etwas verändert. Plötzlich musste ein Ventil für die Überbelastung, die ich mir antat, entstehen. Und das war: Binge Eating. Über lange Zeit habe ich es verheimlicht, weil ich mich so dafür schämte. Als ich dann dazu kam, mir professionelle Hilfe zu holen, ist die Scham auch in der Therapiestunde in mir geblieben. Und das war ein großer Fehler. Ich war mit niemandem ehrlich. Ich habe meine Therapeutinnen nie angelogen, denn ich wusste selbst nicht, dass ich gar nicht die Wahrheit erzählte. Ich konnte mich immer öffnen, aber der Kern blieb in mir verschlossen, weil die Perfektionistin in mir sagte, dass diese Essstörung gar nicht existiert. Und ohne totales Eingeständnis, was man gerade durchlebt, kann man sich auch nicht davon heilen. Um mir die Essstörung komplett eingestehen zu können, musste ich mich von ihr distanzieren. Ich musste mir klarmachen, dass das nicht ich bin. Sie ist ein Fremdkörper in mir. Ich habe ihr den Namen „Madame" gegeben. Wenn die Gedanken zu einem Essanfall aufkommen, dann ist es wieder „Madame", die Schuld daran ist. Wenn das Craving kommt, kann ich wütend auf sie sein. Einerseits belastet es mich so weniger, andererseits kann ich aber einen Essanfall besser verhindern. Ich kann ehrlich mit mir selbst sein und gleichzeitig auch von der Scham loslassen. Ich kann gegen „Madame" ankämpfen, ohne das Gefühl zu haben, ich sei die Schuldige. Denn ja, diese Essstörung ist ein Teil von mir, aber sie ist nur hier, weil ich mit irgendetwas zeigen musste, dass ich Hilfe benötige. Und der einzige Weg, sie zu überwinden, ist, herauszufinden, was ich mit ihr zu kompensieren versuche.

Je länger sich „Madame" in meinem Kopf eingenistet hat, desto mehr habe ich das Gefühl, keinen Wert zu haben. Denn der Fokus liegt ausschließlich auf meinem Körper, und ich habe beinahe vergessen, dass sich in diesem Körper ein Mensch befindet. Ich schreibe mir jeden Tag zwei Dinge auf. Etwas, das ich an meinem Körper mag, und etwas, was ich an meiner Person gern habe. Mit meinem Charakter fällt mir das nicht so schwer. Ich finde jeden Tag eine Qualität, die ich an mir mag. Mit meinem Körper ist das aber anders. Es gibt bis jetzt etwas, das ich aufschreiben kann: meine Hände. Mein Ziel ist es, dass ich es irgendwann schaffen werde, täglich einen anderen Teil meines Körpers zu notieren. Was mir hilft, in die Öffentlichkeit zu treten und mich etwas wohler zu fühlen, ist Kleidung. Ich habe mir in der letzten Zeit verschiedene Teile gekauft, die mir gefallen und in welchen ich mich auch wohlfühle. Ich habe auf Pinterest Inspiration gesucht und mich daran orientiert. Wenn ich ein Outfit trage, das mir richtig gefällt, kann ich den Fokus weg von meinem Körper, auf die Kleidung legen. Das macht mir das Leben um einiges leichter, und es gibt Momente, in denen ich schon ein Fünkchen Selbstbewusstsein verspüren kann. Ich versuche auch, mir immer wieder ins Bewusstsein zu rufen, was mein Körper für mich tut. Er läuft, er kann Dinge tragen, verdauen, mir Energie liefern und mich vor allem am Leben halten. Er existiert nicht, um gut auszusehen, sondern um mir mein Leben zu ermöglichen.

Mit Strategien und dem Wissen, das ich mir über die Zeit angeeignet habe, bin ich auf dem Weg, mich von dieser Stimme in meinem Kopf, die mir unbeschreiblich viel nimmt, zu verabschieden. Um auf den richtigen Pfad zu gelangen, musste ich verschiedene therapeutische Erfahrungen machen. Ich habe mich auf vielen Plattformen informiert. Beiträge, Blogs, Videos, Podcasts etc. haben mir sehr weitergeholfen. Meine Gedanken laut auszusprechen oder aufzuschreiben, löst ebenfalls viel in mir aus.

Jedes Mal, wenn ich ein Craving überwinde, bin ich stolz, ich werde ein Stückchen stärker und entferne mich ein Schrittchen mehr. Der Erfolg kann nicht linear verlaufen, und das ist schwer zu akzeptieren. Wichtig ist aber, dass man sich Strategien aneignen kann, die einem helfen, nach einem Rückfall wieder aufzustehen und weiterzugehen. Dass man sich Menschen sucht, mit denen man reden kann. Und vor allem, dass man ehrlich zu sich selbst und genauso auch zu seinen Mitmenschen sein kann. Ich bin noch nicht am Ende dieses Weges angekommen, und die Hintertür in meinem Kopf ist noch nicht endgültig geschlossen. Ich werde mich dieser Tür nähern und manchmal auch wieder von ihr entfernen. Aber jetzt weiß ich: Den richtigen Weg habe ich gefunden.

E., 22 Jahre: Sucht – eine Suche nach (mehr) mir

Ich dachte immer, Essstörungen hätten primär mit dem Wunsch zu tun, dünn zu sein. In den Schulbüchern im Gymnasium und sogar später im Psychologiestudium waren stets Bilder von dünnen Mädchen abgedruckt, die sich im Spiegel betrachteten und dort einer grotesk verzerrten, dicken Version von sich selbst gegenüberstanden. Anorexie ist demnach eigentlich einfach eine tragische Form von Eitelkeit. Solche Bilder machen mich noch heute wütend.

Bei meinem geringsten Gewicht, weit unter der gesunden Gewichtsgrenze, betrachtete ich mich voller Faszination im Spiegel. Mit Daumen- und Mittelfinger konnte ich meinen Oberarm umschließen, Knochen traten an Stellen hervor, von denen ich bisher nicht wusste, dass diese überhaupt existierten. Die hauchdünne, flaumige Haut spannte über meinen Schädel und fiel in Falten in meinen Wangen, wo vorher nie Falten gewesen waren. Meine Pobacken, die ich die Jahre zuvor mit Eifer trainierte, sahen aus, als hätte jemand bei einem Ballon die Luft rausgelassen. Ich konnte nicht mehr sitzen, ohne Schmerzen in meinen Sitzhöckern und meinem Steißbein zu haben. Die Muskeln um meine Blase herum hatten sich so weit zurückgebildet, dass ich ständig aufs Klo rennen musste. Wie konnte ich es nur so weit kommen lassen?

Doch ich wartete vergebens darauf, dass mich mein Zustand alarmierte. Stattdessen betrachtete ich andächtig die blauen Venen, die sich an meinen Händen und Unterarmen abzeichneten. Anteillos blickte ich auf die Zahl auf der Waage und war gespannt, ob sie wohl noch weiter runtergehen konnte und was dann wohl passieren würde. Ich dokumentierte meinen Zustand mit Fotos und stellte mich beim Yoga vor die Kamera. Diese Posen sollten in meinem Zustand doch unmöglich sein. Und doch atmete und lebte ich weiter. Ich konnte riesige Strecken zu Fuß zurücklegen, ohne zusammenzubrechen. Wahnsinn, zu was der menschliche Körper fähig war. Wie wenig er wirklich brauchte. Das war der Beweis dafür, wie unnötig alle Sorgen waren.

Jahrelang hatte ich versucht, alles richtig zu machen. Mich gesund und ausgiebig zu ernähren, selbst zu kochen, regelmäßig Sport zu machen, meine Muskeln aufzubauen, auf verarbeitete Lebensmittel zu verzichten, ohne dabei das Sozialleben zu kurz kommen zu lassen. Wozu die ganzen Bemühungen? Mein Leben war ein einziges Planen von Workouts und Zubereiten von Mahlzeiten. Ich war ständig frustriert, erschöpft, die kleinsten Entscheidungen trieben mich in den Wahnsinn. Das Fasten löste Glücksgefühle aus, die ich zuvor noch nicht gekannt hatte. Und was sich gut anfühlt, das ist richtig, oder? Ohne zu essen hatte ich plötzlich so viel mehr Zeit, mein Reizmagen schmerzte nicht mehr, ich musste keine mühseligen Entscheidungen mehr treffen, alle Gedanken verlangsamten sich, alle Reize wurden gedämpft. Auch lange nachdem es sich nicht mehr gut anfühlte, machte ich weiter. Ich war schon zu tief drin, um zu wissen, wie ich wieder umkehren könnte. Ich hatte einem falschen Gefühl getraut. Das Essen ist meine Zwickmühle. Ich kann es einfach nicht richtig machen.

Bereits damals ging ich in Therapie, doch meine Therapeutin riet mir nur, mich doch mal bei einem Glas Wein zu entspannen. Als ich abends Angst bekam, einzuschlafen, da ich befürchtete, nicht mehr aufzuwachen, beschloss ich, mich selbst ins Krankenhaus einzuliefern. Mein Puls war bei 39.

Zwei Jahre später liege ich wie betäubt in meinem Bett und kann mich kaum bewegen. Meine Beine sind aufgrund von Wassereinlagerungen angeschwollen, und meine Knie lassen sich kaum mehr beugen, wenn ich versuche, auf dem Klo zu sitzen. Zucker rauscht wie Adrenalin durch meine Blutbahnen, und ein Fettfilm verbleibt auf meinen Lippen. Durch meine bis zum Anschlag gespannte Bauchdecke dringt ein fauler Geruch nach Gasen und Nahrungspartikeln, die mein Körper nicht schnell genug verstoffwechseln kann. Die Bauchkrämpfe sind unerträglich, ich schwitze und krümme mich in unmenschliche Körperpositionen. Und doch würde ich es jederzeit wieder tun. Mit dieser bittersüßen Gewissheit räume ich seufzend die Schokopapiere auf und wasche die Teller und Töpfe ab, die sich neben meinem Bett stapeln. Geil. Good girl gone bad. Ganze Lindtkugel-Packungen, Zopflaibe mit Aufstrich, kiloweise Pasta und Reis, vegane Fischstäbchen direkt aus der Packung. Ich will mich nicht mehr entscheiden. Ich will alles. Und ich ziehe es durch, auch wenn die Lust sich schon gelegt hat. Ich will nicht, dass das Fest ein Ende hat. Ich will noch mehr Genuss. Und ich kann es mir ja leisten, denn übergewichtig bin ich noch lange nicht. Wahnsinn, zu was der Körper alles fähig ist. Eigentlich dürfte ich gar nicht mehr funktionieren. Die ganze Situation hat fast etwas Belustigendes. Wieso hatte ich jemals Sorge, zu viel zu essen? Wieso gab ich mir immer so Mühe, alles richtig zu machen? Bauchschmerzen habe ich so oder so. Energie habe ich so oder so keine. Ich mache es eh nie richtig. Das ist doch der Beweis dafür, wie unnötig alle Sorgen sind, denke ich und nehme noch einen Schluck aus der Wodkaflasche. Solange es sich gut anfühlt, muss es doch gut sein, oder? Vergebens warte ich darauf, dass mich mein Zustand alarmiert. Aber ich bin zu betört, zu übermütig, um mir jetzt Gedanken zu machen. Doch der Plan geht nie auf, die Welt bleibt nicht stehen. Die To-do-Liste bleibt unerledigt, die Energie fällt ins Zuckerloch, am nächsten Tag ist die Motivation, produktiv zu sein und das Leben wieder in die Hand zu nehmen, nicht auf magische Art wiederhergestellt. Auch nicht am Tag danach. Und schon wieder habe ich eine falsche Entscheidung getroffen. Mein Gefühl hat mich betrogen, meine Bedürfnisse waren falsch. Also muss ich tief durchatmen, mich mühsam aufrichten, wie ein Kind von Neuem lernen, zu verzichten, zurück in den Alltag finden und hoffen, dass die Abschreckung diesmal groß genug war, um mich in ein paar Tagen nicht wieder in derselben Situation zu finden.

Die Zeit in der Klinik war ernüchternd. Brav befolgte ich den Essplan, nur um festzustellen, dass ich mit jedem Kilo, das ich zunahm, genau dieselben zermürbenden Gedanken darüber hatte, was ich denn nun wirklich wollte oder tun sollte oder brauchte. Nichts hatte sich geändert, niemand konnte meine Entscheidungen für mich fällen. Niemand weiß, was für mich richtig ist. Die Ärzte und Psychologen beteuerten mir, wie „gut“ ich aufgrund meiner raschen Gewichtszunahme auf meinem Weg zur Besserung war, während ich in Tränen aufgelöst dasaß und mich tot wünschte.

Der Kampf geht für mich weiter. Tagtäglich. Meine Essstörung ist kein Fremdkörper in meinem System. Meine Essstörung, das bin ich. Ich bin das Monster unter meinem Bett. Ich hatte bereits als Kind nie Angst vor Spinnen, Schlangen und dergleichen. Ich fürchtete mich am meisten davor, den Verstand zu verlieren. Ich fürchte mich vor mir selbst, dem Chaos in meinem Kopf und der Wut in meinem Herzen. Ich fürchte meine eigenen Entscheidungen. Sie sind das Einzige, das mir jemals wirklich schaden kann. Solange ich ich bin, kann ich mich nie ganz sicher fühlen in der Welt. Ich glaube nicht, dass ich den Anteil von mir, der nach Grenzerfahrungen sucht und gleichsam übersensibel und überreizt ist – der Teil, der gleichermaßen zu Größenwahn und zur Überforderung neigt –, aufgeben kann. Eine Essstörung zu haben, bedeutet für mich nicht bloß, dünn sein zu wollen. Für mich sind es die ständigen gedanklichen Auseinandersetzungen mit sich selbst und der Realität. Das immerwährende Idealisieren und das Streben nach mehr Handlungsmacht. Die Suche danach, welchen Gedanken und Empfindungen zu trauen sind. Die Diskrepanz zwischen dem, was der Kopf sich ausmalt, und dem, was der Körper tatsächlich leisten kann. Zwischen dem, was richtig ist und was sich gut anfühlt. Der verzweifelte Wunsch danach, eine einheitliche Person zu sein. Sowohl Leistung als auch Genuss sichergestellt zu haben. Gut zu sein, ohne besser sein zu müssen. Sein volles Potenzial zu entfalten, ohne sich zu überfordern. Seinen eigenen Weg zu gehen, ohne die anderen Menschen aus seinem Leben auszuschließen. Und dabei vielleicht das Leben auch ein bisschen genießen zu dürfen.

So gesehen ist es eine tragische Form von Eitelkeit. Es geht immer nur um einen selbst. Doch eine Essstörung ist weitaus mehr als ein Egozentrismus, der über das Kindesalter hinaus andauert. Für mich geht es um eine sehnsüchtige Ablehnung der Welt gegenüber, eine Ur-Unzufriedenheit, eine Unfähigkeit, Kompromisse einzugehen und angemessen auf die eigenen Empfindungen zu reagieren. Ein unerträgliches Gefühl der Ohnmacht im Angesicht der eigenen biologischen – und kindlichen – Bedürfnisse. Und natürlich allem voran die Scham, so kläglich am Menschsein zu scheitern.

Eine Essstörung zu überwinden, bedeutet für mich Akzeptanz. Es bedeutet, ein Leben in vermeintlich langweiligen Grautönen lieben zu lernen. Es heißt, die eigene Menschlichkeit und Gewöhnlichkeit akzeptieren zu lernen, auch wenn da eine Stimme flüstert, dass der Mensch doch zu so viel mehr fähig wäre.

M., 33 Jahre: Worum geht es eigentlich?

„Ich war so dünn. Ach, war ich dünn als Mädchen", sagt die Frau meines Vaters vor mir in einem glücklichen, selbstverliebten Tonfall. „Du bist zwar dick, aber dafür eine von den Netten", sagt mir eine Grundschulkollegin, während wir die Treppen zum Klassenzimmer hochsteigen. Sind „dicke" Menschen grundsätzlich nett? Was hat Sympathischsein mit Dicksein zu tun? Dies waren Fragen, die sich eine Gruppe von Mädchen in meiner Klasse ernsthaft gestellt haben. „Schreib doch nicht so breit in dein Heft", sagt eine auffällig dünne Lehrerin zu meinem Mitschüler. „Du bist als Person ja auch nicht breit und hast schmale Hüften." „In der Familie deiner Mutter steht das Essen sehr im Zentrum", bemerkt mein Vater. „Was die alles essen können. Mir ist das zu viel."

Meine Familie mütterlicherseits sitzt am Tisch. Großmutter, Großvater, Mutter, Tanten, Onkel, Cousins und Cousinen. Es ist lebendig. Alle reden laut. Ich bin die Beobachterin mitten im Geschehen, und das Essen verschwindet genüsslich in meinem Mund. Mein Cousin macht ein Theater wegen des Essens. Es gibt Anpassungen an die Gerichte, damit sie ihm schmecken. „Wenigstens ist ein Kind unkompliziert", höre ich meine Großmutter sagen, während sie die Reste der Kinderteller aufisst – so, wie sie vermutlich bereits die Essensreste ihrer Kinder aufgegessen hatte.

Ich bin zu einem Kindergeburtstag eingeladen. Es gibt Spaghetti mit Tomatensauce. Ich sehe den gefüllten Teller vor mir stehen, und eine mich überwältigende Übelkeit tritt auf. Ich kann sie nicht einordnen und bekomme Angst. Ich kriege keinen einzigen Bissen herunter und spüre eine Überforderung, mit all den Kindern zusammen zu Mittag zu essen. Später stehen wir vor einem Kühlregal. Alle dürfen sich ein Eis aussuchen. Das Wasser läuft mir im Mund zusammen. Ich weiß genau, welches Eis ich gerne essen würde, nehme aber keines. Ich sage nein. Lieber falle ich als die auf, die als einzige kein Eis isst, als zu riskieren, dass ich beim Essen ausgelacht werde und mein Körper kommentiert wird. Zuhause angekommen, überkommt mich ein großer Hunger. Ich esse etwas und fühle mich wohl. Ich kann wieder ich sein. Fröhlich und entspannt.

Meine beste Freundin und ich sind einen Baum hochgeklettert und sitzen nebeneinander auf einem Ast. Beide schaffen wir es nicht mehr, alleine runterzukommen. Wir rufen meinen Vater, damit er uns hilft. In einem Schwung hebt er meine Freundin herunter. Bei mir ist es etwas schwieriger. Ich fühle mich unsicher in meinem Körper, und mein Vater muss sich etwas mehr anstrengen. Es gibt mindestens einen Lacher, bis ich unten bin. Ich übernehme also die lustige Variante, und wir alle lachen im Anschluss. Heimlich wünsche ich mir sehnlichst, auch so leicht zu sein wie meine Freundin, damit mich mein Vater besser tragen und festhalten kann.

Ich sitze während des Abendessens meiner Mutter gegenüber. Ich möchte, dass die Stimmung etwas lockerer wird, und beginne, irgendetwas zu erzählen. Meine Mutter steigt auf das Gespräch ein. Sie redet und erzählt und hört nicht auf, und mir wird es auf einmal zu viel. Es ist mir zu intensiv, und ich verstehe nicht, was mit mir los ist. Ich kann auf die Emotionen und Gespräche meiner Mutter nicht eingehen. Ich bin genervt von ihr und bin zugleich enttäuscht von mir. Irgendwie fehlt jemand. Es fehlt mindestens eine Person mehr am Tisch, denke ich. Ich stelle mir vor, wie es ist, wenn ich nicht ihr einziges Gegenüber wäre, und fokussiere mich auf mein Essen. Ich bin nicht bei mir. Ich esse zu viel und versuche, so schnell wie möglich aus der Situation rauszukommen. Danach bin ich traurig, sehnsüchtig, fühle mich schlecht und wünsche mir ganz viele andere Erlebnisse mit meiner Mutter.

Ich sitze in der Mensa des Gymnasiums und löffle meine tägliche Gemüsesuppe ohne Salz. Ich versuche, auszuhalten, dass meine Freundinnen und Freunde sehr wohl etwas bemerken, und halte an meinem Plan fest: „Ich bin so wie ich bin", und werde mich nicht verunsichern lassen.

Ich beschließe den Kamikazeakt nach einem Familienessen. Bewusst und mit großer Aufregung. So lange hungere ich schon diszipliniert, und immer wieder kommen mir Hürden in die Quere. Mein Körper gehört mir. Ich grenze mich ab, um so zu werden, wie ich sein will. Nun werde ich es auch schaffen, zu erbrechen.

Ich stehe draußen im Dunkeln und spüre mich nicht. Ich habe das Gefühl, verloren zu sein. Ich habe jegliche Freude verloren, und es scheint mir, als wäre alles vorbei. Es kommt mir vor, als könnte ich mich nicht mehr schützen. Vor mir selbst nicht und vor nichts anderem. Ich fühle mich wie ein Nichts. Ich gebe mich auf. Ein großer Respekt vor diesem Zustand und eine ganz leise Erinnerung an unerfüllte Wünsche ermöglichen mir endlich, Hilfe zu suchen.

Es gibt unzählige Male, in denen ich im Badezimmer stehe und mich im Spiegel anschaue. Ich betrachte nicht meinen Körper. Ich schaue mir in die Augen. Bin ich ehrlich zu mir? Wer schaut mich da an? Angst, Verzweiflung, aber auch Erleichterung und Erschöpfung blicken mir entgegen. Was tue ich da? Wie lange noch? Ich brauche Trost und Zuversicht. Diesmal soll es das letzte Mal gewesen sein.

„Du hast ja sowieso keine Zeit mehr für uns, seit du mit deinem Freund zusammen bist", sagt mir jemand aus meinem Freundeskreis. „Ich habe den Eindruck, dass du dich nicht mehr wirklich mitteilst. Es ist schade, aber du kannst dich ja melden, wenn du mal wieder Zeit hast.“ Ich merke, wie ich zunehmend missverstanden werde durch mein Geheimnis. Es macht mich traurig, den Anschluss zu verlieren, und trotzdem kann ich nicht mithalten mit den anderen. Ich brauche viel Rückzug und fühle mich einsam.

Oft meinte ich, nicht krank genug zu sein für die Therapie. Ich dachte, dass es auf meine Erscheinung und mein Gewicht wie auch auf die Schwere meines Leidensdruckes ankommt, ob mir Hilfe zusteht oder nicht. Aus den Medien kannte ich nur die extremen Bilder von essgestörten Menschen. Auch im Alltag fielen mir nur die offensichtlichen Extreme auf.

Ich wünsche mir sehr für Betroffene, dass sie sich sofort Hilfe zugestehen und es keinen Maßstab dafür gibt.

In der sommerlichen Hitze laufe ich beschwingt vom See zurück zur Bushaltestelle. Mein Leben ist gerade sehr intensiv. Ich bin frisch verliebt, habe meine Festanstellung gekündigt, bin mehr unterwegs als zuhause, habe lauter offene Fragen und befinde mich in einer lebendigen Stadt. Während ich mich mit meinen neuen Bekanntschaften unterhalte, mache ich auf einmal einen falschen Schritt und verstauche mir meinen Fuß. Ausgerechnet jetzt, da ich so Lust habe, auf meinen eigenen Füßen zu stehen, denke ich mir.

Später finde ich mich inmitten vieler Kissen und Schmerzen an der Wand angelehnt im Bett meines Freundes wieder. Unsere erste Phase des Kennenlernens habe ich mir etwas unabhängiger vorgestellt. Frustriert beiße ich in einen Keks und blicke aus dem Fenster. Ich weiß genau, dass ich gerade zum Trost Kekse esse, aber irgendwie gehört das manchmal auch dazu. Außerdem ist es das uninteressanteste Thema, das ich mir in diesem Augenblick vorstellen kann. Wie lange wird das nun dauern mit meinem Fuß, frage ich mich. Und wie geht überhaupt alles weiter, Schritt für Schritt. Währenddessen werde ich liebevoll umsorgt und bekocht und darf mir helfen lassen.

Am anderen Tag machen wir uns zum Arzt auf. Langsam humple ich an der Seite meines Freundes die Straße entlang. Es ist mühsam, und wir kommen nur im Schneckentempo voran. Jetzt könnte er mich doch dieses absehbare Stück zur nächsten Haltestelle tragen, denke ich. Ich bin mir nicht zu schade und frage ihn sofort. Das sei doch zu schwierig, erwidert er. Er würde kurz sein Fahrrad holen, und wir könnten möglicherweise so schneller vorankommen. Ich insistiere weiter, dass er es zumindest versuchen soll. Ich fordere es regelrecht ein. Bei Sommertemperaturen hebt er mich hoch. Vier, fünf Schritte. Dann müssen wir nochmals die Position ändern. „Bin ich dir zu schwer?“, frage ich direkt. „Nein, du bist keinesfalls zu schwer, ich habe einfach nicht so viel Kraft“, antwortet er.

„Ich finde es wichtig, dass du mich in solchen Momenten trägst", bemerke ich. Es tut mir gut, das so selbstverständlich mitzuteilen. Einige Fragen begleiten mich jedoch. Worum geht es mir? Muss mein Partner an Muskeln zulegen und den Fels in der Brandung personifizieren? Kann ich es aushalten, dass er mich nicht so leicht tragen kann? Könnte ich ihn tragen, wenn es sein müsste? Beide geben wir uns dem Tragen und Getragenwerden hin und beginnen dabei zu lachen. Es ist einfach nur mühsam, und wir stehen die Situation gemeinsam durch.

In der Mittagspause stelle ich mein mitgebrachtes Essen auf den Tisch. „Mara isst so gesund", höre ich meine Arbeitskollegin sagen. „Da kommt man sich ja blöd vor mit seinem Fertigessen", meint sie halbwegs lustig. „Ich hatte gestern Nacht von der Pizza Sodbrennen und habe mir heute unbedingt etwas selbst kochen wollen", erwidere ich und versuche, die Bemerkung entspannt hinzunehmen. Immer wieder treten weitere Kommentare auf, dass ich sportlich sei und diszipliniert, dass ich bei den jeweiligen Aufgaben, die wir hatten, bestimmt bestens vorbereitet sei. Meine Arbeitskollegin ist mehrgewichtig. Sie ist schwerer als ich. Ich bin inspiriert von dem, was sie alles in die Arbeit mitbringt, und freue mich über ihre Anwesenheit. Es irritiert mich, dass ich von ihr in die Ecke einer dünnen, disziplinierten Frau gedrängt werde. Mir macht es gerade Spaß, dass ich mittlerweile so gut und auf eine lust- und liebevolle Weise auf mich schauen kann. Es befreit mich und fühlt sich gut an. Das meiste von dem, das sie bemerkt, trifft gar nicht zu. Ich bin weder übermäßig sportlich noch äußerst diszipliniert. Eher ist das Gegenteil der Fall, und ich versuche, einen guten Umgang mit den Herausforderungen in meinem Alltag zu finden. Ich fühle mich nicht in der Lage, sie mit meiner Geschichte direkt zu konfrontieren. Es macht mich aber traurig, dass ich als gesunde Person nun mit diesen Wertungen konfrontiert werde. Wenn sie wüsste, denke ich. Und dies denke ich noch oft.

Ich bin zum 32. Geburtstag einer Freundin eingeladen. Ich freue mich auf die Frauenrunde. Bevor ich losgehe, schaue ich nochmals in den Spiegel. Ausgeschlafen sehe ich nicht gerade aus, aber wie ich das kurzfristig ändern kann, wüsste ich beim besten Willen nicht. Ich hatte Lust, mich schön anzuziehen, und trage die Hose, die mir so gefällt. Sie sitzt tatsächlich etwas eng, und es könnte die sogenannte Risikohose sein, die ich sofort ausmisten sollte, um nicht zu denken, ich müsste für immer in diese Hose passen. Gut dass ich das erkenne, denke ich. Falls sie nicht mehr passt, wird es eine neue schöne Hose geben, sage ich mir. Meine einzigen schwarzen Socken haben dummerweise ein Loch, aber ich kann es mit den Schuhen verdecken. Die Haare lasse ich so, wie sie sind, und geschminkt bin ich nur ganz leicht. Alles andere würde mich zu sehr anstrengen. Würde ich überall genauer hinschauen, müsste ich wohl direkt zuhause bleiben. Zum Glück kann ich los und brauche diesen Aufwand nicht. Ich fühle mich stimmungsmäßig ganz gut und sicher mit meiner heutigen Lockerheit.

Am Geburtstag angekommen, spüre ich sofort, warum diese Fragen nach meinem Aussehen zuvor aufgetaucht sind. Die meisten Frauen in dieser Runde pflegen ihr Äußeres sehr und sind ganz aufmerksam mit dem, was sie tragen und wie sie sich zurechtmachen. Zudem kann ich es nicht leugnen, dass ich mich unter sehr schlanken, sportlichen Frauen befinde, die selbstbestimmt oder nicht selbstbestimmt sehr viel Wert auf das Äußere ihres Körpers legen. Es ist ein absolutes Paradebeispiel einer anstrengenden, verunsichernden Situation für jemanden mit Essstörungshintergrund oder Diskriminierungserfahrung, was das Äußere betrifft. Meine Wahrnehmung ist geprägt von schwierigen Erfahrungen aus der Kindheit und durch meine Essstörung. Für all diese „beiläufigen" Körperthemen bin ich extrem sensibilisiert. Und schon zwickt meine Hose. Sie zwickt bestimmt so sehr, dass man sieht, dass es keine passende Hose für mich ist, vermute ich. Auch kann ich meine Augenringe nicht verbergen. Ich war nicht beim Sport, und nach täglichem Yoga fühlt sich mein Körper überhaupt nicht an ... Punkt. Die Gedanken tauchen auf, und ich nehme Abstand. Es ist okay, dass es mir so geht. Und ich bin größtenteils wohl damit. Manche Themen interessieren mich nicht ausreichend, und es hat einen berechtigten Grund, warum sie mich nicht interessieren. Allmählich kann ich die Situation abstrahieren. Zudem weiß ich, dass es sich hier definitiv nicht um meinen engsten Freundeskreis handelt.

Nach den ersten Minuten Einordnen und Abstrahieren geht es ganz gut. Ich kann in mir ruhen und amüsiere mich über die Situationen. Ich höre die leidenschaftliche Rennradfahrerin mit auffällig langen Beinen im Minirock von ihrem Burnout erzählen und dass sie glücklich ist, nach einer Pause nun einen besseren Job gefunden zu haben. Bewegung zum Ausgleich sei ihr mittlerweile sehr wichtig geworden, und sie könne ihre Beine nicht lange stillhalten. Eine andere erzählt von ihrer baldigen Hochzeit in Südfrankreich und dass sie gerade unterschiedlich aufgeregt ist, von Vorfreude bis Stress. Sie ist auffällig hübsch gekleidet, alles wirkt neu und ein bisschen puppenhaft kitschig. Wir befinden uns nicht auf der gleichen Wellenlänge, trotzdem gefällt mir ihre andere Welt. Meine Fingernägel könnte ich mir ja auch mal machen lassen, denke ich inspiriert. Zwei andere finden sich in einer Frage wieder: Wo gibt es die besten Lokale und Gerichte in der Stadt? Sie geben sich gegenseitige Empfehlungen und erzählen von einem neuen italienischen Restaurant mit ganz ausgefallener Innenarchitektur, welches jetzt bereits für mindestens zwei Monate ausgebucht ist. Das klingt aufregend, denke ich, aber so richtig packt es mich nicht. Wir trinken georgischen Wein, den meine

Freundin von ihrer Reise mitgebracht hat, und der Nachtisch wird aufgetischt. Ein kaltes schokoladenüberzogenes Erdnussdattelgemix, vegan, liegt auf meinem Teller. Ich finde es so deftig, dass ich nur langsam essen kann. Lustigerweise gibt es keine Gabel, und wir essen von Hand, während die Schokolade schmilzt. Natürlich geht es am Tisch sofort darum, dass es viel ist. Dass es lecker ist. Dass es die eine schafft und die andere nicht.

Ich finde nichts anstrengender als Genuss ohne Genuss. Oder sehr kontrollierter Genuss. „Jetzt noch etwas Ungesundes, aber wenn es schon mal da ist, muss man es ja essen." Eigentlich habe ich mich auf den Nachtisch gefreut, aber er schmeckt mir nicht so gut. Etwas blöd, schließlich hat sich da jemand Mühe gegeben, etwas Leckeres zuzubereiten. Diese gesamte Situation könnte in manchen Fällen so mühsam sein, denke ich. Und dieses Mal schaue ich liebevoll darauf. Ich finde es auch lustig, wie wir da so sitzen mit Schokolade an den Händen. Die eine, die den Nachtisch gemacht hat, erzählt von der Köchin dieses Rezeptes und dass diese sich die Zähne habe machen lassen. Und dass es unglaublich künstlich aussehe. Ich muss lachen.

Alles in allem war es ein heiterer Abend, an dem ich liebe, aufgeschlossene Frauen und ein paar andere Welten kennenlernen durfte. Betrunken rufe ich im Anschluss meinen Freund an: „Ich trage keinen Minirock, und ich weiß, dass meine Beine nicht trainiert sind! Meine Wohnung sieht nicht perfekt aus, alles ist viel zu kramig, aber ich kriege es gerade nicht anders hin! Es ist mir auch egal, ob ich dir gefalle, weil ich mir schon selbst gefalle, aber nur, damit du es weißt, es gibt diese perfekten Frauen, aber ich bin keine davon!" Eine gewisse Anstrengung von diesem Abend rutscht mir dann doch ungefiltert heraus, und es gibt einige nervige Komplexe, die irgendwo tief in mir schlummern. Meinen Partner da reinzuziehen, war sicher nicht das beste Mittel für mich, auch wenn ich ahnte, dass ich ihm vertrauen kann und wir beide wissen, dass es nicht hundert Prozent ernst gemeint ist. Schließlich, mit etwas Distanz, habe ich wieder zu mir gefunden und gemerkt, dass ich vollkommen okay bin und ich momentan keine Kapazität für Miniröcke und die perfekte Einrichtung habe.

Seit längerer Zeit gibt es für mich keine Verbote mehr, was das Essen anbelangt. Ich esse, worauf ich Lust habe. Mittlerweile habe ich mir eine große Freiheit erarbeitet, und darüber freue ich mich sehr. Es ist definitiv nichts perfekt dabei, es gibt Höhen und Tiefen bezüglich meines Wohlbefindens, aber ich bin so viel freier, entspannter und weitsichtiger geworden. Ich blicke über den Tellerrand hinaus und kann am Leben teilhaben.

Während des Ausklingens meiner akuten Essstörung habe ich unterschiedliche Phasen durchgemacht und Erfahrungen gesammelt. Teilweise war es wichtig, regelmäßig zu essen und auf eine ausgewogene Ernährung zu achten. Teilweise war es für mich wichtig, keine Regeln zu befolgen, in sozialen Kreisen mitzuhalten, zu essen wie andere, auch wenn es außerhalb gängiger Essenszeiten war. Da ich alles essen darf, was ich möchte, habe ich Unterschiedlichstes ausprobiert. Ich wollte nochmals einiges nachholen und eine gewisse Freiheit darin erfahren, selbst herauszufinden, was mir wirklich schmeckt und was mir guttut.

Ich kann Unwohlsein und schwierige Zeiten besser aushalten, weil die Messlatte nicht mehr so hoch ist, wie ich mich zu fühlen habe. Auch wage ich mich an unangenehme Gefühle und Herausforderungen heran. Zeiten des Unbehagens, weil ich vielleicht gerade zu wenig auf eine gute Ernährung geachtet habe oder sonst belastet bin, gehören genauso dazu wie leichte Zeiten, an denen es mir gut geht und ich ein angenehmes Bauchgefühl und einen entspannten Umgang mit dem Essen erfahre. Seit ich alles darf und sich alles etwas eingependelt hat, ist mein Körpergewicht ungefähr immer gleich, und mir scheint, dass mein Körper damit zufrieden ist. Die schönste Vorstellung von Wohlbefinden ist für mich nicht nur vom Äußeren abhängig. Ich fühle mich nicht immer super in meinem Körper. Emotionen, Stress, Müdigkeit oder Schmerzen beeinflussen mein Körpergefühl. Jedoch sehne ich mich dann nicht nach äußerlicher Leichtigkeit oder makellosem Aussehen, sondern wohligeren Gefühlen. Nach Umständen, die mich glücklich machen, und nach einem Körper, der sich regenerieren und gesund sein darf.

Es ist nach wie vor herausfordernd, mir selbst zu vertrauen. Schließlich gab es viele Jahre eine ausgeprägte Seite in mir, die zwischen selbstzerstörerischem und selbstkontrollierendem Verhalten hin- und hergependelt ist. Ich habe mit einer großen inneren Verunsicherung umzugehen gelernt, und es gibt immer wieder Momente, in denen ich feststelle, wie viel Mut ich tatsächlich brauche und aufbringe, wenn ich mir und meinen eigenen Entscheidungen vertrauen darf.

Ich möchte meinen Körper weiter kennenlernen, mich mit ihm verbinden und ihn unbefangen erfahren dürfen. Ich möchte Platz in meinem Körper haben und mich in ihm ausbreiten dürfen. Es macht mich glücklich, mit all meinen Sinnen die Welt erfahren zu dürfen und mich zu spüren.

Oft habe ich das Bedürfnis, meinen Körper zu befreien, zu spüren, dass ich ganz vorkommen darf. Ich bin gerne in Bewegung und gerade so, dass ich das Gefühl habe, immer wieder genug atmen zu können. Auch sehne ich mich genauso oft nach Halt, nach Ruhe, nach Vertrauen und Verweilendürfen. Ich werde gerne umarmt, gehalten und am liebsten so, dass ich den Halt und die Umarmung auch zurückgeben kann. Und ob es meinem Körper gerade gut geht oder nicht, mein Körper gehört mir.

S., 38 Jahre: Wieso ich?

Meine Geschichte fängt schon früh an. Ich bin jetzt 38 und schleppe dieses Problem mit mir rum, seit ich ungefähr 15 bin. Als Kind war ich im Leistungssport. Ziemlich gut sogar, ich war im Kader und habe an mehreren Schweizermeisterschaften teilgenommen. Bis ich einen Unfall hatte und die Angst nicht mehr abbauen konnte. Deshalb habe ich aufgehört.

Sport habe ich immer gemacht. Kurze Zeit habe ich Volleyball gespielt, dann fing ich mit Joggen und Hometrainer an und irgendwann landete ich im Fitnessstudio. Ich fing mit Functional Training an, machte kurz Crossfit, dann Kraftsport. Ich fing an mit Bergläufen und dabei blieb ich hängen, inklusive Kraftsport. Alles sehr exzessiv. Ich trainierte siebenmal die Woche, auch wenn ich krank war oder kleinere Verletzungen hatte. Schmerz ignorierte ich und das mache ich noch heute. Ich definiere mich auch nach wie vor über meine sportliche Leistung. Nimmt diese ab, fühle ich mich schlecht. Dabei werde ich ständig vom Gedankenkreisen ums Essen begleitet respektive dem Kalorienzählen. Ich bin kontrolliert von meiner Sportuhr, welche jeden Schritt, jedes Training trackt, und von meiner App, welche mir meine Kalorienzufuhr aufzeigt. So richtig schlimm mit Uhr und Kalorienzählen wurde es im Jahr 2017, nachdem ich ein dreimonatiges Bootcamp inklusive Ernährungsplan startete.

Mein Körper veränderte sich schnell. Ich baute Muskeln auf und Fett ab. Ich wurde von allen Seiten darauf angesprochen und erhielt sehr viele Komplimente. Meine Essstörung (Essanfälle mit anschließendem Erbrechen) wurde dadurch noch gefördert. Ja kein Gramm mehr zunehmen! Das war mein oberstes Ziel, und deshalb habe ich immer weniger gegessen. Dies wiederum führte zu vermehrten Essanfällen mit Erbrechen.

Die Essstörung an sich habe ich, wie bereits erwähnt, schon lange. Es gab eine Zeit, da war sie nahezu weg, ungefähr 5 Jahre lang, als ich in der Ausbildung war und in einer gesunden Beziehung.

Als meine Beziehung in die Brüche ging, fing alles wieder an. Aber noch extremer.

Ich kann mich nicht mehr erinnern, wann genau und weshalb ich das erste Mal erbrochen habe. Aber von diesem Zeitpunkt an habe ich gemerkt, wie einfach es ist, zu essen, ohne zuzunehmen. Es wurde aber immer anstrengender, und ich habe angefangen, mich zu fragen, wie lange das noch so gehen soll. Ich wusste, dass ich das nicht ein Leben lang so machen will. Ich möchte irgendwann wieder frei sein und mein Leben respektive das Essen genießen können.

Was mir einen großen Denkanstoß gab, war, dass mich mein Zahnarzt gefragt hat, ob ich viele säurehaltige Speisen essen würde, da mein Zahnschmelz kaum mehr vorhanden sei. Dann kam der Moment, wo mich meine beste Freundin direkt darauf ansprach. Da sie selbst an einer typischen Bulimie litt, erkannte sie gewisse Verhaltensweisen. Sie befand sich bereits in Therapie und gab mir die Adresse. Ohne aber dabei Druck aufzubauen.

Irgendwann rang ich mich durch, Kontakt aufzunehmen und einen Termin zu vereinbaren. Ein halbes Jahr ging ich sporadisch, ein- bis zweimal im Monat. Danach ging ich drei Monate lang einmal pro Woche. In dieser Zeit habe ich für meine Verhältnisse große Fortschritte gemacht. Erst weihte ich endlich meine Mutter ein, nach über 20 Jahren. Anschließend meinen Bruder und dann eine zweite sehr gute Freundin.

Vor einem Monat habe ich die Therapie abgebrochen. Ich habe einen Punkt erreicht, an dem ich absolut keine Motivation mehr hatte. Ich wollte mich nicht mehr pausenlos mit diesem Thema befassen. Ständig habe ich darüber nachgedacht. Es hatte noch viel mehr Raum eingenommen als ohnehin schon.

Ob das eine gute Entscheidung war, kann ich nicht sagen. Momentan stimmt es für mich, und aktuell fühle ich mich wohler so. Einerseits weiß ich, dass ich ohne zusätzliche Unterstützung ziemlich sicher nie aus dieser Sache rauskommen werde. Auf der anderen Seite zweifle ich grundsätzlich sehr daran, ob ich überhaupt jemals ohne dieses Problem werde leben können. Ich kann mir kaum vorstellen, dass ich irgendwann mal wieder ein normales und gesundes Verhältnis zum Essen haben werde. Obwohl das natürlich sehr schön wäre und auch mein Ziel – irgendwann.

Ich frage mich oft, weshalb ich an diesem Problem leide. Wann genau, wie und weshalb das angefangen hat, weiß ich eigentlich auch nicht. Eine Antwort darauf habe ich bis heute nicht gefunden und werde ich vielleicht auch nie. Ich bin mir auch unsicher, ob das wirklich etwas an der Situation ändern würde.

Ich wünsche mir, dass ich das irgendwann ablegen kann. Aber mit Ignorieren wird's nicht besser, das weiß ich. Zum jetzigen Zeitpunkt fehlt mir jedoch die Energie und Motivation dazu. Im Kopf hat es immer noch zu wenig „Klick" gemacht. Darauf warte ich noch ….

Z., 35 Jahre: Fettsack

Dieses Wort. Ein Mädchen, das zu einer jungen Frau heranwachsen soll. Ich. Mein Herz blutet für dieses wunderschöne kleine Mädchen. Es hatte keine Chance. Heute möchte ich ihr sagen, wie lieb ich sie habe, dass sie nicht allein ist, auch wenn es die Familie nicht mehr gibt und Mami und Papi aufhören, Mami und Papi zu sein. Es ist schon krass, was eine Essstörung leistet, wenn Gefühle nicht sein dürfen. Man macht einfach weiter und merkt nicht, dass das eigene Ich zurückbleibt, weil weitermachen eigentlich gar nicht geht. So viele Jahre ohne mich. Und trotzdem darf ich heute mit einer Dankbarkeit hier sitzen, die mich überwältigt. Gott hat mir meine eigene kleine Familie geschenkt, allen Widrigkeiten zum Trotz.

Was ich dir noch sagen wollte ... (Brief an mich selbst)

Ich könnte die Wände hochgehen vor Wut, dass du das alles durchmachen musst. Es ist so unfair, und ich habe eine Hochachtung vor deiner Leistung, Tag für Tag diesem Schmerz und dieser Verzweiflung zu begegnen. Ich verspreche dir, dass du nicht aufgeben musst und auch für dich Tage kommen werden, in denen dies alles nur noch eine ferne Erinnerung ist. Das klingt jetzt vielleicht ein bisschen anmaßend, und ich würde natürlich alles Geld der Welt geben, damit dir das alles erspart bleibt. Aber die Tiefe, die Differenziertheit, Reflektiertheit, Feinfühligkeit und Empathie, die du da zwangsläufig mitnimmst, sind ein kostbares Gut, und du wirst auf deinem Weg vielleicht einmal jemandem damit helfen können, weil du verstehst, wovon er oder sie spricht.

Deine Gefühle sind niemals falsch, und du darfst dir selbst und deiner Wahrheit vertrauen. Sei bitte so nachsichtig und liebevoll mit dir selbst wie nur irgendwie möglich, denn es gibt einen Grund, weshalb du krank geworden bist, auch wenn du diesen vielleicht noch nicht verstehst. Und du musst nicht alles allein schaffen, nicht um jeden Preis funktionieren. Es ist kein Zeichen von Schwäche, zu sagen „Ich kann nicht mehr“. Im Gegenteil. Es braucht so viel Mut, sich einzugestehen, dass man Hilfe braucht. So anstrengend es ist, nach außen die Fassade zu wahren, so schmerzlich ist der Abschied vom „perfekten“ Ich und so beängstigend der vermeintliche Kontrollverlust. Aber es lohnt sich tausendmal! Das Beste, was dir nebst der Therapie passieren kann, ist, Teil einer begleiteten Selbsthilfegruppe zu sein. Der Austausch mit Betroffenen ist so unglaublich wertvoll, weil du plötzlich erkennst, dass du nicht allein bist.

Was ich im Rückblick auf dem Weg der Genesung als am allerwichtigsten betrachte, ist, dass es kein Verbot und keine Einschränkung in Bezug auf das Essen mehr gibt. Und wenn ich sage keine, dann meine ich wirklich gar keine. Ich hätte nie im Leben geglaubt, dass Nahrungsmittel irgendwann ihre Bedrohung verlieren und ein Stück Brot langsam aber sicher einfach wieder zu einem Stück Brot wird, je mehr man sich erlaubt, davon zu essen. Und ja, dass sogar Maltesers einfach zu Maltesers werden können.

Vom Moment an, als ich losließ, gab es kein Zurück mehr. Ich war diesen Teufelskreis von Essattacken und Kompensieren so unglaublich leid und spürte auf einmal tief in meinem Innern, dass ich diesen Kampf in meinem Kopf keine Sekunde länger mehr kämpfen konnte und wollte. Die Freiheit von den Zwangsgedanken brachte so viel Lebensqualität zurück, dass ich nicht mehr bereit war, diese wieder herzugeben, egal, wie schlimm und schwierig es war, diese Situationen auszuhalten. Ich hatte Blut geleckt. Die Essstörung gibt einem viel, z.B. das Gefühl von Kontrolle, und um sich davon verabschieden zu können, braucht es im Gegenzug etwas, das sich lohnt. Das ist in diesem Fall eben das wunderbare Gefühl, frei zu sein von dem ganzen Mist. Das klingt etwas abstrakt, ich weiß, aber tatsächlich ist es das, was mir schließlich geholfen hat, durchzuhalten.

Mit Loslassen meine ich den Entscheid, den Zwangsgedanken in aller Konsequenz nicht mehr nachzugeben. Das bedeutet konkret: Du stehst im Bad und fängst an, dir Gedanken über deinen Oberschenkel zu machen. Sobald du merkst, dass deine Gedanken jetzt gerade dort sind, gibt es einen STOPP. Du erlaubst dir nicht mehr, auch nur eine Sekunde weiter daran zu denken. Es geht nicht darum, dass du in diesem Moment zu einer Akzeptanz kommst in Bezug auf deinen Oberschenkel, sondern dass du dir nicht mehr erlaubst, darüber nachzudenken. Wenn es hilft, kannst du den Gedanken auch aufschieben und dir sagen, dass du zu einem späteren Zeitpunkt darüber nachdenken darfst, z.B. in einer Woche oder am nächsten Tag. Wichtig ist, dass es in diesem Moment gelingt, für einmal nicht in die Gedankenspirale einzutauchen. Je öfter dies klappt, desto mehr wirst du Gefallen finden an dieser neuen „Power" und der Erfahrung, deinen Gedanken nicht ausgeliefert zu sein.

Dasselbe gilt auch für das Rekapitulieren von allem, das du an diesem Tag bereits gegessen hast, bevor du etwas isst. Du versuchst für einmal bewusst, dein Abendessen zu beginnen, ohne vorher den ganzen Tag nochmals durchzudenken. Wenn dies einmal gelingt, heißt das nicht, dass es danach jedes Mal gelingen muss. Ich habe noch heute manchmal Momente, in denen ich es wieder mache und mich bewusst dagegen entscheiden muss und es dann manchmal auch nicht schaffe. Das Wichtigste ist, dass du einmal, und danach immer wieder die Erfahrung machst, dass du dich gegen die Zwangsgedanken entscheiden kannst, es aushältst und erlebst, dass morgen wird, ohne dass etwas passiert. Ablenken kann helfen, aber manchmal hilft auch gar nichts, und es bleibt nur die Flucht vor den Bildschirm und das „Absumpfen". Aber das, worauf du immer zählen kannst, ist die Tatsache, dass diese Momente irgendwann VORBEI sind, egal, wie unaushaltbar sie erscheinen. Mir hat es jeweils geholfen, zu akzeptieren, dass ein Abend nun halt einmal dahin ist, und anzunehmen, dass es heute nicht mehr besser werden und nur noch der Schlaf mich aus dieser Situation befreien wird.

Meistens sieht die Welt im Verlauf des nächsten Tages von allein schon wieder ein bisschen anders aus!

Wenn du dir Gedanken über deinen Bauch machst, dann geht es nicht darum, zum Punkt zu gelangen, dass dein Bauch okay ist. Es geht darum, zu lernen und zu üben, den Gedanken über deinen Körper gar nicht erst nachzugehen, weil es eben Zwangsgedanken sind und diese darum niemals zielführend sein können. Das Problem ist nicht in erster Linie der Inhalt dieser Gedanken (positiv oder negativ bewertend), sondern dass diese Gedanken einen viel zu großen Raum einnehmen. Die Veränderung ist also nicht, dass du direkt anfangen musst, dich zu akzeptieren oder schön zu finden, sondern dass du lernst, diesen Gedanken immer weniger Raum zu geben im Wissen darum, dass du aufgrund deiner Krankheit gar nicht in der Lage bist, zu bewerten, ob dein Bauch okay ist oder nicht. Am Anfang ist das Wegstoßen dieser Gedanken ein riesiger Kraftakt, der fast unmöglich scheint, und meistens gelingt es nicht. Aber jedes Mal, wenn es doch gelingt, ist es ein kleiner Erfolg, und es wird tatsächlich immer leichter, und die Gedanken werden weniger. Du wirst mit der Zeit merken, dass du vielleicht nicht unbedingt zufriedener mit deinem Körper bist. Aber es wird plötzlich weniger existenziell, wie du dich gerade findest, und darum geht es. Die Gedanken einfach wegzuschieben, löst natürlich Angst aus und erscheint gefährlich im Sinne von „Was, wenn ich plötzlich anfange, zuzunehmen, und ich es nicht mehr stoppen kann? Was, wenn ich so ganz die Kontrolle verliere und es ausartet?“. Diese Verantwortung darfst du deinen Fachpersonen abgeben und fest darauf vertrauen, dass nichts passieren wird, wozu du am Ende nicht von ganzem Herzen ja sagen kannst.

Vielleicht kann es auch helfen, dir zu sagen, dass du die Gedanken nicht mit Kraft wegstoßen musst, sondern dass du dir erlaubst, sie nicht denken zu „müssen“. Das hat nebst dem Bedrohlichen auch etwas Erleichterndes, weil das Gedankenkreisen ja nichts Schönes ist, sondern eher eine Höllenfahrt ohne Ziel. Dass du dir also im Moment, in dem du einen Film schaust und an deinen Bauch denkst, sagst, dass du diesen Gedanken für den Moment oder für den Abend zur Seite schieben darfst, dass das drin ist und du es dir leisten kannst, darüber jetzt nicht nachzudenken. Wohl wirst du dich deswegen nicht fühlen, und das Körpergefühl wird trotzdem kacke sein, aber du gibst deinem armen Hirn eine Pause. Ich habe auch die Erfahrung gemacht, dass es mit dem Körpergefühl nach und nach gleich geht wie mit den Gedanken über den Körper; es ist nicht so, dass ich an einem Abend nach dem Abendessen mit geblähtem Bauch ein super Körpergefühl habe. Aber ich nehme es nicht mehr als dermaßen unerträglich wahr bzw. merke es unter Umständen gar nicht mehr groß, weil mein Fokus nicht mehr so stark darauf liegt. Mit der Zeit geschieht dies von selbst, ohne dass ich mich aktiv ablenken muss.

Es scheint verrückt und so furchtbar ungerecht zu sein, dass man von etwas Abschied nehmen soll, in das man jahrelang seine ganze Kraft und Energie reingesteckt und Unglaubliches „geleistet" hat. „War dann nicht alles umsonst?", magst du dich fragen. Ich glaube, dass man das, was man da loslässt, betrauern darf, weil es einem, so paradox und unlogisch dies erscheinen mag, so unglaublich viel bedeutet. Dieses Bild von sich selbst, welches man meint, so erreichen zu können, dieser Tag X, an dem man endlich „gut" ist und das Leben beginnen kann ... Leider wird dieser Tag auf diesem Weg nie kommen, und es wird nie „gut" oder „genug" sein. Loslassen bedeutet auch, das Leben nicht mehr auf später zu verschieben, sondern anzufangen, zu akzeptieren, dass es hier und jetzt stattfindet, in all seiner frustrierenden Unvollkommenheit.

Ich möchte dir auch noch ans Herz legen, unendlich viel Geduld zu haben mit dir selbst in Bezug auf deinen Heilungsprozess. Vielleicht geht das mit dem Loslassen noch für lange Zeit nicht, und es kann sein, dass du immer wieder das Gefühl hast, überhaupt nicht weiterzukommen mit der Therapie. Das ist absolut okay und gehört dazu. „Das Gras wächst nicht schneller, wenn man daran zieht." Meine Therapeutin sagt immer: „Mit den Zutaten kochen, die man hat." Also nicht mehr von sich selbst verlangen, als man in diesem Moment gerade kann, und sich nicht mit anderen vergleichen, die vielleicht andere oder mehr „Zutaten" haben. Es ist nicht unser Verschulden oder Versagen, dass wegen dieser elenden Krankheit manchmal nicht mehr viel Energie und Kraft für anderes übrig bleibt. Vielmehr ist es einfach schrecklich unfair und verdient Hochachtung, dass wir nach außen trotz allem über so lange Zeit „funktioniert" haben. Du kannst so unendlich stolz auf dich sein, wie du das jeden Tag meisterst.

Und auch „Rückfälle" gehören dazu. Aufkommende Zwangsgedanken sind ein Alarmzeichen des Körpers, dass man sich gerade zu viel zumutet und emotional überanstrengt. Zu wenig Schlaf und ein überfordertes Nervensystem bieten den idealen Nährboden dafür. Je früher du es merkst und du dir eine Pause gönnst, desto weniger tief zieht es dich hinein und desto eher ist es wieder vorbei. Es ist eine lebenslange Aufgabe, für sich selbst gut zu sorgen, und es kann manchmal auch bedeuten, dass man auf etwas verzichten muss. Deine Ansprüche an dich selbst können gar nicht tief genug sein, du MUSST gar nichts.

Gesund werden ist kein linearer Prozess, sondern verläuft eher wie eine Spirale: Man kommt immer wieder an den gleichen Themen vorbei, aber immer ein bisschen weiter oben und aus mehr Distanz. So wird es immer ein Stückchen leichter, bis es plötzlich aushaltbar und irgendwann sogar lebbar wird.

M., 40 Jahre: Ich und du – wir sind es mehr als wert, und das bedingungslos!

Hallo, Selbstliebe? Wo hast du dich versteckt? Bitte bleib bei mir, wie mein Teddybär, der mich bedingungslos umarmt. Ohne dich fühle ich mich allein.

Ich habe mir schon ganz oft überlegt, wie es ist, einfach ab sofort zu mir selbst nett, nachsichtig und liebenswert zu sein. Mir Dinge zu verzeihen und zu mir zu stehen. Doch genau *das* ist für mich alles andere als einfach. Kämpfst du auch mit ähnlichen Gefühlen? Es begleitet mich schon mein ganzes Leben, dass ich ausgerechnet zu mir selbst sehr streng bin und mir nichts zugestehe. Ich fühle mich unsicher. Dabei wünsche ich mir so sehr, dass es anders wäre.

Liebe Lesende, mein Lebensweg steht nicht im Vordergrund. Jeder von uns geht einen eigenen Weg, der gewisse Handlungen oder Gefühle begünstigt. Ich möchte dir viel mehr zeigen, welche Gedanken mich beschäftigen bzw. was mir hilft, mich gut zu fühlen. In meiner Kindheit gab es neben den vielen schönen Momenten auch regelmäßig Situationen, die nicht gut für mich waren. Zudem erinnere ich mich seit eh und je mehr an die negativen als positiven Erlebnisse. Ich nehme positive Momente weniger wahr.

Irgendwann begann der Teufelskreis. Mein Weg war, dass ich anfing, mich mit zu viel Essen abzulenken. Da die Angst vor dem Zunehmen schon immer eine (zu) große Rolle in meinem Leben spielte, wollte ich diese Mengen von Lebensmitteln nicht in mir behalten und begann, mich nach einem Fressanfall zu übergeben. Regelmäßig. Als stiller Mensch war dies mein Weg, mich von Stress und negativen Gedanken zu befreien. Ich wehrte mich nämlich nur selten gegen Menschen oder Situationen, die mir nicht guttaten.

Zum Glück bemerkte eine mir nahestehende Person, dass ich mich immer mehr zurückzog. Wir haben viel zusammen gesprochen und sowohl Höhen als auch Tiefen durchlebt. Ich nehme seitdem auch psychologische Hilfe in Anspruch. Ich sehe dies als Unterstützung und Hilfe zur Selbsthilfe. Denn mir wird immer wieder bewusst, dass ich nur etwas ändern kann, wenn ich dies selbst möchte. Ich glaube, eines der größten Geschenke ist, es zu schaffen, im Hier und Jetzt zu leben. Denn genau in diesen Momenten gelingt es mir, mich selbst zu spüren und mich wahrzunehmen. In diesen Augenblicken bin ich freundlich zu mir und mache mich nicht gedanklich kaputt, wenn etwas nicht so funktioniert wie erhofft. Für mich wird es mit Sicherheit eine lebenslange Aufgabe bleiben, mich immer und immer wieder ins Hier und Jetzt zurückzuholen. Mit meinen Gedanken rutsche ich oft in die Vergangenheit oder Zukunft ab und male mir aus, was Menschen über mich denken. Es passiert auch, dass ich Angst davor habe, an einer schlimmen Krankheit zu sterben, wenn ich körperliche Schmerzen wahrnehme. Dabei kommt es vor, dass ich lange warte, bis ich zum Arzt gehe und Abklärungen vornehme. Ich nehme mich selbst nicht wichtig genug.

Kennst du es auch, vermeintlich genau zu wissen, was dir guttun würde? Ich muss manchmal über mich selbst lachen, wenn ich das gefühlt hundertste schön geblümte Notizbüchlein kaufe, weil ich endlich anfangen möchte, meine Gedanken aufzuschreiben. Die ersten Seiten dieser Büchlein sind meistens beschrieben, der Rest bleibt weiß. Ich muss genau darüber nachdenken, ob es wirklich gut ist, meine Gedanken aufzuschreiben, oder ob ich nur denke, ich „muss" dies tun. Es ist wichtig, in sich selbst hineinzuspüren. Denn möglicherweise arbeite ich gegen mich, wenn ich annehme, es sei richtig, etwas zu tun, weil es andere auch tun.

Ich wünsche mir, die Geduld und Stärke zu haben, mich mehr und mehr anzunehmen, mich so zu akzeptieren, wie ich im Hier und Jetzt bin. Ich möchte mich nicht ständig mit anderen Menschen vergleichen. Das führt für mich zu großem Druck und Stress. Ich freue mich über jeden Moment, an dem ich mir Fehler verzeihen kann und mich akzeptiere, auch wenn nicht alles meinen Vorstellungen entspricht. Ich freue mich über Tage, an denen es mir gelingt, mich an vielen kleinen und vor allem positiven Erlebnissen zu erfreuen und für mich selbst einzustehen. Ich möchte mich einfach selbst umarmen! Das wünsche ich auch dir!

M., 23 Jahre: Echte Nahrung – oder: Was brauche ich wirklich?

Wenn ich zurückblicke auf meine Jugend und vielleicht sogar Kindheit, war das Essen für mich nicht nur Hungerstiller, Genießen und Wohlfühlen, sondern auch eine Bewältigungsstrategie für alle beängstigenden, einengenden und bedrohlichen Gefühle. Wann immer sie auch aufkamen, mussten sie verschwinden – wie ein voller Müllsack, der im Eingangsbereich steht und auf die Müllabfuhr wartet. Statt jene Gefühle auszuhalten, mussten sie hinuntergeschluckt werden, noch ehe das Gefühl größer und bedrohlich wurde. Oder noch schlimmer, gar Panik auslösen könnte. Ich schritt in die Küche mit hungrigem Magen. Mit zittrigen und kalten Händen griff ich zur Türe des Kühlschranks und dann verzweifelt zu vier Joghurtbechern. Die Joghurtmasse wurde in einer Schüssel gesammelt, darunter rührte ich ein trockenes Haferflockenmüsli mit Rosinen. Ich stopfte Löffel um Löffel dieser absolut faden Menge in meinen Mund, bis sich meine Backen prallelastisch gefüllt hatten. Ich kaute die Menge nur gering, hielt die Luft an, um die

Kalorienbombe möglichst nicht zu schlucken. Noch während ich diesen Brei in meinem Mund einschloss, merkte ich, wie plötzlich ein wohliges Gefühl in mir aufkam. Die beängstigenden Gefühle, dieses Monster, wurde mit den stärksten Waffen geschlagen. Nach Beendigung dieses fast täglichen Rituals trat in mir eine Ruhe ein, weil die unwohlen Gefühle weg waren – jedoch stets begleitet von einer starken Einsamkeit und einer stetigen Angst. Was, wenn ich zu viel des Joghurts geschluckt hatte und an Gewicht zulegen würde? Was, wenn die Waffe plötzlich ihr Potenzial verlor und mich diese Gefühlswelle überschwemmte?

Gefühle zuzulassen, sie auszuhalten, vielleicht sogar aufzuarbeiten und zu verstehen, woher sie kommen – damit bin ich noch heute beschäftigt. Noch immer besteht die Angst, dass mich ein mir zuvor unbekanntes Gefühl übermannt, mich fesselt und unkontrollierbar in seinen Bann zieht. Es sind Gedanken, wegen denen ich früher nachts das Gefühl hatte, nicht atmen zu können.

Noch heute fällt es mir manchmal schwer, das Essen nicht in Gefühlslagen weit entfernt von Hunger und Genuss einzusetzen.

Was war aber die Alternative? Was bedeutete in diesen Situationen echte Nahrung, die in der Therapie immer angesprochen wurde? Alternative Bewältigungsstrategien wie Austausch, Blicke oder eine sanfte Berührung einer nahestehen Person. Oder aber, Gedanken auf Papier zu bringen, alles niederzuschreiben und das bedrohliche Gefühl zu entschärfen. Schon wenigstens der Gedanke, diese Situationen nicht allein aushalten zu müssen. Letztlich Wärme, Liebe und ein Gefühl von Geborgenheit. (An)Gehört und (an)gesehen werden. Und wenn mal wieder ein quälendes Gefühl hochkommt aus einer mir zuvor unbekannten Ecke meines Bewusstseins, verstehe ich genau jenes unter „echter Nahrung".

Und wenn man erst einmal diese schönen Qualitäten kennengelernt hat, möchte man nie mehr darauf verzichten müssen – und man isst Joghurt nur noch, wenn man Lust darauf hat.

J., 27 Jahre: Angst

Meine Essstörung begann, als ich in der 9. Klasse war. Ich litt zuerst an einer Magersucht, später an Bulimie. Heute ist Essen für mich wieder zur Normalität geworden.

Wie heißt es so schön: Jede Essstörung hat eine ihr zugrunde liegende Ursache. So ist es auch bei mir. Bei mir ist es die Angst. Schon als Kind hatte ich viele unnatürlich starke Ängste. Meine größte Angst war, dass meine Eltern bei einem Autounfall sterben könnten. Die Angst war nicht nur in meinen Hintergedanken, sie war für mich äußerst real. Wenn meine Eltern am Abend fortgingen, stand ich am

Fenster ihres Schlafzimmers im zweiten Stock des Hauses und wartete voller Angst darauf, dass sie wieder nach Hause kamen.

Ich hatte Angst, nicht gemocht zu werden, Angst, nicht dazuzugehören, Angst, anders zu sein, Angst, zu versagen, mein Umfeld zu enttäuschen, Angst, die Kontrolle zu verlieren, Angst, einsam zu sein. Die Essstörung hat diese Angst „gerochen“ und sie ausgenutzt. Mit ihrer „Hilfe“ hatte ich das Gefühl, die Kontrolle über mein Leben zu haben, schaffte ich es abzunehmen, suggerierte mir dies, dass Dinge kontrollierbar seien. Mir ihrer „Hilfe“ hatte ich das Gefühl, nicht allein zu sein, denn wenn ich mich mit Essen vollstopfte, das ich später erbrochen habe, hatte ich (bis zum Zeitpunkt des Erbrechens) das Gefühl, umarmt zu werden und geborgen zu sein. Mit ihrer „Hilfe“ konnte ich mich von den Ängsten ablenken, und mit ihrer „Hilfe“ hatte ich das Gefühl, schlank (für mich damals gleichbedeutend mit hübsch) zu sein. Ich bekam Aufmerksamkeit und fühlte mich weniger allein.

Die Essstörung ist für mich wie der Ring in „Lord of the Rings“. Sie erscheint verlockend und gibt dir ein Gefühl von Stärke und von Macht, aber sie lügt dich an und zerstört dich, ohne dass du es wirklich merkst. Sie zieht dich in ihren Bann, flüstert dir ins Ohr, dass du ohne sie nichts bist und dass sie dich definiert, bis du dir ein Leben ohne sie nicht mehr vorstellen kannst. Spoiler Alert: Sie lügt dich an! Rückblickend muss ich feststellen, dass ich vor der Essstörung nicht einsam war. Ich hatte Freunde und eine großartige Familie. Die Essstörung hat mich einsam gemacht, indem ich durch sie unzählige Treffen mit Freunden und schöne Erlebnisse verpasst habe, indem ich ein Geheimnis hatte, das ich niemandem erzählen konnte, weil ich mich so sehr dafür geschämt habe, indem ich das Gefühl bekam, anders als „gesunde“ Menschen in meinem Umfeld zu sein. Sie hatte mich so sehr im Griff, dass ich durch sie das kleine bisschen Kontrolle, die man über sein Leben hat, auch noch verloren habe. Sie hat mir für einen winzigen Moment meine Ängste genommen, um sie später noch viel stärker und brutaler zurückkehren zu lassen. Die Essstörung hat mir viele Versprechen gemacht und kein einziges davon gehalten. Heute gehört sie meiner Vergangenheit an, ihre Ursache, die Angst, begleitet mich aber immer noch. Sie ist manchmal stärker und manchmal schwächer und wird mich wahrscheinlich mein Leben lang begleiten, aber um ehrlich zu sein, ist mir das mittlerweile egal, denn ich habe in der Therapie und auch durch meine eigene Stärke Strategien erlernt, um damit umzugehen.

Heute kann ich mein Leben wieder genießen (mit guten und schlechten Tagen), und ich möchte Dir sagen: Es ist zwar ein schwerer Weg, aber es lohnt sich, versprochen!

A., 32 Jahre: Ein Brief an meine Mutter, den ich nie abschicken werde

Hallo Mama,
Heute möchte ich dir Antworten geben auf deine Fragen. Solche, die du, wie ich glaube, sehr wohl hast, aber nicht wirklich stellen, vielleicht nicht einmal wirklich denken kannst. Die viel zu schmerzlich wären. Die du manchmal rhetorisch und lamentierend gestellt hast. Und sich niemand traute, zu beantworten.

Ja, es war oft schlimm als Kind. Es war nicht schön. Ich wollte lieber weg sein als bei dir. Versteh mich nicht falsch: Ich habe dich geliebt und bewundert, du warst alles für mich. Aber es war zu viel. Dass du oft mit deinen Kräften am Ende warst, habe ich nicht benennen können, aber gespürt. Dass du dich so klein und schlecht gefühlt hast, ist mir erst heute bewusst. Das alles bedeutete, dass ich viel Verantwortung hatte. Für deine Launen und Stimmungen und vor allem für alles, was nicht so lief, wie du es dir wünschtest. Denn kein Kind will eine unglückliche Mama haben. Ich wollte von dir gesehen, akzeptiert und getragen, ja gehalten werden. Stattdessen wurde ich ignoriert, in eine Rolle gedrängt und weggestoßen. Ich war überzeugt, dass ich zu viel war und total falsch.

Ich wünschte mir so sehr, dass alles leichter wäre daheim, und staunte immer wieder, wie unbeschwert ich mich in anderen Kontexten kurz fühlen durfte. Wie neidisch war ich auf andere Kinder mit ihren Müttern, die einfach freundlich zu ihnen waren. Mit 11 Jahren wollte ich zum ersten Mal sterben.

Ja, ich habe früh damit angefangen, mich mit Essen zu trösten, und ja, du hast das bemerkt. Die leeren Eispackungen, Schokopapiere, Chipstüten und Bonbonverpackungen unter meinem Bett. Ich war nicht geschickt darin, es zu verbergen. Ich war ein Kind im Überlebensmodus. Das Essen im Mund betäubte für diesen einen kurzen Moment die Hoffnungslosigkeit. Und es war etwas, das ich mir heimlich für mich nehmen konnte. Ohne dass du es mir in dem Moment schlechtreden konntest. Später hast du gesehen, wie ich plötzlich rasant zunahm. Und dann genau so schnell wieder ab. Wie ich nur noch Salat essen wollte zum Abendessen. Wie ich stundenlang joggen ging im tiefsten Winter. Du hast schließlich immer gesagt, man muss sich nur etwas bewegen und diszipliniert sein. Nicht mehr so viel Schokolade „fressen". Dass wir Mädchen faul wären und unsportlich. Hast uns Berge hochgejagt und gelacht, wenn wir nicht mithalten konnten. Und dann schrecklich mit uns geschimpft. Gleichzeitig hast du beteuert, dass „wir halt so wären" und ich schon okay sei.

Es war eine Hölle an Ambivalenz und unmöglich, einen Zugang zur Wirklichkeit aufzubauen.

Ja, in all den Jahren hat sich unsere Beziehung stark verändert. Ich habe mich mit Mühe und Not aus deiner Welt, von dir losgelöst. Ich hatte viel Hilfe nötig, viele gute Weggefährten, unzählige Gespräche. Ich kenne nun die Wahrheit. Und ja Mama, sie tut weh. So sehr, dass ich wochenlang täglich weinen musste, als ich sie entdeckte. Dass ich mir in dieser Zeit manchmal wünschte, ich könnte den ganzen Weg zurückgehen. Zu dir.

Doch ich will nicht dahin zurück. Wo du nur über dich sprichst, wo Gefühle keinen Zugang haben. Wo einfach kein Platz ist. Ja, du hast richtig bemerkt, dass ich dir auch nicht mehr zuhören mag. Und es ist nun das mit uns passiert, wovor ich mich intuitiv immer schrecklich gefürchtet habe: Du hast mich aufgegeben. Du hast nicht um mich gekämpft. Du fragst mich nun gar nichts mehr, du magst dich auch nicht mehr bemühen. Denn ich glaube, die Bedingungen, um eine Beziehung zu dir haben zu können, erfülle ich nicht mehr. Ich bin zudem nicht mehr abhängig von deiner Zustimmung, um etwas zu tun.

Ja Mama, ich habe eine Essstörung. Auch wenn ich für dich nicht „so aussehe" und du findest, dass ich „doch okay" bin. Auch wenn du sagst, dass Essanfälle reine Disziplinlosigkeit und die Kompensation danach pure Notwendigkeit seien. Ich habe eine Essstörung und ich werde sie immer haben. Sie wird nie weggehen. Sie wird milder, netter, sanfter. Sie wurde zu meiner Realität, in der ich endlich zu Leben begann. Zu fühlen, zu kämpfen und zu leiden begann, aber auch begann, wahres Glück zu empfinden und von Herzen zu lieben. Ohne Angst vor der nächsten Enttäuschung.

Wenn du dich traust, dich etwas umzusehen, wirst du entdecken, dass ganz viele in unserer Familie auch ein gestörtes Verhältnis zum Essen haben. Du wirst feststellen, dass auch du jahrelang gedankenlos und übermäßig gegessen hast, nur um danach mit extrem viel Sport zu kompensieren. Und dass du dich selbst verachtest und ganz furchtbar findest.

Ja Mama, ich wünsche mir auch, es wäre alles anders gekommen und das Schicksal wäre dir, mir, uns allen in unserer Familie gnädiger gewesen. Nicht nur dir wurde viel genommen durch Krankheit und Schmerz. Ich musste lernen, dass ich auch für mich selbst traurig sein darf deswegen. Ich wünsche mir so sehr, ich hätte eine Mama, die ich anrufen kann und die mir empathisch begegnet, wenn ich von mir erzähle. Die sich selbst mag und zu ihren Bedürfnissen steht. Ich hoffe, dass ich so eine Mama sein werde.

Nein Mama, ich bin jetzt nicht mehr auf Diät. Und nein, ich erwarte nicht mehr, dass du mir Komplimente machst, mich in den Arm nimmst oder gar verstehst. Es ist okay. Die Angst, dir nicht zu genügen, der Schmerz, nie gut genug zu sein, die ewige Selbstkasteiung und die Orientierung nach außen – das alles gehört nicht mehr zu mir. Ich lasse all das bei dir zurück.

C., 25 Jahre: Stilles Leiden

2010, Amerika. Schon mittendrin und doch erst der Anfang. Zu dieser Zeit war ich 14 Jahre alt. Ich war mit meiner Familie für drei Wochen auf Reisen durch die Staaten. Obwohl ich das Reisen genoss, war ich nicht frei für die neuen Eindrücke. Meine Gedanken drehten sich jede Minute des Tages ums Essen. Jedoch störte mich dies damals nicht. Ich gab mich den Gedanken zu hundert Prozent hin. Ich hatte eine Mission. Mein tägliches Ziel war es, möglichst wenig zu essen. Und als ob dies nicht genug anstrengend gewesen wäre, sollte es zudem niemand merken. Da ich auf dieser Amerika-Reise immer mit meinen Eltern zusammen war, bemerkten sie, wie wenig ich tatsächlich aß. Es fielen Sprüche wie: „Wegen dieser Banane wirst du ja sicherlich nicht dick." Als ich einen Salat bestellte, meinte meine Mutter ironisch zum Kellner: „Sie muss schon schauen, dass sie nicht zu dick wird." Diese Sprüche waren für mich jedes Mal schrecklich. Ich wollte ja, dass es niemandem auffällt. Das Ziel war allgemein: nicht auffallen. Auch in der Schule. Als ich mein tiefstes Gewicht erreicht hatte, war es augenscheinlich, dass ich schwer krank war. Einzelne Freundinnen sprachen mich darauf an. Ich zückte meine überzeugendsten Argumente und teilte ihnen mit einem Lächeln mit, dass alles gut sei, und sie glaubten mir. Ziel erreicht.

Die für mich wirklich schlimme Zeit kam jedoch erst später. Während ich das Essen im ersten Jahr meiner Essstörung völlig kontrollieren konnte, änderte sich dies über die Monate. Es kamen unkontrollierbare Essanfälle dazu. Ich war wie ferngesteuert. Jedes Mal hasste ich mich dafür. Fühlte mich fett, hässlich und schämte mich – für mich, meine Essstörung, mein Aussehen. Um diese Situationen durchzustehen, fasste ich danach jedes Mal den Entschluss: Morgen esse ich wieder normal. Rückblickend muss ich zugeben, dass die Essanfälle mir das Leben gerettet haben. Ich bin überzeugt, dass mich niemand aufgehalten hätte, weiter zu hungern.

Während zehn Jahren litt ich. Still. Einerseits war dieser Zustand unaushaltbar. Ich empfand meinen Körper als ekelerregend, hatte zeitweise keine Hoffnung mehr. Gleichzeitig tat ich alles, damit niemand etwas von meiner Krankheit mitbekam. Verheimlichte, log. Ich konnte mir zu dieser Zeit nicht vorstellen, meine Sorgen, Ängste und Probleme mit jemandem zu teilen – weder mit meinen Eltern noch mit meinen Freundinnen. Allein lebte ich die Essstörung aus, nach außen galt es, die Fassade zu wahren. Im Nachhinein ist mir klar, dass ich nichts anderes wollte, als gesehen, gehalten und geliebt zu werden. Doch die Essstörung verhinderte dies mit aller Kraft.

Nach zehn Jahren stillen Leidens fasste ich den Entschluss, einer Therapeutin eine E-Mail zu schreiben und in eine Gesprächstherapie zu gehen. Nach zehn Jahren konnte ich mir nicht mehr glaubhaft einreden, dass ich ab morgen wieder normal essen würde. Nach und nach konnte ich mich zuerst ihr und danach anderen nahestehenden Personen öffnen und über mein „zweites“ Leben erzählen. Obwohl dies jedes Mal herausfordernd, entblößend, emotional und ein Sprung ins kalte Wasser war, fühlte es sich richtig an. Meine zwei Leben vereinten sich wieder zu einem echten, bunten, gefühlsvollen, realen Leben.

Heute kann ich mit Stolz sagen, dass die Stimme der Essstörung sehr leise, schon fast stumm ist. Durch die Therapie lernte ich mich mit meinen Stärken, Schwächen und Ängsten kennen und ein Stück weit lieben. Was geblieben ist, ist jedoch eine große Wut und Trauer. Trauer über die verlorenen zehn Jahre, in denen die Krankheit kaum aushaltbar war und niemand es wirklich wahrnahm – obwohl es offensichtlicher nicht sein konnte. Wut darüber, dass ich schonungslos im Stich gelassen wurde, obwohl ich Hilfe am dringendsten nötig gehabt hätte. Und so litt ich. Still.

Mein Text ist ein Aufruf an alle Eltern, Freunde, Kolleginnen, Partner einer betroffenen Person: Schaut hin!

N., 32 Jahre: Lebenszeit

Ich sehe jeden Tag anders aus. Ich gehe am Spiegel vorbei und sehe eine sehr dicke Frau. Ich fühle mich unwohl. Am nächsten Tag ist sie plötzlich viel dünner.

Jede Stunde beschäftigt mich das Thema „Essen“. Ich rekapituliere im Geist, was ich am Tag schon gegessen habe, was „gesund“ und „ungesund“ war. Was noch drin ist.

Jede Minute versucht eine kleine Perfektionistin in meinem Kopf, mich zu Höchstleistungen anzutreiben. Sie wertet mich ab und spricht schlecht über mich. Sie hat eine adrette Frisur und trägt sportliche Kleidung, eine rechteckige Brille und hält stets ein Klemmbrett in der Hand. Darauf notiert sie fleißig meine vielen Vergehen jeglicher Natur. Sie heißt Anita. Ich habe ihr irgendwann diesen Namen gegeben und spreche mit ihr. Ich versuche nicht, zu diskutieren, denn da gewinnt sie immer. Sie weiß immer noch einen Tipp, weiß über den neusten Foodtrend Bescheid und ist argumentativ eine Wucht. Es gibt immer ein Aber.

Seit ein paar Jahren kämpfe ich jede Sekunde dafür, mehr Raum zu schaffen für Positives, für „gut genug“ und für den Augenblick. Für Bauchgefühl und Klarheit.

Das Lächeln meiner Tochter, die Berührung ihrer Hand auf meinem Arm. Der Wind, der mit den Blättern des Baumes spielt. Das Gefühl im Bauch, das mir sagt, was mir gerade fehlt: eine Pause, ein tiefer Atemzug oder auch mal allein zu sein und zu weinen.

Manchmal muss ich dann trauern um unerfüllte Wünsche. Darum, dass ich z.B. einfach keinen schmalen Körperbau habe. Oder nicht die Art von Eltern habe, zu denen ich eine gute Beziehung pflege.

Und sehr oft muss ich mich überwinden. Zu sagen, was ich will, was ich nicht will, und dazu zu stehen. Als Überlebensstrategie dienten mir früher das stetige Anpassen, versuchtes Vorausahnen von Emotionen und Befindlichkeiten anderer. Jetzt aber soll es um mich gehen. Dazu brauche ich Hilfe. Lange dachte ich, allein kämpfen zu müssen. Heute weiß ich, es braucht Verbündete. Denn die Sucht lebt und ernährt sich von Heimlichkeiten und Verdrängung. Von stundenlanger Argumentation auf rationaler Ebene.

Es war für mich eine Befreiung, mich mit anderen Betroffenen auszutauschen. Und vor allem zu sehen, dass das Betroffensein von einer Essstörung nicht bedeutet, dass man schwach ist. Das genaue Gegenteil ist der Fall. In unserer Gesprächsgruppe sind lauter tolle, reflektierte und bärenstarke Frauen, die mitten im Leben stehen. Und dies trotz bzw. mit ihren ganz eigenen persönlichen Anitas.

E., 27 Jahre: Die zweite Stimme in meinem Kopf

Liebe Essstörung
Seit bald 20 Jahren begleitest du mich auf meinem Lebensweg. Dich als diese wahrgenommen und bewusst als Essstörung bezeichnet habe ich jedoch erst vor 2 Jahren.

Alles begann in meiner Kindheit, welche geprägt war von sehr schwierigen Familienverhältnissen, häuslicher Gewalt und Alkoholabhängigkeit. Ich erlitt schwere Traumen und lebte nach der Scheidung meiner Eltern während vieler Jahre in einem sehr schwierigen und zerreißenden Loyalitätskonflikt. In dieser schwierigen Lebensphase nahmst du mich als 8-jähriges Mädchen erstmals an die Hand und hast mich zum Kühlschrank geführt. Heimlich habe ich gegessen und gemerkt, wie die belastenden Gefühle dadurch weniger wurden und teils ganz verschwanden. Plötzlich fühlte ich mich frei und ich konnte alles andere ausblenden wie in einem Rausch.

In allen Lebensbereichen hast du mich zu einer Perfektionistin ausgebildet. Fehler habe ich mir nicht erlaubt, und wenn ich mir ein Ziel gesetzt habe, gab ich alles, um dieses zu erreichen.

Gleichzeitig nahm meine Unsicherheit zu, und immer wieder hast du mir leise ins Ohr geflüstert, dass ich nicht gut genug bin und mein Engagement zu wenig ist und ich noch mehr geben muss, damit auch wirklich alles perfekt ist.

Meine Eltern waren während meiner Kindheit beide sehr stark mit ihren eigenen psychischen Problemen beschäftigt, sodass ich von ihnen oft nicht wirklich wahrgenommen wurde. Dadurch erhielt ich immer wieder die Bestätigung, die auch du mir immer gabst: Du bist nicht gut genug, es reicht nicht, du wirst sowieso nicht gesehen, ...

Die Essattacken wurden häufiger und intensiver, denn nur so konnte ich auch die immer stärkeren unterdrückten Gefühle verdrängen. Ich nahm stark zu und wurde in der Schule gemobbt. Die Scham wurde immer größer, ich fühlte mich noch unwohler und aß noch mehr. So nahm der Teufelskreis seinen Lauf, und den größten Teil meiner Jugend verbrachte ich mit Scham, Unwohlsein und Trauer anstelle purer Lebensfreude.

Später habe ich mit mehr Sport und einer ausgewogenen Ernährung rund 15 Kilo abgenommen, und plötzlich nahmst du eine neue Gestalt an. Du hast mich weiterhin zum Kühlschrank geführt und mich zu Essattacken verleitet, aber danach hast du mich auf Diät gesetzt oder mich zu extrem viel Sport gedrängt. So konnte ich während weiterer Jahre meine vertrauten Essanfälle beibehalten, jedoch blieb mein Gewicht akribisch auf dem gleichen Stand.

Als mich meine unterdrückten Traumata wieder einmal einholten und es mir nach einer Essattacke so schlecht ging, hat eine innere Stimme dich plötzlich übertönt und mir gesagt, dass es an der Zeit ist, Hilfe zu holen.

Seit rund 2 Jahren bin ich nun in Therapie, und ich habe gelernt, dich besser zu verstehen und bewusst zu unterscheiden, wann du sprichst und wann meine gesunde Stimme. Heute bin ich dir neben all dem Leid, welches du mir zugefügt hast, manchmal sogar auch ein bisschen dankbar. Denn du hast mich in den dunkelsten Zeiten, als ich ganz allein und hilflos war, an die Hand genommen und mich am Leben gehalten. Ohne dich wäre ich heute vielleicht nicht mehr hier.

Heute habe ich gelernt, dich immer öfters etwas leiser zu stellen und dir nicht mehr immer alles zu glauben. Es gibt Tage, da gelingt mir dies unterdessen gut, und es gibt Momente, wo du mich immer noch stark verunsicherst, du mir sagst, dass mich alle Leute anschauen, über mich urteilen und beobachten, was und wie viel ich esse. In diesen Momenten bist du so laut, dass ich lieber nichts esse, weil mich die Angst, was andere Leute über mich und mein Gewicht denken, fast auffrisst. So ist es für mich bis heute eine große Herausforderung und mit enormem Stress verbunden, ungesunde Dinge einzukaufen oder eine Tafel Schokolade auf das Kassenband zu legen.

Bei meinen Essattacken habe ich hauptsächlich Süßes in mich hineingestopft. Mit diesen Unmengen an Zucker habe ich mich regelrecht betäubt und von meinen Gefühlen und der Umwelt ferngehalten. Nun habe ich gerade einen Zuckerentzug hinter mir, und mir wurde bewusst, was ich mir über die Jahre damit angetan habe. Mir geht es aktuell viel besser, ich habe kaum noch Stimmungsschwankungen, muss nicht mehr ständig ans Essen denken und sprudle voller neuer Energie. Mit diesem Entzug hat eine weitere wichtige Musterunterbrechung stattgefunden und ich bin auf meinem Heilungsweg wieder einen Schritt weiter.

Ja, liebe Essstörung, wir haben bereits einen langen gemeinsamen Weg hinter uns, und du wirst mich wohl auch mein ganzes Leben lang weiterbegleiten.

Heute ist mir jedoch mehr denn je bewusst, dass ich kämpfen werde, und zwar so lange, bis ich es schaffe, dich so leise zu stellen, dass meine gesunde Stimme genug kräftig und laut ist, um dich zu übertönen. An diesem Tag werde ich schmunzeln und selbstbewusst an der Kasse eine Tafel Schokolade kaufen, ohne mir Gedanken zu machen, was andere über mich denken, und diese danach genussvoll und in Maßen als Schokolade genießen.

S., 27 Jahre: Teil von mir

Wie es war ohne dich, weiß ich nicht mehr. Seit fünfzehn Jahren bist du fester Bestandteil meines Lebens. Ungefragt bist du aufgetaucht und seither nicht von meiner Seite gewichen. Zuerst wollte ich dich nicht wahrhaben, lange habe ich dich verflucht und gegen dich angekämpft, und erst vor Kurzem habe ich begonnen, dich zu akzeptieren.

Es gibt Zeiten, in denen meldest du dich so selten, dass ich dich vergesse – vergesse, dass du Teil von mir bist, für immer. Und es gibt Zeiten, in denen beeinflusst du mich so stark, dass ich das Gefühl habe, nicht mehr ich selbst zu sein. Du ergreifst die Kontrolle über mein Leben und lenkst mich wie ferngesteuert. Du bist omnipräsent in meinen Gedanken, du bestimmst mein Handeln und lässt mir keinen Spielraum für eigene Entscheidungen. Ich fühle mich dir ausgeliefert, vollkommen machtlos und unterlegen.

Dein Einfluss auf mein Leben passt sich zuverlässig meinem Gemütszustand an. Bin ich ausgeglichen, entspannt und zufrieden, gibt es kaum Platz für dich. Ich kann mich dir stellen, mich wehren und Essanfälle verhindern. Bin ich gestresst, überfordert und erschöpft, dann übernimmst du das Zepter, gnadenlos. Umso größer dann die Frustration meinerseits, dass ich es wieder nicht geschafft habe, dich loszuwerden. Dass ich einmal mehr in dieselbe Falle getappt bin, weil ich nicht wahrhaben wollte, dass du immer da bist und es ohne Achtsamkeit und Wachsamkeit nicht geht. Wie oft ich kurz davorstand, alles hinzuschmeißen, weiß ich nicht mehr.

Unterdessen ist mir klar geworden, dass es nicht darum geht, dich loszuwerden. Du gehörst zu mir und machst mich aus, genau wie mein Ehrgeiz und meine blauen Augen.

Du bist eine Bewältigungsstrategie, du hilfst mir, mit herausfordernden Emotionen klarzukommen. Wenn ich esse, unterdrücke ich schwierige Gefühle, muss diese nicht aushalten und mich nicht damit auseinandersetzen. Fühle ich mich einsam, spendest du mir Trost. Bin ich überfordert, lenkst du mich ab. Fühle ich mich müde, lieferst du mir Energie. Essen ist die automatische und zuverlässige Antwort auf überfordernde Gefühle, ein Rettungsring, an den ich mich klammern kann. Du warst und bist immer da, wenn es schwierig wurde und wird.

Dass du aber auch ein Warnsignal bist, dass du mir zeigst, wann genug ist, wann ich eine Pause oder Hilfe brauche, habe ich erst mithilfe der Therapie zu verstehen begonnen. Du warnst mich vor meinem grenzenlosen Perfektionismus, vor zu hohen Erwartungen an mich selbst und vor unrealistischen Zielen. Bin ich achtsam und wachsam, so gelingt es mir vermehrt, deine Signale wahrzunehmen und entsprechend zu reagieren. Du hilfst mir, mich besser kennenzulernen und auf meine Bedürfnisse zu achten.

Du nimmst viel Platz ein in meinem Leben, und dich als Teil von mir zu akzeptieren, war eine Herkulesaufgabe und bleibt eine Herausforderung. Meiner Familie und meinen Freunden von dir zu erzählen, war lange unvorstellbar. Ich wollte dich möglichst gut verbergen, die intakte Fassade aufrechterhalten und stark sein. Und vor allem wollte ich es allein schaffen, ohne Hilfe von außen. Ich sah dich als Schwäche, als Manko in meinem sonst nahezu perfekten Leben. Es hat lange gedauert, bis ich verstanden habe, dass eine Essstörung hinter sich zu lassen, kein rationaler Entscheid ist. Es ist ein Prozess, der einem viel Geduld und Energie abverlangt und ohne Hilfe von außen schwer zu meistern ist.

Unterdessen weiß mein Umfeld Bescheid über dich, du bist kein Geheimnis mehr und kannst dich nicht mehr so leicht verstecken. Ich bin mir darüber im Klaren, dass du da bist, auch wenn ich dich im Moment nicht wahrnehme. Ich bin wachsamer und weiß besser, wie ich mit dir umgehen und von dir lernen kann. Ich plane voraus, bin im Alltag achtsamer und versuche, mir ausreichend Pausen zu gönnen. Gelingt es mir, mithilfe dieser Strategien einen Essanfall zu vermeiden, freue ich mich und fühle mich handlungsfähig und stark. Es hat lange gedauert, bis ich verstanden habe, diese scheinbar kleinen Erfolge wertzuschätzen und nicht als Selbstverständlichkeit abzutun. Jeder vermiedene Essanfall ist ein Fortschritt, für den man selbst verantwortlich ist und auf den man stolz sein kann.

Gleichzeitig ist mir bewusst, dass sich schwierige und stressige Momente, in denen du an Stärke gewinnst und mich in alte Muster zurückfallen lässt, nicht komplett vermeiden lassen. Trotzdem bin ich optimistisch, dass ich solche Situationen mithilfe von Achtsamkeit, Selbstfürsorge und Geduld in Zukunft immer häufiger vorhersehen und vermeiden kann. Und wenn es einmal nicht funktioniert, ist dies kein Weltuntergang, sondern Teil des Prozesses und eine Erinnerung daran, dass du weiterhin da bist. Je öfter es mir gelingt, an dich zu denken und auf dich zu achten, desto seltener wirst du mich mit unerwarteten Essanfällen überraschen. Davon bin ich überzeugt. Und falls du erneut mehr Raum in meinem Leben einnimmst, weiß ich, dass es Zeit ist, achtsamer zu werden und besser auf mich zu hören.

Deshalb will ich dich in Zukunft als Warnsignal und Freund annehmen und nicht mehr als Störenfried und Feind verdrängen.

C., 34 Jahre: Von damals bis heute

Damals, schon als heranwachsendes Baby im Mutterleib, war das Essen ein prägendes Thema. Die Nahrungszufuhr über die Nabelschnur war mit Stress verbunden. Das Gefühl, nicht genug zu bekommen, wie auch die Angst vor dem Hungergefühl haben sich tief in mir verankert. Das weiß ich heute.

Damals, als kleines, normalgewichtiges Mädchen, fühlte ich mich schon immer zu dick. Dicker als andere Kinder und voller Scham. Versteckt hinter einem süßen Lächeln, ist diese Unsicherheit aber nicht groß aufgefallen. Die Angst davor, einen Fehler zu machen, und ein geringes Selbstwertgefühl waren häufige Begleiter. Neben vielen schönen Momenten war oft diese Einsamkeit da. Werde ich gehört? Werde ich gesehen? Bin ich verbunden?

Damals, als junge Dame, habe ich durch mehrere schwierige Umstände die Essstörung persönlich kennengelernt. Sie wurde meine beste Freundin und war immer an meiner Seite. Sie hat mir geholfen, dass ich mich stark zurückziehen kann und viele Gefühle nicht fühlen muss. Sie hat mir geholfen, um aus der realen Welt zu flüchten und Überforderung auszuhalten. Sie hat mir geholfen, die Zeiten mit vielen Ängsten und depressiven Phasen zu überstehen. Sie hat mir versprochen, wenn ich im Außen immer lächle und mir nichts anmerken lasse, darf ich danach, wenn ich alleine bin, heimlich alles in mich reinstopfen. Wenn mich niemand sieht oder verurteilen kann, bin ich sicher. So oft habe ich geglaubt, es ist der einzige Weg, der mir hilft. Alles andere werde ich eh nicht schaffen. Mit jedem weiteren Mal, wo ich vor Bauchschmerzen kaum liegen konnte und mich selber dafür verurteilt habe, wusste ich: Die Essstörung tat mir einfach nicht gut.

Damals, als junge Frau, hatte ich endlich die Einsicht und die Kraft, mir Hilfe zu holen. Der Schritt war groß, die Angst davor auch. Muss ich mich jetzt öffnen? Werde ich das schaffen? Durch viel Vertrauen und eine liebevolle Begleitung konnte ich mich auf diesen Prozess einlassen. Durch die tiefe Auseinandersetzung mit mir und meiner Geschichte kamen schwierige Zeiten auf mich zu. Aber auch schöne Sachen haben sich in meinem Leben daraus ergeben.

Heute, als erwachsene Frau, kenne ich diese Gefühle manchmal noch immer. Mit einem anderen Umgang damit komme ich aber besser zurecht. Viele meiner Träume haben sich verwirklicht. Nie hätte ich mir erträumen können, dass mein Alltag eines Tages wirklich durch strahlende Kinderaugen versüßt wird und es die Erfüllung im Job tatsächlich gibt. Es zeigt mir, was alles möglich ist, wenn man nicht aufgibt.

Trotzdem habe ich manchmal das Gefühl, mein ganzes Leben könnte jederzeit zusammenbrechen. So viele große Gefühle wie Wut und Überforderung spüre ich plötzlich so stark. Die Gefühle nehmen viel Raum ein. Das macht mir manchmal Angst und gleichzeitig ist es ein stärkendes Gefühl. Es fühlt sich stark an, alle Gefühle mehr und mehr aushalten zu lernen und zu versuchen, alte Muster zu durchbrechen. Auch wenn es so schwer ist. Ich fühle mich mehr bei mir, und die Kompensation durch das Essen gelangt dabei immer mehr in den Hintergrund. Anstatt immer enttäuscht zu sein, dass ich nicht richtig gesehen werde, fühle ich mich langsam bereit, meinen Schutz mehr und mehr loszulassen und mich zu zeigen. Denn mir wurde klar: Wie soll man mich sehen, wenn ich mich gar nicht zeige? Es lohnt sich, dranzubleiben!

S., 31 Jahre: Von der Unmöglichkeit, am Leben zu sein

Auszug aus einer Mail an meine Therapeutin:
„Es geht mir nicht so gut. Ich fühle mich diffus, verschoben, irgendwie. Spüre mich nicht richtig. Bin manchmal ganz taub, wie abgestellt. Dann wieder rasend unruhig, grundloses Herzklopfen. Kann nicht schlafen, lenke mich ab mit irgendwelchen sinnlosen Beschäftigungen. Esse, achtlos. Und erbreche dann, manchmal. Warum? Weil ich nicht ehrlich bin mit mir. Weil ich mir nicht eingestehen mag, dass ich krank bin, dass ich Essanfälle habe und erbreche, dass ich schlecht bis überhaupt nicht allein sein kann mit mir selbst, weil ich mich selbst nicht ertrage. Weil ich mich schäme. Ich bin nun schon verdammte zwei Jahre bei Ihnen und keinen Schritt weiter, so fühlt es sich grad an. Wie kann das sein? Das bin nicht ich. Ich bin nicht diese kranke Frau, die sich zuhause verkriecht und plötzlich ganz irre wird, grundlos aus dem Nichts; die sich dann irgendwie beschäftigt, wie auf Autopilot gestellt, und stundenlang Filme guckt, ohne wirklich was mitzukriegen; die isst, nur um gleich darauf alles wieder herauszukotzen; die nächtelang in ihrem Zimmer verharrt, wach und irgendwie doch nicht vorhanden, wie ein Tier. Das will ich nicht sein, das passt nicht. Ich bin doch diejenige, die immer fröhlich ist und lebensfroh und energievoll, mit den leuchtenden Augen und dem herzigen Lockenschopf, die immer alles im Griff hat und locker ihr Leben schmeißt, alles bestens.

Tatsächlich, bin ich das? Ist es das, was andere in mir sehen, was sie von mir erwarten? Oder ist das nur ein Bild von mir, das ich kultiviere, weil ich gern so wäre?

Die andere Version von mir, die verleugne ich. Was in der Nacht geschieht, sieht niemand außer mir. Also passiert es auch nicht wirklich. Manchmal habe ich tags darauf tatsächlich Mühe, genau zu sagen, was am Abend und in der Nacht vorher gewesen ist. Wenn ich dann im Vorlesungssaal sitze und munter plaudere, ist das alles gar nicht mehr real.

Ist es eben doch. Und das ewige Überspielen und Verstecken ist auch anstrengend. Ich will das nicht mehr.

Deshalb, folgende Vorhaben:

Runterkommen. Wieder allein sein können und nachts schlafen. Die Unruhe in den Griff kriegen. Joggen gehen, bei den leisesten Anzeichen von Nervosität und Herzklopfen. Atmen. Ins Yoga und ins Tanzen gehen. Mich selbst spüren. Und im Spiegel anschauen. Meine Mahlzeiten planen. Kochen.

Mit meinem Freund reden. Ihm ehrlich sagen, was Sache ist. Richtig konkret. Mit ihm auch über Sex reden. Auch dort ehrlich sein. Stark auftreten. Nicht wie ein Huscheli, schwach und bedürftig. Sondern eine Löwin, die brüllt. Ich will bei ihm ich selbst sein können. Will nicht fröhlich tun, wenn mir elend zumute ist, will nicht mit ihm schlafen, wenn es mich in Wahrheit ekelt. Ich will, dass er mich sieht. Ich will da sein und gesehen werden."

„Ich will da sein und gesehen werden." Dieser letzte Satz brach mir ein wenig das Herz, als ich die Mail für dieses Buchprojekt heraussuchte und nach 8 Jahren wieder las. Dieser innige Wunsch brannte so lange in mir, diese verzweifelte Sehnsucht danach, gesehen zu werden, ich selbst sein zu dürfen, was immer das bedeutet. Es gut zu machen, dieses Leben. Gleichzeitig fühlte ich mich lange Zeit komplett lebensuntauglich. Etwas in mir konnte nicht vollkommen hier sein, am Leben angebunden. Ich fühlte mich lange Zeit sehr gefangen in meiner Einsamkeit. Ich war überzeugt, dass niemand mich in der Tiefe kannte und verstand, mit jenen Seiten, die ich selbst an mir so sehr ablehnte und versteckte.

Und doch zog sich dieser Lebenswille durch mein Sein, in all den Jahren, in denen ich mitunter näher dran war am Aufgeben. Irgendwoher kam immer wieder der Wille, „da" und am Leben zu sein. So tauchte ich immer wieder auf, nach Rückfällen und schwierigen Tagen, Wochen oder Monaten; schälte mich aus der Schwere und Taubheit, die sich zuweilen über mich legte; brachte mich wieder auf Kurs, fand Halt in Routinen und Tagesstrukturen. In der Therapie lernte ich, mich besser zu verstehen und immer früher regulierend eingreifen zu können. Mitgefühl und Liebe zu entwickeln für mich. Nach und nach lernte ich dadurch, die Masken abzulegen und mich in meinen Beziehungen verletzlich zu zeigen, mich zuzumuten mit meinen Bedürfnissen. Mit der Zeit konnte ich auch diese tiefsitzende Scham über meine Essstörung loslassen. Das war ein langer Weg. Noch heute gibt es Momente oder Phasen, in denen mich mein Alltag überfordert und ich abtauchen, nicht wirklich am Leben teilhaben möchte. Oder Tage, an denen ich mich nicht zuhause fühle in meinem Körper. Doch diese Momente finden nicht mehr im Verborgenen statt. Ich habe gelernt, mich in solchen Momenten selbst zu regulieren oder Hilfe zu suchen bei meinem Freund oder meinen Freundinnen. Ich sehe mich und kann mich auch sehen lassen. So ist das Am-Leben-Sein ein wenig einfacher geworden.

7.2 Betroffene Männer

K., 33 Jahre: Mein Leben mit der Bulimie

Wie es dazu kam

Das erste Mal bleibt einem für immer, sagt man. So ist es auch bei mir. Mein erstes Erbrechen bleibt für immer in meinen Gedanken. Festgemacht als Wendepunkt in meinem Leben. Selbst schaue ich es als Tiefpunkt und gleichzeitig auch als lebenslangen Lernweg an.

Ich war 17 Jahre jung, psychisch instabil. Schon lange ein wenig übergewichtig und mit meiner Sexualität am Hadern. Schwul oder doch bi? Eine innere Unschlüssigkeit spürte ich seit meinen Kinderjahren in mir. Ein strenger Weg durch die Oberstufe mit vielen unbequemen Begegnungen, Mobbing und herausfordernden Coming-out-Erfahrungen lag hinter mir.

Erste Kontakte mit Männern liefen oft ähnlich ab. Ich war eher der Kumpeltyp, passte mit meinem leichten Übergewicht nicht ins Beuteschema von Gleichaltrigen. Dies tat meinem Selbstbewusstsein leider keinen Gefallen.

So war ich nun an einem Samstagabend zuhause, hatte gerade ziemlich viel gegessen, fühlte mich voll und gleichzeitig emotional leer. Der Weg vom Esstisch zum WC war ein kurzer und doch gleichzeitig ein tiefgreifender Schritt. Er veränderte alles. Das Erbrechen war erlösend. Ich schwor mir, es nur einmal zu tun. Diesen Moment werde ich nie mehr vergessen.

Am nächsten Tag stand ich am gleichen Punkt. Ich schwor mir erneut, es nicht noch einmal zu tun. So ging das Spielchen weiter, und ehe ich mich richtig damit auseinandersetzen konnte, geriet ich in die Bulimie.

Mein Leben mit der Bulimie

„Wow, hast du abgenommen?“ Reaktionen wie diese bestärkten mich in meinem Vorgehen. Ich wurde von Mitschülern gesehen und für meine Disziplin gelobt. Ich konnte essen, erbrechen und wurde gleichzeitig dafür bewundert. Die nächsten Wochen waren für mich eine Achterbahn der Gefühle. Endlich bekam ich die Bewunderung, welche ich mir bereits vorher gewünscht hatte. Nun schrieben mir auch die Männer auf den Datingplattformen zurück, nachdem ich ein Foto von mir geschickt hatte. Mein Selbstbewusstsein fing langsam an, zu wachsen. Ich war mir jedoch zu jeder Zeit bewusst, dass das Erbrechen nur eine Phase bleiben soll. Ich werde das schon stoppen können!

Nach etwa einem halben Jahr konnte ich das Gewicht nicht mehr weiter reduzieren, ich war bei knapp 20 Kilo weniger angelangt. Ich war zufrieden mit mir und wollte dem ganzen Erbrechen nun endgültig den Riegel vorschieben. Die ganze „Organisation" des Erbrechens erschien mir sowieso als zu mühsam. Bis jetzt konnte ich es vor allen verheimlichen.

Zwischenzeitlich war ich in meinem Vorgehen erfolgreich. Von siebenmal Erbrechen pro Woche schaffte ich es auf einmal. Das Gewicht konnte ich halten, da ich mich ohne das regelmäßige Erbrechen nun gesünder ernährte.

Schwierige Phase in meinem Erwachsenwerden

Leider gestaltete sich mein Erwachsenwerden weiter als schwierig. Ich machte unbequeme Erfahrungen in meinem Dating-Leben, wurde psychisch wie auch physisch ausgenutzt. Gleichzeitig behandelten mich auch die gleichaltrigen Männer in meinem schulischen Umfeld schlecht. Schwuchtel war noch ein nettes Wort. Das Vertrauen Männern gegenüber war auf Jahre hinaus zerstört. Ich stopfte mich erneut voll, um meinen Frust und die Verletztheit zu vergessen. Es tat richtig gut! Die Bulimie war zwar nicht mehr mein täglicher Begleiter, aber ich kämpfte nach wie vor damit.

Depression

Nach der Matura musste ich neue Wege einschlagen. Was sollte ich nur mit meinem Leben anfangen? Motivation = Fehlanzeige. Interesse und Feuer verspürte ich keines.

Ich startete an einer Universität, so wie es die meisten aus meinem Maturajahrgang machten. Die Fachrichtung wie auch die Stadt sagten mir jedoch nicht zu. Die Bulimie wurde immer mehr zu einer Magersucht. Ich aß kaum mehr. Auf meinen Willen zum Hungern war ich stolz. Energie und Antrieb fehlten mir während dieser Zeit enorm. Teilweise ging ich tagelang nicht mehr an die Universität. Bereits einzelne Module stressten mich Tage vorher. Ich zog mich immer mehr zurück.

Therapie und Kampf

Mittlerweile waren drei Jahre seit meinem ersten Mal Erbrechen vergangen. Ich war mir meines Fehlverhaltens immer sehr bewusst, konnte mich aber erst nach langer Zeit in eine Behandlung begeben. Es half mir, mich zu öffnen und über meine Probleme zu sprechen. Auch erkannte ich in mir selbst den Willen, langfristig etwas zu ändern. Die Lust am Leben zu finden, war mein Ziel. Die Therapie wie auch die Unterstützung von Antidepressiva halfen mir aus der schwierigen Phase.

Ich brach mein Studium ab und ging zurück zu meinen Eltern. Durch die Arbeit in einem Kinderhaus musste ich mich an einen Tagesrhythmus halten. Essen zu vorgegebenen Zeiten war Pflicht. Ich wusste, dass ich mit den Kindern essen musste, ich konnte nichts verstecken. Langsam zeigte sich auch wieder ein Feuer in meinem Leben. Die Kinder brauchten mich, nahmen mich so, wie ich war, und ich erkannte wieder einen Sinn im Leben. Ich verspürte Freude über die kleinen Dinge im Leben, die Belastbarkeit kam zurück und die Essattacken wurden immer weniger. Nach einer gewissen Zeit war ich auch endlich bereit für eine erste Beziehung. Mit einem Mann, der mich liebte, so wie ich damals war.

Und heute?

Heute blicke ich über 10 Jahre zurück. Der Junge von damals tut mir sehr leid. Die Erfahrungen, die er durchmachen musste, schmerzen mich nach wie vor. Teilweise habe ich auch heute noch schwierige Tage, bin antriebslos oder habe Lust auf übermäßiges Essen. Die Bulimie habe ich seit Jahren hinter mir gelassen. In meinen Gedanken beschäftigt mich das Essverhalten nach wie vor. Das Bewusstsein darüber, der offene Umgang und Strategien helfen mir jedoch sehr. Ich bin und fühle mich gesund! Auf meinen Werdegang bin ich stolz.

Übrigens: Meinen ersten Freund von damals habe ich noch immer an meiner Seite.

S., 35 Jahre: Und doch ...

Rückblick: Ich habe keine Essstörung. Und doch habe ich eine. Ich schaue mich nicht im Spiegel an oder vergleiche meinen Körper mit denen von anderen Männern. Ich bin selbstbewusst, scheue keine Herausforderung, ziehe keine Handbremse. Ich kann weinen, wenn ich einen traurigen Film schaue, und auch mal zugeben, dass ich einen Fehler gemacht habe. Ich bin 25-jährig, gesund und habe mich gerade selbstständig gemacht. Aber es geht einfach nicht mehr weiter so.

Angefangen hat es in der 7. Klasse, als ich urplötzlich an der Bushaltestelle auf dem Weg zur Schule in Panik ausbreche. Ich kann nicht mehr das Schulhaus betreten. Beim Gedanken, das Klassenzimmer betreten zu müssen, erfasst mich eine quälende Angst und eine allumfassende Übelkeit. Eine schulpsychologische Untersuchung bringt nichts Nennenswertes zutage. Es gibt schließlich keine Geheimnisse in meinem Leben. Jedenfalls bilde ich mir das zu diesem Zeitpunkt noch so ein.

Einige Monate später ist Gras darüber gewachsen. In der Folge blühe ich auf, vom introvertierten Gamer in der hintersten Reihe der Sekundarschule zum vorlauten, kreativen und sozialen Gymnasiasten. Mein Freundeskreis wächst, ich führe die ersten Beziehungen und erweitere meinen Horizont. Doch ab und zu schlägt die Panik zu. Wie aus dem Nichts. Ausgelöst von scheinbar Banalem, packt sie mich: ein Wort, ein Geruch, ein Gedanke. In diesen Momenten hilft nichts mehr, nur abhauen und abwarten, bis es durch ist. In dieser Zeit werde ich zunehmend empfindlich, wenn es ums Essen geht. Mir wird öfters übel, gewisse Gerichte verleiden mir. Essen in Gesellschaft wird zum Big Deal. Wenn ich realisiere, dass ich mir zu viel auf den Teller geladen habe, dann kommt der kalte Schweiß. Und doch kann ich es irgendwie immer mit einem schlechten Tag, einer hartnäckigen Erkältung oder einer durchzechten Nacht erklären. Ich will mir noch nicht eingestehen, dass da was schlummert, was meine Aufmerksamkeit erfordert. Ich habe schließlich keine Essstörung. Und doch habe ich eine.

Mitte Zwanzig ist es dann so weit. Ich lebe seit sechs Jahren in einer stabilen Beziehung. Am Anfang unserer Beziehung war ich bei 182 cm Größe auch schon mal 90 Kilo, jetzt wiege ich noch 69. Meine Freundin hat scheinbar endlos Geduld mit mir und meinen Marotten, aber irgendeinmal gehen auch ihr die ermunternden Worte aus. Sie drängt mich nicht dazu, mir Hilfe zu holen. Sie hat selbst eine Therapie gemacht, um mit Altlasten aufzuräumen, und erleichtert mir deshalb die Entscheidung. Da sich meine Probleme meistens beim Essen in Gesellschaft zeigen, entscheide ich mich, eine Fachperson für Essstörungen aufzusuchen. Mehrere Jahre werde ich Therapien besuchen. Während der drängendsten Phase zweiwöchentlich. Später dann nur noch sporadisch.

Die Gespräche habe ich anfänglich als lästig empfunden. Immer wieder die Frage, ob ich mich im Spiegel anschaue. Lächerlich. Ich habe schließlich keine Essstörung. Und doch ... Irgendwann kommen wir auf meine Primarschulzeit zu sprechen. Eine Lebensphase, die für mich zu diesem Zeitpunkt vergangen und vergessen ist. Ich plaudere drauf los, wie es so war, damals in der dritten bis sechsten Klasse. Erst als ich bemerke, dass es meinem Gegenüber auf dem Therapiestuhl die Sprache verschlagen hat, beginne ich, mir selbst zuzuhören.

Über Jahre wurde ich geschlagen, ausgegrenzt, ausgenutzt und erniedrigt. Da waren die abschätzigen Bemerkungen zu meinen krausen Haaren – halb so wild, passiert ja allen mal. Da waren die unfairen Wettkämpfe auf dem Schulhof, die fiesen Wortgefechte und vermeintlich harmlosen Schlägereien – ach, komm, boys will be boys. Das wirklich Schlimme war aber, wenn ich vom Kreis der coolen Kinder ausgeschlossen wurde. Ich wollte unbedingt dazugehören und durfte mich mit einer Reihe von Prüfungen wieder für die Aufnahme in den erhabenen Kreis bewerben. Diese Prüfungen beinhalteten, was Ekliges zu essen oder den Lehrpersonen was Peinliches zu sagen. Sie beinhalteten aber auch, dass ich in ein Karussell steigen und mich mit Äpfeln und Steinen bewerfen oder mich bespucken lassen musste oder dass ich mich einfach auf den Boden legen und mich mit Füßen treten lassen musste. Zehn dieser Runden musste ich ohne Wenn und Aber überstehen, dann würde ich wieder aufgenommen. Erreicht habe ich das nie. Und so begann es von vorne mit Runde eins. Immer und immer wieder.

Irgendwann stand das siebte Schuljahr an und damit der Übertritt in eine neue Schule und eine neue Klasse. Ich mag mich noch ans Formular erinnern, auf welchem ich eintragen konnte, mit welchen Kindern ich in dieselbe Klasse gehen möchte. Ich habe das Gegenteil gemacht und aufgeschrieben, mit wem ich nicht zur Schule gehen will. Das war das Ende dieser furchtbaren Zeit und der Anfang eines beschwerlichen Weges, der in meinen späten Zwanzigern in einem Therapiezimmer sein Ende fand.

Dank der Therapiegespräche wurde mir erst bewusst, welche Ungerechtigkeiten mir zugestoßen sind. Heute verwundert es mich nicht mehr, dass ich eine Essstörung entwickelt hatte. Nachdem ich Jahre lang unter allen Umständen dazugehören wollte und immer wieder verstoßen wurde, erlangten soziale Situationen, wie eben ein Essen in Gesellschaft, eine völlig überhöhte Bedeutung. Für mich ging es quasi jedes Mal um Leben und Tod. Wenn ich alles richtig mache, ohne Wenn und Aber, darf ich weiterhin dazugehören. Aber wenn ich den Teller nicht leeresse, mir übel, schwindelig oder unwohl wird und ich zu meinen Gefühlen stehe, dann werde ich ausgestoßen und muss meine Dazugehörigkeit wieder hart erkämpfen. Eine bemitleidenswerte Situation, die ich keinem Menschen dieser Welt wünsche.

Warum das damals alles geschah und weshalb die Lehrerschaft an der Schule und meine Eltern zuhause die Dringlichkeit der Lage nie richtig eingeschätzt haben, beschäftigt mich heute nicht mehr. Die Ängste sind verschwunden. Ich habe wieder an Gewicht gewonnen und fühle mich wohl, in Gesellschaft anderer zu essen. Irgendwie glaube ich zwar nicht, dass ich mein Problem jemals abschließend „austherapiert“ habe, selbst wenn ich heute wirklich keinerlei Bedürfnis mehr nach einer Behandlung verspüre. Immerhin kommt nur noch höchst selten irgendein diffuses Gefühl hoch, welches mich an diese schwierige Zeit erinnert. Das kann ich aber gut einordnen, ja gar liebevoll akzeptieren und als Teil von mir wahrnehmen.

Ich habe erst mit Ende Zwanzig gelernt, zu mir zu stehen, unabhängig vom Urteil anderer. Ich habe gelernt, geduldig mit mir zu sein und mich für meine Stärken zu lieben. Die Stärke, dass ich es trotz den Erfahrungen in meiner Kindheit geschafft habe, mir Hilfe zu holen und darüber zu sprechen. Ich habe eine Essstörung. Und doch habe ich keine. Stattdessen habe ich einen Rucksack voller Erfahrungen. Ein Rucksack voller Schmerz und Ängste, aber auch voller Stärke, Geduld und Selbstliebe.

P., 40 Jahre: Einladung zum Tee

Wir waren ein tolles Team und spielten unglaublich gut Volleyball. Ein Kollege war dabei oft überragend und erzählte nach Matches jeweils, dass er abends zuvor lange unterwegs gewesen sei – Party, Alkohol, Cannabis – und dabei so viel konsumiert habe, dass er sich sogar übergeben musste. Aber er lieferte ab.

Mit meinen hohen Erwartungen an mich selbst kam irgendwann der Gedanke auf, dass ich mich doch auch vor den Matches übergeben könnte und so ganz bestimmt besser spielen würde und natürlich auch höher – weil leichter – springen würde. Grandiose Idee ... Es funktionierte oftmals tatsächlich sogar – wenn auch in der Retrospektive ganz bestimmt nur aufgrund der inneren Überzeugung, ähnlich einem Placebo ... Gleichzeitig war es ein Startschuss in eine „Episode“, welche in keiner Art und Weise gesund oder konstruktiv war. Bis ich diese aber als Kapitel in meinem Leben akzeptieren konnte, dauerte es seine Zeit und hatte auch mit Einsicht und Akzeptanz zu tun, dass das völlig in Ordnung ist; als Heilungsprozess, welcher hauptsächlich innerlich bedingt war.

Langsam schlich sich als Teenie eine physische und psychische Abhängigkeit ein. Obwohl ich nie Probleme mit Essen kannte, in einer behüteten Familie aufwuchs und ein positives Bild von mir selbst hatte, etablierten sich damals „suboptimale“ Verhaltensweisen. Wie bequem es doch ist, Stress, Druck und Belastung zu verarbeiten, indem man alles Mögliche in sich hineinstopft und dann alles aus sich herauskotzt, um sich zu erleichtern!

Familie, Freunde, Kolleginnen und Kollegen: Alle möglichen Beziehungen litten. Schamgefühle aller Art prägten mein Verhalten. Oftmals „musste“ ich deshalb Treffen absagen, was natürlich auf der anderen Seite zu Fragen und Unverständnis führte. Wie ich diese schwierigen Situationen „verarbeiten“ konnte, war klar ... gefangen im Teufelskreis ...

Vom Umfeld fühlte ich mich weder verstanden noch unterstützt. Die Scham grundsätzlich, wie auch darüber zu sprechen, war allgegenwärtig. Selbstvorwürfe, Vorwürfe an mein Umfeld, Hass, Neid, Trauer und Leid. Zwischendurch schaffte ich es, dem zu entfliehen, schwänzte hie und da das Gymnasium und schrieb Gedichte und Kurzgeschichten, musizierte, las, ging spazieren. Ich wollte es verstehen, doch die Ausgangslage gestaltete sich schwierig: Wie werde ich etwas los, was ich zum Leben benötige? Ich kann nicht einfach nichts mehr essen und das Problem ist gelöst. Was soll ich tun?

Was mir als Teenie am meisten half, war schließlich, dass ich der ganzheitlichen asiatischen Kampfkunst nachging. Langsam kehrte eine innere Ruhe, eine Achtsamkeit in mir ein. Schrittweise gelang es mir, meine Verhaltensweisen besser zu reflektieren, und ich begann auch vermehrt, zu akzeptieren und auszuhalten.

Ein philosophischer Ansatz: Alles beginnt mit einer Idee, mit einem Gedanken. Die Kunst besteht darin, bereits das erste Glitzern, den ersten Funken zu erkennen. Dort anzusetzen, anzunehmen, ehrlich zu sich selbst sein. Schließlich diese ersten Lichtstrahlen in die gewünschte Richtung lenken, mit Sicherheit und Überzeugung. Auf einmal ist Frau/Mann wie ein Maler oder Gärtner: frei in der Gestaltung, mit Freude, Kraft und Einsatz. Und die Feststellung: Das Bild verändert sich mit jedem Pinselstrich; der Garten sprießt, wie er gestaltet wird.

Sehr hilfreich war zudem eine Ortsveränderung: Ich studierte an einer fernen Uni mit neuem Freundeskreis, neuem Tagesablauf, kompletter Eigenverantwortung und Beschäftigung mit spannenden neuen Themen. Diese Distanz ermöglichte mir auch, objektiver und distanzierter mit mir selbst umzugehen. Ich weiß noch, wie damals während eines Spaziergangs dieses Bild auftauchte: Wenn sich der Drang nach Essen und Erbrechen meldet, ist es, wie wenn eine Freundin oder ein Freund völlig aufgelöst zu mir nach Hause kommt. Ich begrüße ihn, biete ihm einen Platz auf dem Sofa an, setze eine Kanne Tee auf und höre erstmal zu. Lasse mich auf das Gegenüber ein und atme ruhig durch. Interessiert frage ich nach den Gründen und Zusammenhängen, ohne zu interpretieren und zu werten. Manchmal fließen Tränen, manchmal lachen wir. Schluckweise trinken wir unseren Tee, lassen uns Zeit. Wir hören den zwitschernden Vögeln zu und beobachten, wie eine sanfte Brise die farbigen Blätter des nahegelegenen Waldes streift.

Vielleicht war die Bulimie auch ein Wink des Lebens: Sie hat mich auf die harte Tour gezwungen, mich selbst zu spüren, achtsam zu sein, Probleme konstruktiv und aktiv zu lösen und vor allem: dankbar zu sein und Freude an den kleinen Dingen zu haben. Was immer uns passiert: Es ist unsere Geschichte und das ist richtig so. Heute lebe ich ohne Bulimie. Es kam in den letzten Jahren ein paar wenige Male vor, dass ich mich übergeben musste. Aber das ist okay. Die Erde dreht sich trotzdem munter weiter. Es ist meine Geschichte. Ich koche und speise sehr gerne.

R., 34 Jahre: Gefangen im Labyrinth

Ich hatte eine normale Kindheit in einer liebevollen Familie mit drei Geschwistern. Essen war nie ein Thema, wir waren oft draußen und hatten viel Freiheit. Doch da war auch immer ein Schatten. Selbstzweifel und das Gefühl, nicht dazuzugehören, waren stetige Begleiter. Ich war wesentlich kleiner als die anderen, war zappelig und redete viel zu schnell. In der Schule war ich immer wieder das Opfer derjenigen, die sich über das Erniedrigen von Schwächeren zu profilieren versuchten. Wegen Selbstmordgedanken meldete mich meine Mutter mit 11 Jahren beim Jugendpsychiater an. Diagnose: ADHS.

In den späteren Schuljahren, während sich alle Jungs zu Männern entwickelten, blieb ich klein und knabenhaft. Sportlich konnte ich nicht mithalten, hatte keine Freunde, und mein Interesse am anderen Geschlecht wuchs, während ich für die gleichaltrigen Mädchen unsichtbar blieb. Ich fühlte mich nirgendwo zugehörig, glaubte, dass etwas mit mir nicht stimmt.

Als die Schule vorbei war, konnte ich endlich über mein Leben selbst bestimmen. Das tat ich, indem ich mich während der ersten Jahre in der Berufsausbildung mehrheitlich isolierte. Man kann nicht ausgeschlossen sein, wenn man nicht versucht, dazuzugehören. Computerspiele und Filme waren meine Form der Flucht. Ich verbrachte viele Stunden in virtuellen und erfundenen Welten und entwickelte eine starke Sehnsucht nach Heldengeschichten, von Gewalt geprägten Männerbildern und einem selbstbestimmten Leben fernab der Zivilisation.

Irgendwann, am Ende der Lehre und Anfang der Berufsmaturität, hat sich diese Flucht verändert. Ich fing an, mehr und mehr Sport zu treiben, und beschäftigte mich immer intensiver mit gesunder Ernährung. Es ging um Anerkennung, Kontrolle und Selbstbestimmtheit. Mein Körper war etwas, das ich kontrollieren konnte. Rückblickend hatten auch die Spiele und Filme, mit denen ich mich täglich beschäftigte, einen Einfluss. Ich wollte sein wie die Krieger und Helden in diesen Geschichten. Ich wollte fit werden, Muskeln aufbauen, von anderen gesehen werden. Und vor allem wollte ich etwas werden, was ich bis dahin nicht war: ein Mann.

So schlitterte ich in eine Essstörung. Ich fing an, mich intensiv mit Ernährung auseinanderzusetzen. Ich kochte für andere, ohne davon zu essen. Ständig hatte ich Angst davor, zu viel oder das Falsche zu essen, trieb übermäßig viel Sport und isolierte mich zusehends von Freunden und sozialen Settings. Jeden Tag überlegte ich, was ich schon gegessen habe und wie viel ich noch essen durfte. War ich unterwegs oder auswärts, plante ich, was ich essen kann. Nach der Arbeit oder Schule verbrachte ich oft mehrere Stunden im Gym oder ging rennen. Am Wochenende ging ich nie oder selten aus und trank keinen Alkohol, um am nächsten Tag leistungsfähig zu sein. Abendessen in der Familie oder auswärts waren eine Herausforderung. Oft aß ich später, um das essen zu können, was ich für gesund hielt. Jeden Tag überlegte ich, was ich schon gegessen hatte und was ich noch essen durfte. Mein Ziel war nicht, Gewicht zu verlieren, aber ich wollte mit allen Mitteln verhindern, zuzunehmen. Dabei wog ich 50 Kilo bei einer Körpergröße von 170 Zentimetern.

Es gab mehrmals Reaktionen aus meinem Umfeld: Familienmitglieder, die sich Sorgen machten wegen meines Essverhaltens; eine Lehrerin der Berufsmaturitätsschule, die mich auf mein eingefallenes Gesicht ansprach. Gebracht hat es nichts. Was wussten diese Menschen schon von meinen Zielen? Ich war gefangen in dieser Welt von gesunder Ernährung, von Sport und Körperidealen. Ich warf allen vor, dass sie zu viel und ungesund essen, während ich selbst viel zu wenig aß. Gesund zu leben, während alle anderen vermeintlich ihren Körper zerstörten, gab mir ein Gefühl der Überlegenheit.

Auch während der Rekrutenschule beim Militär versuchte ich, weiterhin alles Ungesunde zu vermeiden. Ich nahm sehr selektiv Essen, vermied jeden Alkohol. Regelmäßig ging ich am Morgen vor Tagwache auf dem Waffenplatz joggen, um meinen täglichen Kalorienverbrauch zu erhöhen. Trotz offensichtlicher Unterernährung und sehr geringem Gewicht war ich erstaunlich leistungsfähig. Lange Märsche und Läufe mit Gepäck machten mir nichts aus.

Es folgte ein halbes Jahr auf Reisen, je drei Monate in Neuseeland und Japan. Ich reiste mit dem Rucksack umher, arbeitete auf verschiedenen Farmen und ging trekken. Zum ersten Mal war ich völlig auf mich allein gestellt. Der Druck, die Sehnsucht nach Anerkennung, die mich zuhause immer begleiteten, waren plötzlich weit weg. Die Einhaltung eines Ernährungsplans war schwierig, gerade in unbekannter Umgebung oder wenn ich irgendwo als Gast wohnte und arbeitete. Dennoch begleiteten mich meine Ernährungsvorstellungen, mein zwanghaftes Verhalten auch während dieser Zeit. Sie konnten aber weniger Raum einnehmen als im gewohnten, geordneten Umfeld.

So kehrte ich schlussendlich, neben vielen schönen Erinnerungen, mit ein paar Kilos mehr nach Hause zurück. Hier begann ich, nach einem kurzen Abstecher in die Arbeitswelt, einen Lehrgang am Erwachsenengymnasium. Gleichzeitig zog ich von zuhause aus in eine WG. Ich fand viele neue Freunde und verliebte mich in eine wunderbare Frau. Zum ersten Mal im Leben fühlte ich mich zugehörig und akzeptiert. Mein Zwang, immer gesund zu essen und Sport zu treiben, wurde etwas kleiner.

Dafür machte ich Bekanntschaft mit einem neuen Gesicht meiner Essstörung: Essattacken. Immer wieder überkam mich eine Art Trance, und ich stopfte alles in mich hinein, was ich finden konnte. Nichts war sicher: Chips, Süßigkeiten, Erdnussbutter aus dem Glas, Essen meiner Mitbewohner, zur Not auch Essen aus dem Tiefkühler, was gerade da war. Wenn nichts da war, ging ich zum nächsten Laden oder Tankstelle und kaufte massenhaft Essen ein. Ich fühlte mich wie ferngesteuert, schaltete ab und wollte einfach nur essen. Oft aß ich innerhalb kürzester Zeit wesentlich mehr, als ich sonst an einem ganzen Tag essen würde. Danach fühlte ich mich miserabel. Tiefe Scham und Ekel für den Kontrollverlust paarten sich mit starkem körperlichem Unwohlsein. Oft fühlte ich mich so schlecht, dass ich nicht zur Schule oder Arbeit gehen konnte und Treffen kurzfristig absagen musste. Nach solchen Episoden folgte immer eine Form der Kompensation. Die nächsten zwei bis drei Tage fastete ich, aß nur wenig, trieb intensiv Sport. Vereinzelt habe ich erbrochen. Dann ging es wieder von vorne los. Und mit jedem Mal fühlte ich mich noch elender, wusste nicht wie weiter.

Was schon lange offensichtlich war, merkte langsam auch ich: Ich benötigte Hilfe. Ich begann eine auf Essstörungen bezogene Therapie und wurde erstmals mit meinen erlernten Mustern und Verhaltensweisen konfrontiert. Ich suchte jemanden, der mir helfen konnte, doch ich merkte, dass der Weg aus meiner Essstörung mehr erfordern würde, als ein paar Monate in eine Therapie zu gehen. Die Therapie war Teil eines Prozesses, der bereits auf meiner Reise und in der Zeit auf dem Erwachsenengymnasium angefangen hat und der nie aufhören wird. Ich musste lernen, dass es keine guten oder schlechten Lebensmittel gibt. Dass ich mir ein destruktives Selbstbild angeeignet hatte. Dass mein Wert nicht von meiner äußeren Erscheinung abhängt. Dass ich Menschen habe, die mich lieben, nicht für das, was ich mache oder wie ich aussehe, sondern für das, was ich bin. Dass ich dazugehöre. Erkennen, dass ich mich nicht länger von meinen Erfahrungen und Unsicherheiten aus der Jugend bestimmen lassen, sondern mein eigenes Leben leben möchte. Speziell in Erinnerung geblieben ist mir eine Passage aus dem Buch „Essattacken stoppen“ von Christopher Fairburn (2020, S. 145). Darin schildert eine Frau, dass sie nicht wollte, dass auf ihrem Grabstein stand: „Hier liegt Jane. Sie wäre gerne dünner gewesen“. Diese Aussage hat mich erschüttert. Ich wollte andere Ziele als ein Körperbild. Und die einzige Person, die etwas verändern konnte, war ich selbst. Es gibt Menschen, die mich unterstützen können, die für mich da sind. Retten können sie mich nicht. Das konnte nur ich. Und ich musste mich dafür entscheiden. Und muss es bis heute, jeden Tag.

Meine Essstörung, meine Selbstzweifel werden nie ganz verschwinden. Noch heute habe ich eine Stimme im Kopf, die immer wieder mein Gewicht, mein Aussehen beurteilt. Die mir sagt, was gesund und ungesund ist, dass ich nicht dazugehöre, dass andere Menschen mich ablehnen. Mit den Jahren ist diese Stimme milder geworden. Aber sie wird immer zu mir gehören. Ich kann nur lernen, sie einzuordnen, ihr nicht zu viel Raum zu geben.

7.3 Soziales Umfeld

Die folgenden Erfahrungsberichte stammen aus dem sozialen Umfeld betroffener Menschen. Auf eindrückliche Art wird deutlich, dass es kein allgemeingültiges Rezept im Umgang mit der Krankheit gibt. Jede Sichtweise ist im jeweiligen sozialen Kontext nachvollziehbar und es gibt auch hier kein Richtig oder Falsch.

K., 45 Jahre (Partner): Therapeut sein? Nicht sinnvoll

Obwohl ich die Anzeichen einer Essstörung aus früheren Erfahrungen kannte, habe ich bei meiner Partnerin anfangs nichts bemerkt; zu routiniert hat sie dies damals versteckt. Als es dann zu einer festen Beziehung kam, wir öfters zusammen unterwegs waren und bei Freunden und Familie zum Essen eingeladen waren, waren die Anzeichen unübersehbar. Ich bin heute noch unendlich dankbar dafür, dass sie mich schon früh eingeweiht und mir viel erzählt hat, ohne von mir zu verlangen, dass ich alles verstehe. Selbstverständlich war mein erster Impuls: Wie kann ich sie unterstützen? Na ja, schließlich will man seiner Liebsten doch helfen, wo es nur geht. Also machte ich einen Lernprozess durch, der schmerzlich war. Der Prozess mündete schließlich in der Erkenntnis: Ich bin nicht der Therapeut – ich akzeptiere und halte aus. Das ist einfach gesagt, aber eine gewaltige Herausforderung, und jeder, der die Situation kennt, versteht, dass man auch mal zweifeln darf, ob man das überhaupt schaffen kann. Es kam mitunter knüppeldick. Ich habe unterstützt, so gut es ging, nur genau das getan, was wir vorher zusammen abgemacht haben, und dann nur genau so viel, wie sie situativ zulassen konnte. Ich musste da sein, wenn nötig, oder ich musste weg sein, wenn nicht erwünscht, unsichtbar – Fingerspitzengefühl und Diplomatie waren gefragt, wir bekämpften ja eine Essstörung und nicht ich die Partnerin. Sie ganz fest in meinen Armen zu halten, als Fels in der Brandung, war oft das Einzige, was half und was meine Partnerin auch zuließ. Die schwarzen Löcher waren am schwierigsten auszuhalten. Die Stille, der leere Blick, die unendliche Unansprechbarkeit (gibt es dieses Wort überhaupt, das die Situation so treffend beschreibt?). Da musste ich oft über meinen Schatten springen und auch nach mir schauen, mich nicht reinziehen lassen. Wir blieben immer in Kontakt, haben miteinander geredet, die Verbindung nicht abreißen lassen. Es erforderte viel Geduld, unendlich viel Geduld, eine Deadline war nicht in Sicht, die gab es vermutlich nicht, aber der Aufwand hat sich gelohnt – ja wir sind noch zusammen, konnten eine Familie gründen, hatten Hochs und Tiefs, und sie hat es geschafft – „wir" haben die Essstörung voll im Griff.

Und es gilt immer noch: Ich habe es ausgehalten und ich war nie der Therapeut.

J., 56 Jahre (Vater): Schmerz, Ohnmacht und Glück

Ahnungslos

Man lebt das Leben, die Kinder werden größer und älter, sie gehen ihren Weg. Es gibt sie, die alltäglichen Aufs und Abs des Familienlebens, doch wir glaubten, ein gutes und „normales" Leben zu führen. Die Tochter studiert, wohnt unter der Woche am Studienort, alles scheint seinen gewohnten Lauf zu nehmen. Natürlich, da ist Covid, keine Vorlesungen, keine großen sozialen Aktivitäten, die sonst immanenter Teil des Studentenlebens sind. Schleichend, unbemerkt beginnt sich das eine oder andere zu verändern, etwas weitere Kleider, eine leicht orange gefärbte Haut, andere Essgewohnheiten, alles stets gut erklärt und begründet.

Tatsache

Und plötzlich wird es konkret, und sie ist da: die Essstörung! Zum Glück ist es die Tochter selbst, die uns offen und ehrlich damit konfrontiert. Ehrlich gesagt hatte ich im ersten Moment keine Ahnung, was da eigentlich genau passiert ist und was jetzt kommen mag. Am gleichen Abend beginnt die Recherche, ich versuche zu erfassen und zu verstehen.

Fragezeichen

- Was ist das?
- Welche Formen von Essstörungen gibt es?
- Weshalb entstehen diese?
- Was haben wir falsch gemacht?
- Was können wir tun?
- Was bedeutet das für das Leben unserer Tochter, unsere Familie?

Es ist rasch klar: Wir alle brauchen professionelle Hilfe und Begleitung. In unserem Fall ist es die Magersucht. Vieles ist unklar, zahlreiche Erfahrungsberichte klären etwas auf, bereiten Zuversicht und Hoffnung, aber auch Sorge. Ein emotionales Auf und Ab. Sind wir Ursache und/oder Teil des Problems? Wir möchten schließlich unseren Kindern eine gute Basis für das Leben geben. Haben wir versagt?

Ohnmacht

Es ist brutal und schmerzhaft, dies alles mit ansehen zu müssen. Ich vergesse nie den Blick ins Zimmer: Die Tochter betrachtet sich im Spiegel, und ich frage mich, wieso sie keine abgemagerte und ungesund aussehende Frau sieht. Unglaublich, wie es so weit kommen konnte, ausgerechnet unsere Tochter! Selbstzweifel werden immer lauter, begleiten diesen täglichen Kampf um ein paar Gramm mehr auf der Waage, schlussendlich zum Wohl der körperlichen Gesundheit als Grundlage fürs Leben. Es belastet uns alle rund um unsere Tochter und trifft uns hart. Wir tragen unseren Teil bei, hinterfragen uns, unseren Umgang, unsere Beziehungsmuster, und ja, es gibt auch Hoffnung und neue Wege, die wir auch als Familie gemeinsam weitergehen möchten.

Okay, die Krankheit ist nach langer Zeit kein „Feindbild" mehr. Und doch bleibt das stete Gefühl der Sorge bei jeder vermeintlichen Unregelmäßigkeit im Verhalten unserer Tochter, dass sich die Krankheit wieder breitmachen möchte. Auf dem Weg verlieren wir meine Ehefrau und Mutter der Kinder, sie stirbt. Angst und Sorge vor Rückfällen werden in mir täglich neu geschürt.

Glück

Es ist unsere Tochter, die zum Glück selbst den Willen und die Kraft entwickelt hat, ihre Situation verändern zu wollen. Sie sucht nach Möglichkeiten zur Behandlung, hat Glück, dass sie rasch eine Therapeutin findet und diese auch noch die Kapazität hat, mit ihr diesen steinigen Weg zu gehen. Ich vertraue unserer Tochter, wie ich das schon immer getan habe.

Hoffnung und Dankbarkeit

Es ist für mich wie ein Wunder, dass unsere Tochter das Zepter selbst in die Hand nehmen und ihren Weg suchen und weitergehen konnte. Es bleibt die Hoffnung, dass wir auch künftig von Glück begleitet sein mögen. Es war auch für mich eine schmerzhafte Grenzerfahrung – umso mehr bin ich erfüllt von Dankbarkeit, dass unsere Tochter Kraft und Hilfe gefunden oder geschenkt bekommen hat! Wir haben ihr viel zu verdanken, ich liebe sie so, wie sie einfach ist – ein wunderbarer Mensch!

M., 36 (Schwester): Meine Erfahrung als Schwester

Meine Schwester war schon immer recht verschlossen und in sich gekehrt, wenn es um ihre Gefühle ging. Von sich aus hat sie nie viel über sich oder ein Problem erzählt, und ich musste es eher aus ihr rausquetschen. So war es auch bei ihrer Essstörung. Erst Jahre später wusste ich Bescheid, aber auch nur oberflächlich. Die Schwierigkeit für mich war oft, dass ich verunsichert war, ob ich etwas ansprechen soll oder nicht. Schnell nahm meine Schwester etwas persönlich und hat sich dann zurückgezogen. Das war teilweise schwierig für mich.

Da wir zu Beginn ihrer schwersten Zeiten nicht mehr im gleichen Haushalt lebten, habe ich zu dieser Zeit leider nicht so viel mitbekommen. Im Nachhinein würde ich mir wünschen, dass ich mehr drangeblieben wäre und sie sich mir gegenüber so mehr geöffnet hätte. Somit wäre ich von Anfang an besser informiert gewesen und hätte sie auch besser unterstützen können.

L., 38 Jahre (Partnerin): Ein Tag ohne Katastrophe ist ein guter Tag

Ich wache auf, es ist noch dunkel draußen. Vorsichtig versuche ich, zu erahnen, ob M. schon wach ist. Er atmet ruhig, es scheint so, als würde er noch schlafen. Puh, ich entspanne mich etwas. Vielleicht wird heute ein guter Tag, vielleicht weckt ihn sein Hunger und Bewegungsdrang heute nicht! Eigentlich müsste ich auf die Toilette, will aber nicht riskieren, dass er wegen meiner Bewegungen aufwacht. So bleibe ich ruhig liegen und hoffe, dass wir es an diesem Morgen bis nach 07.00 Uhr schaffen zu schlafen.

Plötzlich, das fahle Licht des Handybildschirms leuchtet auf. M. ist wach und es ist noch immer dunkel. Alles in mir fährt sogleich hoch, die Gedanken und mein Puls.

Es ist Samstagmorgen um 04.33 Uhr, und es gilt, einen weiteren langen Tag zu überleben.

Während der schlimmsten Zeit der Magersucht meines Partners waren solche Momente Alltag. Es war Alltag, weil es auch normal war. Und wenn Sie sich jetzt fragen, warum ich nicht in einem anderen Zimmer geschlafen habe und M. aufstehen ließ, wann er aufstehen wollte, dann sind wir schon mitten im Thema. Mitten in dieser Co-Abhängigkeit, die uns auf einem Karussell festhielt.

Mir ist es nicht in den Sinn gekommen, in einem anderen Zimmer zu schlafen, geschweige denn, M. zu bitten, er solle doch in einem anderen Zimmer übernachten.

So wie es für mich auch nichts darüber nachzudenken gab, dass wir alle gemeinsamen Essenseinladungen absagten. Ich hätte doch auch alleine an diese

Abendessen, Feste, Apéros unserer Freunde gehen können. Stattdessen überlegten wir uns stets weitere, nicht schon bereits angewendete Ausreden. Solche eingehenden Einladungen per Whatsapp-Nachrichten lösten bei M. Panik aus. War die Antwort dann raus, konnte er sich beruhigen.

Ich dachte nicht darüber nach, dass ich doch vom morgendlichen Einkauf in der Stadt hätte nach Hause laufen können, auch wenn M. oft die Kraft dazu fehlte und er das Tram nehmen wollte. Ich fuhr jedes Mal mit ihm zurück, obwohl ich eigentlich gerne noch etwas spazieren gegangen wäre.

Ich habe mich total auf dieses Leben eingestellt, in dem es am Schluss nur noch uns beide und die Krankheit gab. Damals habe ich nicht gemerkt, dass wir zusammen auf einem Karussell saßen. Wenn ich heute daran zurückdenke, nach allem, was ich über mich gelernt habe, war es nichts als logisch, dass ich dieses Karussell nicht erkannte.

Der Gedanke daran, dass ich durch mein Verhalten seine Magersucht mit am Leben hielt, beschäftigt mich immer wieder. Nie wurde ich laut, nie hat es mich genervt, dass wir keine Einladungen mehr annahmen, keine Wanderungen mehr zusammen unternahmen, nur noch Magerquark im Kühlschrank hatten. Nie habe ich zu ihm gesagt: „Ich kann nicht mehr, du musst dir Hilfe suchen." Kein einziges Mal ging mir durch den Kopf, dass ich mich trennen möchte.

Ich habe alles geschehen lassen. Es tat mir weh, wie es ihm ging und wie er sich kasteite, aber meine Antwort darauf war nicht Widerstand oder Abgrenzung, sondern ein totales Aufgeben meiner selbst, um alle Fühler auf ihn richten zu können und ihn letztendlich zu bemuttern. Im Nachhinein sehe ich, dass dies mein Versuch war, in dieser wahnsinnigen Zeit die Kontrolle zu behalten, handlungsfähig zu bleiben, weil nur dies mich überleben ließ.

Mitleid und Mitgefühl. Dies waren für mich Synonyme. Heute weiß ich, dass ich echt mitfühlen kann, ohne selbst leiden zu müssen. Diesen gewichtigen Unterschied kannte ich vorher nicht.

Es ist der 26. Dezember. Ich wache am Morgen mit einem steifen Nacken auf. Ich kann mich kaum aufrichten und laufe den halben Tag mit meinem Kopf in Schieflage herum. Jede unbedachte Bewegung lässt mich vor Schmerzen aufstöhnen. Irgendwann wird mir dann doch mulmig zu Mute, und ich entscheide mich, bei der Notfallpraxis in der Stadt vorbeizugehen.

Ich sage M., dass ich mich dazu entschieden habe, einen Arzt aufzusuchen. Von ihm kommt nicht die Frage, ob er mich fahren könne, und ich bitte ihn auch nicht darum. So sitze ich schmerzgebeugt bei 0 Grad und Nieselregen im Tram Richtung Stadt, während M. mit dem Auto zu seinen Freunden zum Pokerspielen fährt. Später am Abend schreibt er mir eine einzeilige SMS, ob es mir schon besser geht.

Der fehlende Schlaf, der Hunger, das ständige Kontrollieren, das Auf-der-Hut-Sein vor sozialen Anlässen, wo es vielleicht etwas zu essen geben könnte … M. war oft in aggressiver Stimmung, angespannt und Mittelpunkt seiner Welt. Ich fühlte mich neben ihm sehr einsam.

In diesen Momenten der Einsamkeit zeigten sich bei mir tiefe Traurigkeit um meiner selbst und Hoffnungslosigkeit wegen der ganzen Situation. Gekoppelt mit diesen Gedanken war aber der Glaubenssatz: „Ich darf von M. doch nichts verlangen, schließlich ist er krank und hat sich dies nicht ausgesucht. Ich muss ihm helfen und ihm beistehen." Heute weiß ich, dass ich viel mehr von ihm hätte verlangen können/dürfen/sollen. Damit wäre mir und ihm geholfen worden. Doch eine Forderung zu stellen an ihn, der krank war, fühlte sich für mich grundfalsch an.

Ich war nicht mehr Partnerin, sondern irgendwann nur mehr ein Hündchen, das ihm hinterherlief und sich über einen hingeworfenen kleinen Keks freute, als wäre es ein Sonntagsbraten.

Wie es dazu kam, dass M. eine Therapie begann, kann ich nicht mehr sagen. Ich kann mich nur noch an dieses erleichternde Gefühl erinnern, dass ich nun nicht mehr alleine bin mit der Verantwortung für ihn, für sein Überleben.

Ich bin verantwortlich für mich. Und heute kann ich wütend sein.

L., 16 Jahre (bester Freund): Mit Gedanken allein

Es ist schwierig zu beschreiben, wie ich mich gefühlt habe, als sie mir das erste Mal gesagt hat, dass sie das mit dem Essen nicht so hinbekommt. Ich wollte nachfragen, um herauszufinden, wie schlimm es ist. Doch wir kannten uns damals noch nicht sehr lange, und es fiel mir schwer, die richtigen Worte zu finden. Ich wollte ihr helfen, sie aber auch nicht zu sehr bedrängen, da es ihr offensichtlich unangenehm war, über das Thema zu sprechen.

An diesem Abend haben wir sehr lange miteinander gesprochen. Ich habe versucht, sie so gut wie möglich zu verstehen und mich in ihre Lage hineinzuversetzen. Erst auf dem Nachhauseweg, spät abends im Bus, wurde mir bewusst, was das wirklich für sie bedeuten muss. In ihrem Kopf tobt ein Krieg zwischen den Warnrufen von Freunden und der Krankheit, die diese gekonnt ignoriert. Am Anfang fiel es ihr leichter, mit mir und den anderen darüber zu reden, wie es ihr geht und wie das mit dem Essen aussieht. Doch verbessert hatte sich nichts. Ich wollte sie immer dazu bringen, dass sie sich professionelle Hilfe holt. Wir, ihre Mitschüler und Mitschülerinnen, waren noch jung und wussten nicht wirklich, wie wir mit so einer Situation umgehen sollten. An ihrem 16. Geburtstag sagte sie mir endlich, dass sie sich Hilfe holt. Sie geht nun in eine Therapie. Ich konnte meine Sorgen nun endlich ein Stück weit abgeben. Doch es schien nicht zu helfen. Wir bemerkten keine Veränderung an ihrem Essverhalten, und das machte uns stutzig. Wir suchten mehrere Male das Gespräch, doch sie ist sehr gut darin, unangenehmen Themen aus dem Weg zu gehen.

Als es uns schließlich gelang, sie ins Gespräch zu verwickeln, wurde mir eine Sache bewusst, mit der ich bis heute noch zu kämpfen habe. Ich konnte nie nachvollziehen, wie man sich solche Gedanken über etwas so Alltägliches wie Essen machen kann. Egal, wie sehr ich es versuchte, es gelang mir nicht, mich in sie hineinzuversetzen. Nach diesem Gespräch ging es leider nur noch bergab. Sie sprach immer weniger mit uns über ihre Gefühle und ihr Essverhalten, blockte ab, wenn wir nachfragen wollten, und sagte mir schließlich, dass sie mit uns gar nicht mehr über dieses Thema sprechen will. Ich fühlte mich hintergangen. All die Gedanken, die Sorgen, die ich mir gemacht hatte, all die Abende, an denen ich in meinem Bett lag und darüber nachgedacht hatte, wie ich ihr am besten helfen könnte, alles umsonst? Doch sie konnte das nicht wissen. Ich habe ihr ja nie gesagt, wie ratlos, wie alleine ich mich teils fühlte. Trotz all dem gingen wir zusammen in die Ferien. Ich dachte, das wäre meine Chance, ihr zu zeigen, wie wichtig und doch einfach Essen sein kann. Es kam aber anders, als ich gehofft hatte. Gegessen hatte sie die ganze Woche über nicht schlecht. Das lag aber auch daran, dass ihre ganze Familie am Tisch saß, was bei ihr zuhause fast nie vorkam, wie ich später erfuhr. Doch diese Woche zeigte mir vor allem eines. Wie hilflos man sich fühlen kann. Ich hatte das Gefühl, als würde ich gegen eine Wand sprechen. Egal, was ich tat oder sagte: Mir gelang es nicht, bis zu ihr durchzudringen. Man wird erschöpft vom ganzen Nachfragen und dann doch keine Antwort Kriegen. Man will helfen, doch man weiß schlicht und einfach nicht mehr wie. Ich fühlte mich machtlos und irgendwie auch ein bisschen mitschuldig, da ich ihr nicht so helfen konnte, da es ihr ja nicht besser ging, wie ich das gerne gehabt hätte. Die Zeit verging, wir sind immer noch beste Freunde, doch geändert hat sich nicht viel. Über ihr Essverhalten sprechen wir praktisch nicht mehr. Ich bemühe mich, sie immer wieder anzusprechen und zu fragen, wie es ihr geht. Die Antworten, die ich aber bekomme, sind eher knapp und selten der ganzen Wahrheit entsprechend.

Was aber auch noch zu sagen ist: Dass ich müde bin, müde von Problemen, mit denen ich mich befasse, die eigentlich gar nicht meine sind. Müde von all den Gedanken und den Problemen, die ständig neu dazukommen oder einfach nicht aufhören wollen. Müde vom ständigen Auf-sie-Zugehenmüssen, da sie von selbst fast nie kommt. Einfach müde von all dem, was ich ändern will, aber nicht beeinflussen kann. Trotz allem haben wir immer eine super Zeit zusammen. Ich habe einen Weg gefunden, mich von dem abzugrenzen und einen einigermaßen klaren Kopf zu bewahren. Auch ab und zu etwas an mich zu denken und nicht nur die Probleme und Sorgen anderer zu bewältigen. Sie ist und bleibt meine beste Freundin, egal wie viele Kilos sie nun auf die Waage bringt.

T., 52 Jahre (Vater): Brief an meine Tochter

Als dein Papi kann ich sagen, dass es eine große Herausforderung in meinem Leben ist, dich in der momentan schwierigen Lebensphase zu begleiten. Die Ängste und Sorgen, die ich empfinde, sind groß. Ständig bin ich besorgt darüber, was du isst und wie viel du isst. Ich habe Angst, dass du deine Gesundheit schädigst und die Konsequenzen später bereuen wirst.

Ich fühle mich oft hoffnungslos, weil ich das Gefühl habe, dass ich nichts tun kann, um dir zu helfen. Gleichzeitig fühle ich mich auch wütend und unverstanden, wenn ich versuche, dich zu unterstützen, du meine Hilfe aber ablehnst oder gegen mich aufbegehrst. Es ist schwer zu verstehen, warum du dich so verhältst und warum du, obwohl du doch einen so starken Willen hast, nicht in der Lage bist, diese fiese Krankheit zu besiegen. Zuzuschauen und nichts ändern zu können, ist vielleicht das Schwerste von allem, besonders wenn ich dich leiden sehe und merke, wie du dich quälst.

Die Auseinandersetzungen am Familientisch sind ebenfalls eine Herausforderung. Du hast oft spezifische Anforderungen an deine Lebensmittel oder du weigerst dich, bestimmte Gerichte zu essen. Es ist schwer, dich zu motivieren, ausgewogene Nahrung zu dir zu nehmen, ohne dass es zu einem Streit kommt. Aber ich habe gelernt, dass es wichtig ist, in diesen Situationen ruhig zu bleiben und Geduld und Verständnis zu zeigen.

Ich weiß nun, dass eine Essstörung eine komplexe Erkrankung ist, die professionelle Hilfe erfordert. Deshalb haben wir gemeinsam alle Hebel in Gang gesetzt, um dich von einem qualifizierten Team von Ärzt:innen und Therapeut:innen behandeln zu lassen. Ich bin froh und sehe es bereits als einen großen Schritt, dass du die Notwendigkeit auch siehst und die Hilfe annimmst. Ich bin stolz, dass du seither große Fortschritte gemacht hast, weiß aber auch, dass wir noch nicht am Ziel sind.

Es ist mir ein großes Anliegen, dass du weißt, dass ich dich liebe und unterstütze, unabhängig von deiner Essstörung. Die Krankheit hat mir gezeigt, wie wichtig es ist, als Familie zusammenzuhalten und sich gegenseitig zu unterstützen. Zudem müssen wir uns als Gesellschaft für mehr Bewusstsein und Aufklärung über Essstörungen einsetzen, um anderen Familien zu helfen, die durch ähnliche Herausforderungen gehen.

Abschließend ist es wichtig zu betonen, dass die Genesung von einer Essstörung ein langer Prozess ist und dass viel Geduld und Unterstützung nötig sind. Mir ist wichtig, dass du weißt, dass du in dieser schwierigen Situation nicht alleine bist und ich immer für dich da bin. Trotz aller Schwierigkeiten glaube ich ganz fest daran, dass du, liebe Tochter, es schaffen wirst, diese Krankheit zu besiegen!

Dein Papi

B.-D. – Erfahrungsbericht einer Mutter 1

Die Krankheit unserer Tochter kam quasi aus heiterem Himmel in unsere Familie. Nicht dass uns Magersucht noch nie begegnet wäre – es gab in unserem Umfeld eine Familie, die sich damit auseinandersetzen musste, deren Geschichte berührte uns sehr –, aber es war eines der wenigen sicheren Gefühle, das ich hatte, nämlich, dass unsere Kinder keine Magersucht bekommen können.

Sie waren alle gut sozialisiert, machten viel Sport, waren glückliche Kinder und hatten stets einen gesunden Appetit. So dachte ich bis vor wenigen Jahren.

Unsere Tochter war bereits ausgezogen, hatte das Studium angefangen und wohnte mit Freundinnen in einer WG. Sie kam an den Wochenenden nach Hause, manchmal nur alle zwei bis drei Wochen. Bei ihren Besuchen hatte ich wohl festgestellt, dass sie Gewicht verloren hatte. Ich habe sie darauf angesprochen. Sie meinte, sie wolle ein paar Kilos abnehmen, sie hätte alles im Griff und ein Wunschgewicht, das ich als normal empfand. Beim nächsten Treffen hatte sie weiter sichtbar abgenommen. Mein Hinweis auf das schnelle Abnehmen nahm sie zur Kenntnis, erklärte mir jedoch, dass sie ein neues, tieferes Wunschgewicht hätte, dieses aber noch absolut in der Norm sei und sie danach aufhöre mit Abnehmen und ich mir keine Sorgen zu machen brauche. Mir war nicht wohl, aber ich vertraute; aus Unwissen, wie ich heute weiß. Auch sie war sich des Risikos der Entgleisung nicht bewusst.

Nur dank der zufällig geplanten gemeinsamen Sommerferien erkannten wir das krankhafte Essverhalten unserer Tochter. Innerhalb der Familie, besonders bei meinem Mann, brauchte es viel Überzeugungskraft, einzusehen, dass unsere älteste Tochter magersüchtig war. Ich war damals froh über die gemeinsamen Ferien, so konnten wir unsere Tochter mit dem Problem konfrontieren, und auch, weil ich dachte, wir hätten die Krankheit in einer ganz frühen Phase erkannt und könnten nun handeln. Eine konkrete Vorstellung dessen, was auf uns zukommt, hatte ich mir damals nicht gemacht. Es war nur dieser unsägliche Wunsch, unserer kranken Tochter helfen zu können.

Glücklicherweise begann unsere Tochter schnell eine Therapie. Sie erkannte rasch, dass sie krank ist. Heute weiß ich, dass sie sich schon lange gut ausgekannt hatte mit dem Toxischen; die Social Media sind da ganz nah dran und bergen ein großes Risiko für Essstörungen und vieles mehr.

Die professionelle Hilfe war ihre Rettung, aber der Weg aus der Krankheit ist lang und beschwerlich.

Mit dem Zuschauenmüssen, wie unsere Tochter kämpft und immer dünner wird, ist unsere Familie ziemlich aus den Fugen geraten. Es war bei uns ja nicht so, dass Idealverhältnisse herrschten, um ein krankes Kind, das zugleich bereits eine junge Erwachsene war, zu begleiten (falls es ideale Verhältnisse in solchen Situationen überhaupt gibt). Mein Mann und ich hatten in dieser Zeit beide sehr viel Arbeit, verbunden mit großer Verantwortung; ich hatte zudem eine Weiterbildung begonnen. Dann waren da drei weitere Kinder, die wahrgenommen werden wollten. Die Weiterbildung hätte ich abbrechen können, keine Frage. Durch die Therapie kam unser Tochter-Mutter-Verhältnis auf den Prüfstand. Und wir mussten lernen, mit einer psychischen Krankheit umzugehen. Diese war offenbar schon Jahre vorher da, als Essstörung. Ich fragte mich oft, wie ich das übersehen konnte. Trotzdem hielten sich meine Schuldgefühle in Grenzen, weil ich wusste, dass ich immer das Beste wollte für alle. Schlimm war da viel mehr die Erkenntnis, dass das Beste wohl zu viel war. Ich kann das nicht an konkreten Dingen festmachen, es sind eher Vermutungen, in welchen Situationen ich mich wohl besser anders hätte verhalten oder distanzieren müssen. Hart war auch, zu akzeptieren, dass sie selbst aus dieser Krankheit rauswollen muss; diese Ohnmacht, nicht wirklich helfen zu können, war heftig. Auch die eigenen Muster überdenken zu müssen und zu ändern, erwies sich als große Herausforderung und war einfacher gesagt als getan.

Oft war unser Verhältnis getrübt. Ich war überfordert, sagte falsche Dinge, die mir dann leidtaten. Wir redeten aber auch aneinander vorbei, fast wie in Pubertätszeiten.

Ich machte meine Weiterbildung fertig, aus Angst, unsere Tochter könnte den Abbruch auf ihre Schultern nehmen und dadurch ewig Schuldgefühle hegen. Die damaligen Gespräche und Konstellationen haben uns als Familie zu diesem Entscheid bewogen. Ob er richtig war oder nicht, kann ich nicht sagen. Ich schloss ab, aber es war zu viel gewesen. Ich war ausgepowert und wurde sogar krank. Das war für unsere Tochter eine schlimme Erfahrung. Während sie ein starkes Umfeld benötigte, kämpfte ihre Mutter mit einem Burnout. Daher bin ich mir nicht mehr sicher, ob der wohlüberlegte Entscheid richtig war.

Unsere Tochter war seit jeher ein Papa-Kind. Nie war ich darüber neidisch, im Gegenteil, als Mutter genoss ich es, dieses innige Verhältnis zu erleben. Es war einfach immer so, und schließlich liebe ich meinen Mann, er war nie meine Konkurrenz. Aber in all den Jahren der Krankheit hätte ich mir oft gewünscht, unserer Tochter etwas näher sein zu dürfen. Obschon gerade durch den Therapieprozess auch eine Abnabelung stattfand. Auf der rationalen Ebene verstand ich das, auf der emotionalen Ebene litt ich sehr darunter. Heute habe ich das Gefühl, durch die vielen Themen, die mit der Therapie aufkamen und an denen wir arbeiten mussten, aber auch durch die persönliche Entwicklung unserer Tochter sei unser Verhältnis gut und entspannt, auf Augenhöhe. Dafür bin ich dankbar.

Es ist noch nicht alles ausgestanden. Aber unsere Tochter steht mit beiden Beinen fest im Leben. Packt Rückfälle beim Schopf und kommt stets um Schritte weiter. Sie hat gelernt, mit dieser Krankheit umzugehen, und ist fest entschlossen, sie zu bewältigen. Und wir stehen nicht mehr so hilflos da wie am Anfang; wir können besser miteinander reden, und ich hoffe, als Familie unterstützend zu sein.

Die Persönlichkeit unserer Tochter ist sehr ausgeprägt. Ihre Empathie ist beispiellos, und ihr scharfer Sinn, Unstimmigkeiten aufzuspüren, und die Art und Weise, darauf zu reagieren, bringen mich oft ins Staunen. Ich denke, die Erfahrung mit dieser Krankheit und die Therapieprozesse haben sie auf eine positive Art reif gemacht. Und sie hat gelernt, mit Krisen umzugehen.

S., 52 Jahre – Erfahrungsbericht einer Mutter 2

Meine Tochter war fünfzehn Jahre alt, als ich erkannte, dass sie an Binge Eating leidet. Bis dann, glaube ich, lief alles perfekt. Es war schwer zu akzeptieren, dass mein Kind diese Krankheit hat. Hilflosigkeit, Resignation und Enttäuschung begleiteten mich viele Wochen lang.

Ich denke, es war für mich ein Vorteil, informiert zu sein über das Thema Essstörungen. Sehr bald sprach ich sie auf das Problem an, ohne dabei ein Drama daraus zu machen oder es zu bagatellisieren. Ich sagte ihr, was ich fühlte und dachte, und war bemüht, ihr keine Vorwürfe zu machen. Wir gaben dem Zustand einen Namen. Sie hatte eine Krankheit. Ich sprach sie auf das heimliche Verschwinden von Lebensmitteln an. Ihre Krankheit zwang sie dazu, abzustreiten, dass sie sich immer wieder heimlich im Vorrat bediente. Ich habe ihr das Entwenden von Vorräten nie vorgeworfen, vielmehr habe ich versucht, mit ihr ein Bündnis gegen die Essstörung zu schließen.

Wir machten zusammen Regeln und trafen Abmachungen. Wir überlegten Möglichkeiten, wie ich sie unterstützen konnte. Immer wieder erkannte ich aber, dass ich davon nicht zu viel erwarten durfte. Weil die Ursachen der Krankheit nicht kurzfristig geändert werden können, war der Durchsetzungswille nur von kurzer Dauer. Meine Tochter hatte oft Krisen, und ich wusste nicht, wie ich helfen konnte.

Für mich war das immer wieder ein Frust, und ihre Befindlichkeit wurde der Maßstab meines Wohlbefindens. Dadurch fühlte sie sich schuldig, das führte bei ihr zu zusätzlichem Leid. Ich wusste, dass das nicht sein durfte.

Ich musste akzeptieren, dass ich sie nicht therapieren konnte. Meine Tochter ständig mit der Essstörung zu konfrontieren und Essstörungsgespräche zu führen, brachten selten etwas, eher goss ich damit Öl ins Feuer. Die Verhaltensweisen und Muster in unserer Familie waren verfestigt.

Bald legte ich ihr die Suche eines Therapieplatzes nahe, weil ich als Mutter für die Gesundheit meines Kindes verantwortlich bin. Sie zur Beratung zu motivieren, war schwierig. Das Zureden half lange nicht weiter. Sie musste selbst Hilfe wollen. Druck und Zwang hätten Aggression ausgelöst. Viel Geduld war gefragt. Nach einigen Wochen Wartezeit erhielt sie einen Therapieplatz. Mir fiel eine Last von den Schultern.

Zu diesem Zeitpunkt wurde mir klar, dass ich das Gefühl hatte, ich müsse in der Familie die Verantwortung für mein Kind alleine tragen. Dieses Gefühl erzeugte bei mir und der gesamten Familie einen großen Druck. Erst als ich meinen Mann dazu drängte, sich endlich ein eigenes Bild über die Befindlichkeit seiner Tochter zu machen, sich ein Wissen über Essstörungen und deren Behandlungsmöglichkeiten anzueignen, konnte er verstehen, dass seine Tochter seelisch krank war und diese Krankheit schwere Folgen hat. Sein Umgang mit ihrer Krankheit war schwierig. Er konnte es nicht lassen, mir Ratschläge zu geben und vor mir zynische Bemerkungen über ihr Verhalten und ihr Aussehen zu machen. Ich musste ihn dazu bringen, in der Familie mit der entsprechenden Person zu reden, nicht mit anderen, und die Privatsphäre aller Familienmitglieder zu respektieren. Das ist bis heute schwierig geblieben. Gemeinsam mit ihm unsere Tochter zu unterstützen, ist bis heute schwierig. Immer wieder suche ich das Gespräch mit ihm und versuche, einen gemeinsamen Weg zu finden.

Viele Jahre sind seither vergangen. Obwohl meine Tochter nie aufgegeben hat, gegen die Essstörung zu kämpfen, hat die Krankheit unsere Familie noch nicht verlassen. Ich glaube daran, dass meine Tochter gesund werden kann. Ich denke, heute kann ich ihr helfen, indem ich ihr emotionalen Halt gebe. Wärme und Struktur im Zusammenleben sind sehr wichtig. Dem Zusammenleben in der Familie geben wir eine Struktur, Details kontrolliere ich nicht. Gemeinsam suchen wir immer wieder Möglichkeiten und Wege der Unterstützung, wir überdenken und überlegen immer wieder neu, was hilfreich ist und was nicht.

Immer wieder gibt es Zeiten, die sehr belastend sind. Wichtig ist dann, dass meine Tochter weiß, dass sie zu mir kommen kann, dass ich ihr zuhöre und sie ernst nehme.

Glücklicherweise habe ich ein Umfeld von Frauen, mit denen ich meine Themen austauschen und besprechen kann. Das ist sehr wichtig für mich, und ich weiß, dass dies meine Tochter sehr entlastet. Ich lebe mein Leben und freue mich auf eine freiere Zukunft für meine Tochter.

F., 35 Jahre (Partner): Bei mir bleiben, während ich mit dir bin

„Diejenigen, die sich nicht bewegen, bemerken ihre Ketten nicht."

(Rosa Luxemburg)

„Es gibt etwas in meinem Leben, das werde ich nie mit dir teilen", versicherte mir meine Partnerin vor elf Jahren, als wir zusammenkamen. Nur wenige Monate später öffnete sie sich mir gegenüber aber doch ein wenig: Schwierigkeiten beim Thema Essen würden sie wiederholt plagen. Trotz dieser recht vagen, beschönigten Formulierung konnte ich erahnen, dass dahinter sicherlich deutlich mehr Leid steckte. Wie allumfassend die Krankheit meine Partnerin aber über all die Jahre geprägt und ihr Leben maßgeblich mitbestimmt hatte, erfuhr ich erst vor einem halben Jahr. Da legte sie alle Karten auf den Tisch, konnte sich endlich distanzieren von der erdrückenden Scham, die oft mit einer Essstörung (speziell einer Bulimie) einhergeht. Mir half diese Ehrlichkeit enorm, auch wenn der Moment schmerzhaft war, weil so auch klar wurde: Meine Partnerin hatte mich wiederholt angelogen (beispielsweise dazu, wie es ihr gerade ging); sie hatte Verhaltensweisen sowie Medikamentenmissbrauch bewusst und strategisch vor mir versteckt. Dementsprechend musste ich die Geschichte unserer Beziehung und unserer beiden Rollen darin anpassen. Die Offenheit und Ehrlichkeit in unserer Kommunikation, auf die ich stolz war, musste ich mit einer Fußnote versehen, die eine große Ausnahme erklärte. Dass ich doch ein aufmerksamer, feinfühliger Partner bin, der in enger Verbindung zur Freundin steht – auch dieses Selbstbild bekam Risse. Zum Glück erlag ich nicht der Verführung, aus meiner Verletztheit heraus den erlittenen Vertrauensbruch meiner Lebenskomplizin vorzuwerfen. Aber vor mir saß sie, in Tränen aufgelöst, und es war augenscheinlich, dass es gänzlich falsch wäre, die Lügen und das Verstecken persönlich zu nehmen. Wie hätte sie mir denn auch Dinge anvertrauen sollen, die sie vor sich selbst perfekt versteckt, in sich geschickt verdrängt hatte? Ihre Unehrlichkeit versuchte ich zu akzeptieren, als Symptom ihrer Krankheit, als Teil eines Suchtverhaltens, das außer Kontrolle geraten war.

Natürlich half mir in diesem Moment, dass ich mich zum Thema Essstörung eingelesen hatte. Texte von Betroffenen und Expert:innen hatten mir schon zuvor erleichtert, gewisse Muster bei meiner Partnerin besser nachvollziehen zu können. Auch wenn dies wiederum Schwierigkeiten mit sich brachte: Ich wollte sie ja immer als Individuum sehen – und nicht einfach ins Raster eines Krankheitsbildes drängen. Aber zahlreiche Momente, in denen sie beteuerte, „das Abendessen schon gegessen" oder „gerade keinen Hunger" zu haben, brachten mich in Zwickmühlen. Sollte ich ihr einfach glauben? Schließlich war ich nicht ihr Therapeut und wollte auch nicht in diese Rolle schlüpfen, geschweige denn in die des kontrollierenden Polizisten. Oder sollte ich etwas skeptisch nachfragen? Da wusste ich, dass es meine Partnerin stark triggerte, sie oftmals sehr wütend und mit Rückzug reagierte. Vielleicht würde es sie nur darin bestärken, gewisse Verhaltensweisen noch besser zu kaschieren. Sollte ich einfach davon ausgehen, dass sie log? Von der mir nahestehendsten Person immer wieder annehmen zu müssen, dass sie mich anlog, empfand ich aber als äußerst belastend und distanzierend.

Es gelang mir vor allem in jenen Phasen, diese Ambivalenzen und Unsicherheiten besser offenzulassen, wenn meine Partnerin in Therapie war. So fiel es mir deutlich leichter, eine Verantwortung nicht zu übernehmen, die in dieser Form nicht mir bestimmt war. Es gab aber auch Phasen, in denen es meiner Freundin schlechter ging, sie nicht in Therapie war – und obwohl ich nie ein Ultimatum gestellt hatte, gab es vor allem zwei Aspekte, auf die ich zeitweise pochte. Erstens versuchte ich, mit Nachdruck zu vermitteln, dass eine Therapie auch mich als Partner und, damit verbunden, unsere Beziehung deutlich entlasten würde. Zweitens bestand ich darauf, dass ich mit mindestens einer mir nahestehenden Person darüber sprechen könne. Das aus der Scham resultierende Schweigen schloss sonst auch plötzlich mich mit ein, und die Belastung, als praktisch einzige meiner Partnerin nahestehende Person von ihrer Essstörung zu wissen, war zu groß für mich. Ich brauchte Austausch und Hilfe, was auch meiner Partnerin zugutekam, denn meine Gedanken und Mühen sollte sie nicht auch noch vollumfänglich mittragen müssen. Meine Fragen sollte sie nicht als Erklär-Bär beantworten müssen (sie muss ohnehin schon viel zu viel energiezehrende Aufklärungsarbeit im Umfeld betreiben). In diesem Punkt musste ich für mich und meine Bedürfnisse einstehen, was nicht einfach war, denn meiner Freundin gefiel die Vorstellung zuerst nicht, dass jemand aus dem Umfeld von ihrer Essstörung erfahren sollte. Ich musste in solchen Momenten abwägen: An welche ihrer Bedürfnisse (sei es, über etwas nicht zu reden, keine Weihnachtsplätzchen in der Wohnung zu haben oder nie etwas später abends essen zu können) passe ich mich an und wo übersteigt es mein Verständnis oder ritzt es mein Bedürfnis nach Selbstfürsorge?

Der Austausch mit einem engen Freund half mir, Erlebtes zu verarbeiten. In einer schwierigen Phase hatte ich mir auch schon eine Selbsthilfegruppe für Angehörige ausgesucht, die ich dann allerdings doch nie besuchte. Momentan lasse ich mich von einem Therapeuten begleiten, um das zu tun, was wohl meiner Partnerin am meisten hilft. Ich stille meine tiefe Sehnsucht danach, ihr zu helfen, indem ich mich ihr nicht aufdränge, sondern gut auf mich schaue, meine eigene Rolle in unserer gemeinsamen Geschichte reflektiere; meine verinnerlichten Bilder von Schönheit immer wieder prüfe; indem ich überdenke, welche Verhaltensweisen meinerseits (nicht) förderlich sind. Oder ich bedenke beispielsweise mein Verhalten in Konflikten; überprüfe, wie es um Sprechanteile in der Beziehung steht, wie viel Raum ich, wie viel meine Partnerin einnehmen kann.

Denn so klar es ist, „dass ihre Essstörung nicht vom Himmel gefallen ist", so logisch ist auch, dass all meine Bilder und Rollen mit meiner Sozialisierung zu tun haben. Mir stellt sich also die innere Arbeit, nicht nur über meine Partnerin und Weiblichkeit, sondern auch stark über mich und Männlichkeit nachzudenken. Aufgrund meiner Sozialisierung als Mann fällt es mir sicherlich schwerer, mich in die Gefühlswelt meiner Freundin hineinzuversetzen, beispielsweise, wieso es ihr so schwerfällt, Raum einzunehmen in Gesprächen, oder wie groß der Anpassungsdruck bezüglich Aussehen tatsächlich ist. Damit ich mich besser in diese Welt hineindenken und -fühlen kann, lese ich (Franziska Schutzbach, Şeyda Kurt, Carolin Emcke, Margarete Stokowski etc.), höre ich Podcasts (Beziehungskosmos, Körperplatz), führe ich Gespräche, höre ich zu, stelle Fragen. All dies hilft mir, mit dem Emotionsmix umzugehen, der sich mir immer wieder bietet: die Traurigkeit, wenn ich destruktive Muster bei meiner Partnerin beobachte; die Ohnmacht, wenn ich daran nichts ändern kann; die Wut, wenn ich mich von diesen Prozessen ausgeschlossen fühle; das Gefühl des Hintergangenwerdens, wenn ich befürchte, belogen zu werden. Zum Glück erlebe ich meine Freundin aber auch oft nicht einfach als Opfer widriger Umstände, sondern als bewundernswert mutigen Menschen, der sich gegen eine Krankheit wehrt, als Person, die ihr Schicksal mit einer Sanft- und doch Bestimmtheit in die eigenen Hände nimmt, die mich auch ehrfürchtig machen. Sie, die angekettet war, gefangen von einer Krankheit, hat begonnen, diese Ketten abzulegen. Und ich spüre diese Bewegung auch und muss mich auch bewegen: Meine Partnerin bietet mir nun öfters die Stirn, benennt deutlicher ihre Bedürfnisse, setzt klarere Grenzen. Als Entwicklung ist das großartig, aber es fordert mich auch heraus – wovon ich nur profitieren kann, wenn ich bereit bin, bei mir hinzuschauen.

Schließlich ist das Beste, was ich für mich, für meine Freundin und alle anderen tun kann: Beim Begleiten meiner Partnerin so in Kontakt mit mir selbst zu sein, dass ich gemeinsam mit ihr aussteigen kann aus den toxischen Mustern, die Essstörungen stützen.

M., 37 Jahre (Partner): Manchmal frage ich mich ...

Es brauchte lange Zeit, um überhaupt zu verstehen, dass meine Frau eine Krankheit hat, dass die Konfrontation mit der Krankheit oft oder täglich stattfindet, sie einfach dazugehört.

Das Dazugehören macht mir manchmal Angst. Die Krankheit scheint für Außenstehende oft so inexistent. Manchmal frage ich mich, wenn meine Frau in einer melancholischen Abwesenheit steckt, beim Essen überdurchschnittlich lange in den Teller schaut oder sie schlecht gelaunt ist, ob sie jetzt einfach „damit" beschäftigt ist oder nur sonst schlecht drauf ist. Vielleicht ist sie wegen mir schlecht gelaunt? Oder auch einfach nur sonst nachdenklich?

Heute weiß ich, dass sie dieses Thema schon sehr lange mit sich allein ausmacht. Ich bin froh, dass sie eine Therapie macht. Manchmal zweifle ich am Erfolg der Therapie. Nicht, weil ich die Fachkompetenz anzweifeln würde oder keinen Erfolg beobachten könnte, im Gegenteil – ich sah und sehe, dass die Tendenz positiv ist. Mit Rückschlägen, aber positiv. Ich weiß auch, dass die Konfrontation besser ist als die Verdrängung, auch wenn es meine Frau seelisch schmerzt oder zumindest eine Belastung darstellt. Was bleibt, ist dieses Gefühl, dass die Krankheit eben dazugehört und wohl auch trotz einer erfolgreichen Therapie nicht ganz verschwinden wird. Denn das wünschte ich mir sehr für meine Frau.

L., 21 Jahre (Sohn): Bin ich schön?

Dies ist wohl eine Frage, die sich wahrscheinlich alle in einem gewissen Alter einmal gestellt haben. Eine Frage, deren Antwort geprägt ist von Gesellschaft und Kultur. Als schön bezeichnet man oftmals Menschen, welche in das heutige Schönheitsideal passen, was für viele Menschen, inklusive mir, unerreichbar wirkt. Social Media, Promis und andere Medien verbreiten das Bild vom perfekten Mann oder der perfekten Frau, ohne zu reflektieren, was dies für Auswirkungen auf einzelne Individuen haben kann. Das Bewerten der Äußerlichkeiten beginnt oft schon im jungen Alter, wo beispielsweise Jungs die Mädchen in ihrer Klasse bewerten. Jugendliche, welche diesem Ideal mehr entsprechen, sind meiner Erfahrung nach oftmals auch beliebter bei den Mitschüler:innen. Dieses Phänomen zieht sich weiter bis in die Arbeitswelt, Stichwort „Pretty Privilege". Diesen Druck habe ich vor allem in meiner Jugend sehr stark wahrgenommen.

Obwohl mir das Thema des unrealistischen Schönheitsideals damals schon präsent war, war es bei mir nur auf das weibliche Ideal bezogen. Wie sich das auf Männer auswirkt, wurde in meinem Umfeld früher seltener zum Thema gemacht. Dies führte dazu, dass ich mir sehr viele Gedanken über mein Aussehen gemacht habe, da ich den Gesellschaftsdruck, diesen Normen zu entsprechen, damals stark gespürt habe.

Rückblickend bin ich froh, dass damals das Thema Social Media noch nicht so präsent war wie heute, weil das Prinzip „Sehen und Gesehenwerden" auf Seiten wie Instagram, meiner Meinung nach, sehr zelebriert wird. Dies ist auch einer der Gründe, weshalb ich bis heute kein Instagram habe und mich allgemein von Social Media eher fernhalte.

Ich hatte Glück. Ich hatte in meiner Kindheit ein stabiles Umfeld, welches vermutlich auch ein Grund dafür war, weshalb ich nicht diesem Schönheitsideal verfallen bin. Ich habe zwar immer Sport betrieben, auf meine Ernährung habe ich jedoch nie geachtet. Eher im Gegenteil. Ich habe schon in meiner Jugend sehr gerne Süßigkeiten und Chips zwischen den Mahlzeiten gegessen. Meine Mutter hat damals stark dagegen gesteuert und mich dazu gebracht, auch mal Obst und Gemüse zu essen. Dies hat damals auf mich etwas aufdringlich gewirkt, aber es hat mich im Großen und Ganzen nicht stark beeinflusst, weil mein Vater nie mit meiner Mutter mitgezogen ist. Ich habe das Verhalten meiner Mutter nicht wirklich hinterfragt. Ich dachte, dass sie einfach nur wollte, dass wir gesund essen, und dass nichts weiter dahintersteckt, und deshalb fand ich ihr Verhalten manchmal etwas übertrieben. Heute weiß ich, dass meine Mutter in ihrer Jugend mit Essstörungen zu kämpfen hatte. Seit ich dies erfahren habe, kann ich ihr Verhalten von früher viel besser nachvollziehen. Ich bin heutzutage sehr beeindruckt davon, wie mein Essverhalten in meiner Kindheit von meinen Eltern gehandhabt wurde. Sie haben sich beide sehr gut ergänzt, was dazu geführt hat, dass ich mich trotz Widerwillen gesund ernährt und heute ein gesundes Verhältnis zum Essen habe. Dafür bin ich sehr dankbar.

Anhang

Diagnostische Kriterien für Anorexie, Bulimie und Binge Eating Disorder

Anorexie (Magersucht)

Eine Anorexie liegt vor, wenn die folgenden Kriterien erfüllt sind:

- Absichtlich herbeigeführtes Untergewicht: Die Betroffenen hungern, um an Gewicht zu verlieren und einem Ideal zu entsprechen. Zu Beginn der Erkrankung empfinden sie den Gewichtsverlust als große Leistung und als Zeichen von Selbstdisziplin, was ihnen ein gutes Gefühl vermittelt. Mit der Zeit entgleitet das Essverhalten. Die Betroffenen können das Hungern nicht mehr ohne Weiteres aufgeben, und es wird zur Sucht. Der Body-Mass-Index (BMI) ist dann kleiner als 18 kg/m^2. Der BMI gesunder Personen liegt im Bereich zwischen 18,5 und 25. Der BMI berechnet sich wie folgt: Körpergewicht [kg]/Körpergröße [m^2]. Beispiel: Ein 80 kg schwerer Mann mit einer Größe von 1,85 m hat einen BMI von 23,37 und ist somit normalgewichtig.
- Bei Frauen: Ausfall der Menstruation aufgrund Hormonmangel: Wenn der Körper nicht genug Nahrung erhält, spart er Energie und stellt Körperfunktionen ein, die nicht lebensnotwendig sind. Bei Männern: Es zeigt sich, durch den Hormonmangel bedingt, ein Verlust an geschlechtstypischer Behaarung und Muskulatur sowie eine eher weibliche Fettverteilung.
- Gestörte Körperwahrnehmung: Die Betroffenen empfinden sich als (zu) dick, selbst wenn sie an krankhaftem Untergewicht leiden und von Familie oder Freund:innen auf die Magerkeit angesprochen werden. Die Betroffenen können bestimmte Partien ihres Körpers, z.B. Bauch oder Hüfte, nicht richtig einschätzen, was sie zu einer weiteren Gewichtsabnahme animiert. Den Körper anderer Menschen nehmen sie dagegen realistisch wahr.

- Entwicklung einer Gewichtsphobie: Die Betroffenen leiden an krankhafter Angst vor einer Gewichtszunahme. Sie befürchten, unverhältnismäßig an Gewicht zuzulegen, wenn sie Nahrung zu sich nehmen, und setzen dies mit einem Kontrollverlust gleich.

Bulimie (Ess-Brech-Sucht)

Eine Bulimie liegt vor, wenn die folgenden Kriterien erfüllt sind:

- Kontrollverlust mit Essanfällen: Die Betroffenen leiden an Essanfällen, während deren sie in kurzer Zeit große Mengen an hochkalorischen Nahrungsmitteln essen. Dies geschieht heimlich und ist mit dem Gefühl des Kontrollverlustes verbunden. Die Betroffenen nehmen während der Essanfälle häufig Lebensmittel zu sich, die sie sich sonst verbieten, z. B. Süßigkeiten.
- Selbstekel, Selbstvorwürfe und Scham: Die Betroffenen schämen sich für die Essanfälle und werden von Selbstvorwürfen geplagt. Dies führt dazu, dass sie sich häufig nicht trauen, sich jemandem anzuvertrauen, und die Krankheit lange Zeit verheimlichen. Nach außen wahren sie oft eine perfekte Fassade.
- Ständige Gedanken um Figur und Gewicht: Die Betroffenen beschäftigen sich zwanghaft mit ihrem Körper und mit ihrem Gewicht und fürchten sich vor einer Gewichtszunahme. Das Gewicht liegt oft im unteren Normalbereich. Es können jedoch aufgrund der Essanfälle auch erhebliche Gewichtsschwankungen auftreten.
- Kompensation der Essanfälle: Die Betroffenen greifen zu drastischen Maßnahmen, um die Essanfälle zu kompensieren. Die häufigste Form ist das willentliche Erbrechen. Andere sind exzessives Fasten, Missbrauch von Abführmitteln oder übermäßige sportliche Betätigung.

Binge Eating Disorder (Esssucht)

Binge Eating unterscheidet sich von der Bulimie dadurch, dass die Essanfälle nicht kompensiert werden. Dies führt häufig zu Übergewicht und einem Verlust des Hunger- und Sättigungsgefühls. Das Übergewicht ist mit großer Scham und Ekel verbunden. Die Betroffenen neigen dazu, sich und ihren Körper zu verstecken, und reagieren mit sozialem Rückzug, was die Problematik oftmals verstärkt. Binge Eating ist aber nicht in jedem Fall mit schwerem Übergewicht verbunden. Manche Menschen mit Adipositas haben keine Essstörung im eigentlichen Sinne, auch wenn sie überdurchschnittlich oft an einer Binge Eating Disorder leiden.

Frühwarnzeichen

Die nachfolgende Liste dient der frühzeitigen Erkennung einer Essstörung. Treffen mehrere Kriterien zu, besteht Verdacht auf eine Essstörung.

Warnzeichen für Magersucht

- Strikte Diät, die von den Betroffenen oft verharmlost oder vertuscht wird
- Panische Angst vor einer Gewichtszunahme
- Aussetzen der Menstruation
- Sich ständig zu dick fühlen, reden und klagen darüber
- Häufiges Wiegen, das Wohlbefinden ist abhängig von der Zahl auf der Waage
- Ständige Beschäftigung mit Kochen und Nahrungsmitteln
- Für andere kochen, ohne davon zu essen; darauf bedacht sein, dass die anderen genügend essen, andere „mästen"
- Auslassen oder Abkürzen von Mahlzeiten mit immer anderen Ausreden/Lügen
- Verleugnen von Hunger und Müdigkeit
- Übertriebene, im Verlauf der Krankheit zunehmende Leistungsbereitschaft (Schulleistungen, sportliche Leistungen)
- Sozialer Rückzug, Vermeiden gesellschaftlicher, an Essen gekoppelter Anlässe
- Stimmungsschwankungen, depressive Verstimmungen
- Schlafstörungen
- Verdauungsprobleme
- Zwanghafte Handlungen, z. B. häufiges Putzen
- Ständiges Kältegefühl, auch bei warmen Temperaturen
- Lanugobehaarung: flaumartige, feine Behaarung an den Armen, am Rücken und im Gesicht
- Haarausfall

Warnzeichen für Bulimie und/oder Binge-Eating

- Ständig wiederkehrende Diätphasen, die sich mit Heißhungerphasen abwechseln
- Ständige Beschäftigung mit Figur und Gewicht, häufiges Vergleichen mit anderen
- Gewichtsschwankungen
- Häufiges Wiegen
- Überessen bei Stresszuständen, emotionales Essen

- Vermeiden von gemeinsamen Mahlzeiten; Scham, vor anderen zu essen
- Kontrollverlust beim Essen: Betroffene essen zu Beginn langsam, verlieren dann die Kontrolle und fangen an, große Mengen in kurzer Zeit hinunterzuschlingen (z. B. Reste aufessen)
- Sozialer Rückzug
- Aufrechterhalten einer Fassade nach außen, die oftmals perfekt wirkt
- Aufsuchen der Toilette nach dem Essen; die Spülung wird mehrmals betätigt, oftmals laute Musik oder das Geräusch von Wasser (Hahnen oder Dusche) im Hintergrund, um Erbrechensgeräusche zu übertönen; säuerlicher Geruch, Reste von Erbrochenem in der WC-Schüssel oder am Rand
- Es gibt verbotene und erlaubte Nahrungsmittel, erstere werden nur während einer Essattacke gegessen
- Übermäßige sportliche Betätigung
- Verdauungsprobleme
- Geschwollene Speicheldrüsen als Folge des Erbrechens, „Hamsterbacken"
- Zahnprobleme aufgrund des häufigen Kontakts mit Magensäure beim Erbrechen
- Stimmungsschwankungen und Schlafstörungen
- Unzuverlässigkeit; häufiges, kurzfristiges Absagen von Verabredungen oder Verpflichtungen

Tipps zum Ansprechen

- Sprich die betroffene Person direkt und unter vier Augen an, nachdem du dir vorher überlegt hast, wie und wo das Gespräch stattfinden soll.
- Teile deine Beobachtungen und Befürchtungen möglichst konkret und in der Ich-Form mit.
- Verurteile die betroffene Person nicht, sondern zeige Verständnis für ihre Situation, auch wenn du vielleicht vieles nicht nachvollziehen kannst.
- Lass dich nicht entmutigen, wenn die Person zuerst alles abstreitet. Es kann sein, dass die Scham so groß ist, dass sie sich dir noch nicht öffnen kann. Vielleicht will sie nicht wahrhaben, dass sie ein Problem hat, oder es ist (noch) keine Krankheitseinsicht vorhanden. Bleib hartnäckig, nimm das Gespräch zu einem späteren Zeitpunkt wieder auf und teile ihr mit, dass du dir Sorgen um sie machst. Trau deiner Wahrnehmung. Mit der Zeit wird die betroffene Person dich mit großer Wahrscheinlichkeit ins Vertrauen ziehen und froh darüber sein, dass du da bist.
- Übernimm keine Therapeutenrolle oder Kontrollfunktion. Respektiere deine und ihre Grenzen, du kannst die Verantwortung nicht tragen. Falls du die einzige Person bist, die von der Essstörung weiß, kann dies sehr belastend sein. Getraue dich, ihr dies zu sagen.
- Unterstütze sie bei der Suche nach professioneller Hilfe, begleite sie gegebenenfalls zum ersten Gespräch.
- Suche dir selbst Hilfe, falls du mit der Situation überfordert bist, auch dann, wenn die betroffene Person für sich noch nicht dazu bereit ist.
- Reduziere sie nicht auf die Essstörung, sondern lege den Fokus auf die gesunden Seiten, und hilf ihr, diese zu stärken. Sie hat eine Essstörung, sie *ist* aber keine Essstörung.
- Schaffe keinen künstlichen Schonraum. Du darfst von der betroffenen Person Zuverlässigkeit, Ehrlichkeit und Verbindlichkeit verlangen und ihr gegenüber neben Verständnis und Zuneigung auch Gefühle wie Wut, Hilflosigkeit oder Überforderung zeigen.

Körperliche Folgen

Folgen des Hungerns

Bei Untergewicht gerät der Körper in einen Hungerzustand, bei dem alle Körperfunktionen, die nicht unmittelbar lebensnotwendig sind, gedrosselt werden. Folgen können sein:

- Eine Unterfunktion der Geschlechtsdrüsen (Eierstöcke, Hoden) mit Aussetzen der Monatsblutung und/oder verzögerter Pubertät. Aufgrund der verminderten Produktion der Sexualhormone kommt es nach mehreren Monaten ohne Menstruation (bzw. Hormonmangel bei Männern) zu einem fortschreitenden Knochenabbau (Osteoporose), der nicht mehr rückgängig gemacht werden kann. Die Folge sind vermehrte Knochenbrüche und verfrühter Wachstumsstillstand. Deshalb ist es wichtig, dass bei ausbleibender Menstruation oder Anzeichen eines Hormonmangels bei Männern eine frühzeitige Hormonersatzbehandlung durch eine Fachärztin oder einen Facharzt erfolgt. So können die gravierenden Folgeschäden größtenteils verhindert werden, auch wenn die Essstörung noch andauert. Wichtig ist zudem eine ausreichende Versorgung mit Eiweiß, Calcium und Vitamin D, falls nötig in Tablettenform.
- Ein Abbau der Skelettmuskulatur und des Herzmuskels. Wenn die Kohlenhydrat- und Fettreserven aufgebraucht sind, kann der Körper noch aus Eiweiß Energie gewinnen. Das eiweißreichste Gewebe ist die Muskulatur. Da auch das Herz ein Muskel ist, kommt es bei starker Abmagerung zu einem Abbau des Herzmuskels, was zu einer Verlangsamung des Herzschlags, Blutdruckabfall, Herzrhythmusstörungen und in schlimmen Fällen zum Tod führen kann.
- Niedriger Blutzuckerspiegel, der zu Müdigkeit, Schwitzen, Schwächegefühl und Schwindel führt. Teilweise kommen auch Konzentrations- und Aufmerksamkeitsstörungen sowie Sehschwäche dazu.
- Ein Mangel an Eisen und verschiedenen, vor allem fettlöslichen Vitaminen. Folgen davon sind Blutarmut, Blutgerinnungsstörungen sowie Haut-, Haar- und Nagelschäden. Der Eiweißmangel führt, oft zusammen mit dem Missbrauch von Abführmitteln, zu einer Gefäß- und Nierenschädigung. Dies zeigt sich in der Bildung von Wassereinlagerungen (Ödemen) im Gesicht, in der Bauchregion, in den Unterschenkeln und Füßen. Diese Symptome werden oft fälschlicherweise von den Betroffenen wie auch von anderen Personen als Gewichtszunahme gedeutet.
- Verstopfung, Blähungen und Völlegefühl aufgrund von extremem Hungern und Essanfällen mit Erbrechen sowie dem Gebrauch von Abführmitteln. Dies

führt bei den Betroffenen zu einem ständigen Unwohlsein, was wiederum das Hungern und den Missbrauch von Abführmitteln fördert. Ein Teufelskreis entsteht.

Folgen des Erbrechens

- Es kommt zu Störungen des körpereigenen Mineralsalzhaushaltes (insbesondere Kaliummangel, jedoch auch Verlust von Chlor, Magnesium und Phosphat), was zu teils lebensgefährlichen Herzrhythmusstörungen führen kann. Direkt durch den Wasserverlust, aber auch indirekt als Begleiterscheinung des Elektrolytverlustes kommt es durch das Erbrechen zur Austrocknung, wodurch Verwirrtheitszustände und Leistungsabfall eintreten können.
- Schwere Zahnschäden entstehen durch den Kontakt der Zähne mit der aggressiven, säurehaltigen Magenflüssigkeit beim Erbrechen. Zähneputzen unmittelbar nach dem Erbrechen sollte deshalb unbedingt vermieden werden. Empfehlenswert ist das reichliche Ausspülen des Mundes mit Wasser oder einer speziellen, neutralisierenden Mundspülung. Gerade wenn die Krankheit noch andauert, können die Zähne wirkungsvoll durch Versiegelung und/oder Tragen spezieller Spangen geschützt werden.
- Durch die Schwellung der Speicheldrüsen (vor den Ohren, unter dem Kinn, unter der Zunge) kann das Gesicht aufgedunsen, gar wohlgenährt wirken und über die effektive Magerkeit hinwegtäuschen. Zur Schwellung kommt es durch eine gutartige Vergrößerung der Drüsen aufgrund des vermehrten Speichelbedarfs beim Erbrechen (Isenschmid, Steiner Roth & Rytz, 2002).

Literatur

De Jong, P. & Berg, I.K. (2023). *Lösungen (er-)finden. Das Werkstattbuch der lösungsorientierten Kurztherapie.* Dortmund: Modernes Lernen.

Fairburn, C.G. (2020). *Essattacken stoppen. Ein Selbsthilfeprogramm gegen Binge Eating.* Bern: Hogrefe. https://doi.org/10.1024/86029-000

Isebaert, L. (2009). *Kurzzeittherapie – ein praktisches Handbuch. Die gesundheitsorientierte kognitive Therapie.* Stuttgart: Thieme.

Isenschmid, B., Steiner Roth, S. & Rytz, T. (2002). *Magersucht und Bulimie: Informationen und Tipps für Jugendliche.* Bern: Berner Lehrmittel- und Medienvertrag.

Levine, P.A. (2011). *Sprache ohne Worte. Wie unser Körper Trauma verarbeitet und uns in die innere Balance zurückführt.* München: Kösel.

Liechti, J. & Liechti-Darbellay, M. (2020). *Anorexia nervosa – Verzehrende Suche nach Sicherheit. Wege zur Veränderung im Kontext naher Beziehungen.* Heidelberg: Carl-Auer.

Pauli, D. (2018). *Size Zero: Essstörungen verstehen, erkennen und behandeln.* München: C.H.Beck. https://doi.org/10.17104/9783406726682

Sack, M. & Gromes, B. (2023). *Schonende Traumatherapie. Ressourcenorientierte Behandlung von Traumafolgestörungen.* Stuttgart: Schattauer.

Schmidt, J.B. (2008). *Der Körper kennt den Weg. Trauma-Heilung und persönliche Transformation.* München: Kösel.

Schmidt, J.B. (2019). *Das Transzendente in der Psychotherapie. Über Spiritualität und Präsenz im therapeutischen Wirken.* München: Kösel.

Weiterführende Literatur

Gerlinghoff, M. & Backmund, H. (2017). *Is(s) was?.#.! Essstörungen sind Krankheiten. Informationen und Hilfe für Betroffene und ihre Angehörigen.* Weinheim: Beltz.

Rytz, T. & Wiesmann, S. (2013). *Essstörungen und Adipositas: Akzeptanz verkörpern. Formen körperorientierter Gruppentherapien.* Bern: Hans Huber.

Schmidt, U., Treasure, J. & Alexander, J. (2016). *Die Bulimie besiegen. Ein Selbsthilfe-Programm.* Weinheim: Beltz.

Svaldi, J. & Tuschen-Caffier, B. (2022). *Ratgeber Bulimie. Informationen für Betroffene und Angehörige.* Göttingen: Hogrefe. https://doi.org/10.1026/01907-000

Tuschen-Caffier, B. & Hilbert, A. (2022). *Ratgeber Binge-Eating-Störung. Informationen für Betroffene und Angehörige.* Göttingen: Hogrefe. https://doi.org/10.1026/02225-000

Die Autorin

Sandra Steiner Roth beschäftigt sich seit über 30 Jahren mit Essstörungen, sowohl in der Prävention als auch in der Beratung. Als Gründungsmitglied und langjährige Mitarbeiterin half sie mit, am Inselspital Bern die Fachstelle «Prävention von Essstörungen Praxisnah» aufzubauen. Die Aufklärungs- und Öffentlichkeitsarbeit stand damals im Vordergrund. Nach verschiedenen Weiterbildungen und einem Masterabschluss MAS in Systemisch-lösungsorientierter Therapie wandte sie sich vermehrt der Beratung von Betroffenen zu. Seit 15 Jahren ist Sandra Steiner Roth in eigener Praxis in Bern tätig, wo sie Betroffene und deren Angehörige begleitet. Zudem bietet sie begleitete Gesprächsgruppen und Intensivwochen an. Sandra Steiner Roth ist verheiratet, hat drei erwachsene Kinder und lebt in Bern.

www.sandra-steiner.ch

Sachwortverzeichnis

D

E

F

G